U0384868

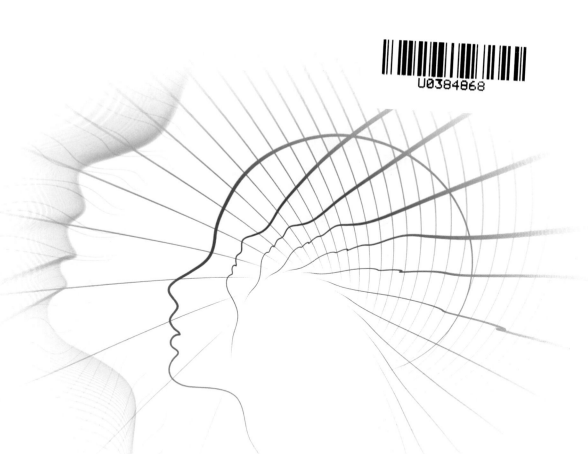

医生希望你知道
健康热门问题清单

主 编 苏茂泉 袁欣 徐慧

◎ 山东科学技术出版社

·济南·

图书在版编目（CIP）数据

医生希望你知道：健康热门问题清单 / 苏茂泉，袁欣，徐慧主编. -- 济南：山东科学技术出版社，2024.7. -- ISBN 978-7-5723-2088-0

Ⅰ．R161-49

中国国家版本馆 CIP 数据核字第 202462HN52 号

医生希望你知道：健康热门问题清单
YISHENG XIWANG NI ZHIDAO：JIANKANG REMEN WENTI QINGDAN

责任编辑：邱　蕾
装帧设计：孙非羽

主管单位：山东出版传媒股份有限公司
出 版 者：山东科学技术出版社
　　　　　地址：济南市市中区舜耕路 517 号
　　　　　邮编：250003　电话：（0531）82098088
　　　　　网址：www.lkj.com.cn
　　　　　电子邮件：sdkj@sdcbcm.com
发 行 者：山东科学技术出版社
　　　　　地址：济南市市中区舜耕路 517 号
　　　　　邮编：250003　电话：（0531）82098067
印 刷 者：潍坊鑫意达印业有限公司
　　　　　地址：潍坊市奎文区潍胶路 1777 号院内 3 号车间
　　　　　邮编：261207　电话：（0536）8809938

规格：16 开（184mm×260mm）
印张：24　字数：300 千
版次：2024 年 7 月第 1 版　　印次：2024 年 7 月第 1 次印刷
定价：69.00 元

编 委 会

主 编

苏茂泉　袁　欣　徐　慧

副主编

陈志鹏　曹　德　陈　岩　韩星波　季晓琳　姜婷婷　杨　舸　王　娜

编 委（按姓氏笔画排序）

丁兆俐　丁宝龙　于　凯　于　康　于　淼　于贤杰　于艳妮　马国文
马菲菲　王　丹　王　军　王　阳　王　坤　王　哲　王　然　王　喆
王小龙　王子兵　王凤霞　王术英　王亚红　王有森　王延臣　王希波
王国栋　王国颖　王明超　王佳良　王金鹏　王顺章　王姿绚　王洪刚
王振华　王爱芸　王海亮　王海强　王淑敏　王敬婉　王瑞泓　王翠婷
牛文旭　尹芳芳　孔秋珍　厉　锋　石倩文　田　强　生安娜　付秀鑫
冯　剑　吕俊峰　朱玉春　朱洪光　朱慧涛　朱霄鹤　庄青山　刘　欣
刘　琦　刘　璇　刘凤霞　刘文婷　刘伟婷　刘传亮　刘兴林　刘雨菲
刘泽众　刘学良　刘晓光　刘海珍　刘海霞　刘焕玉　齐明明　许加友
孙　红　孙　娜　孙凤仪　孙平平　孙充兵　孙作成　孙阿妮　孙树栋
孙晓松　孙晓燕　孙雪冬　孙耀飞　严庆涛　苏方成　李　友　李　伟
李　明　李　珊　李　娜　李　娟　李　萌　李　惠　李　鹏　李　璇
李　蕾　李玉洁　李记森　李志玲　李昕阳　李明磊　李学昌　邹凯丽
宋仁兴　宋立稳　宋会会　宋桂花　宋继武　张　岩　张　振　张　萍
张　滨　张玉英　张世栋　张立明　张松雪　张建友　张起新　张莹莹
张海玉　张续德　张婷婷　张毅博　陈　尧　武　伟　武丽丽　林　伟
林　芳　尚同祥　罗艳华　周　卉　周海风　庞春晓　郑艳华　官丽辉
房现刚　孟　哲　孟凡莲　孟怡馨　赵　雪　赵文静　赵田田　赵华峰
赵约翰　赵余静　段立军　侯娜娜　姜厚森　姜俊杰　姜鹏飞　秦　齐
秦丽丽　莘秀芳　夏　萌　柴洪燕　徐广军　徐世民　徐秋萍　翁晓宇
高红雷　高顺姬　高美霞　高毓彬　唐　宁　陶艳丽　黄一林　崔荣花
巢　俊　葛　菲　葛　潇　葛艳玲　韩　宁　韩圆圆　程丽霞　谢　菲
谢金龙　裴萌萌　谭华云　鞠小嫚　魏　荣　魏志向　魏美荣

前言

近年来，经过不懈的努力，我国卫生健康事业获得了长足发展，人民健康水平持续提高，我国居民主要健康指标总体已优于中高收入国家平均水平。但是，调查显示我国居民健康素养水平总体仍较低，有关预防疾病、早期发现、紧急救援、及时就医、合理用药、应急避险等维护健康的知识和技能较为缺乏，吸烟、过量饮酒、缺乏锻炼、不合理膳食等不健康生活方式普遍存在。

2019年7月，为实施健康中国战略，深入贯彻《国务院关于实施健康中国行动的意见》《健康中国行动（2019—2030年)》等文件精神，积极响应新时代健康需求，为人民群众提供全方位的健康保障，加快推进医学科普知识的体系建设，充分发挥医护群体的专业力量，持续助力品质医疗科普，落实预防为主的工作方针，让每个人都承担起自己健康的第一责任，让健康科普更精准、更有趣、更易传播，更好地服务人民大众，编者组织内外妇儿等多个学科领域的专业人士编写了本书。书中若有不足之处，敬请指正。

编　者

目录

外科篇

妇产与生殖健康篇

儿科篇

急诊篇

口腔篇

健康查体篇

心理健康篇

用药安全篇

饮食与营养篇

皮肤与性健康篇

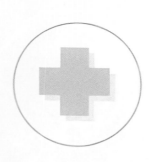

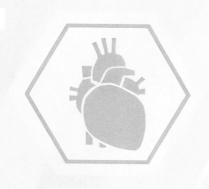

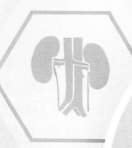

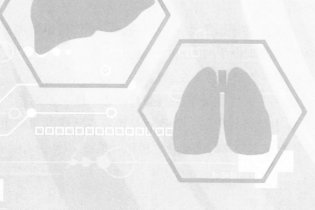

内科篇

这件事，要"有所为，有所不为"

遇到有人癫痫发作赶紧掐人中？不！遇见癫痫发作一定要"有所为，有所不为"。

一、有所为

1.保持冷静，在癫痫患者发作结束前不要离开

90%的癫痫发作5分钟内就会自行缓解，且绝大多数患者在发作时不会直接出现生命危险，因此不必过于紧张。有些非抽搐性癫痫发作可能从轻微症状开始，但是会导致跌倒或意识丧失，发作期间或发作之后可能发生损伤，需要其他人的帮助。因此，无论患者发作时是否发生抽搐，在癫痫发作结束前不要离开患者。

2.确保患者发作时周围环境安全，防止发生二次受伤

将患者搬离高处、危险处，保证患者身边没有尖锐的物体（包括眼镜等）。若患者有摔倒的危险，尽量使其躺下，注意保护其头部，防止发生撞击。

3.确保患者发作时呼吸通畅，气道开放

如果患者意识丧失，尽量帮助患者将头偏向一侧，避免患者因吸入呕吐物而导致窒息。若患者打领带或者衣服太紧，需要松开领带，酌情解开或脱掉紧身衣服，保证患者呼吸通畅。

4.记录癫痫发作起始时间

一般情况下，癫痫发作有自限性，发作几分钟就会自行终止。但是，如果发作时间超过5分钟，则可能进入癫痫持续状态，需要药物干预终止癫痫发作。此时应及时拨打120。记录癫痫发作起始时间有助于判断是否需要将患者送往医院。

5.使用手机记录下癫痫发作过程

用手机记录下患者发作形式便于临床医生诊断。口头描述不如视频更加直观和准确，而且视频记录下患者的发作表现便于医生选择抗癫痫药物。

6.患者清醒后询问其记忆情况并告知事件发生经过

可以通过询问患者年龄、性别、家庭住址等来判断其是否清醒，及时询问并记录患者发病前是否有感觉，发作中是否有记忆，发作后是否有不适感等（若患者对发作期间事宜毫无记忆，可以告知患者发作时的症状表现和时长)，以便患者就医。

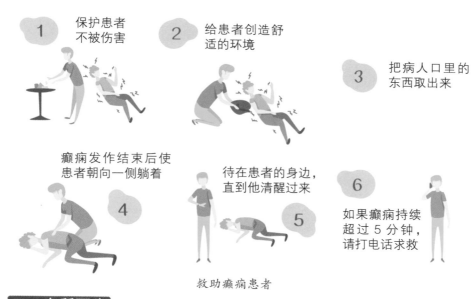

1 保护患者不被伤害

2 给患者创造舒适的环境

3 把病人口里的东西取出来

4 癫痫发作结束后使患者朝向一侧躺着

5 待在患者的身边，直到他清醒过来

6 如果癫痫持续超过5分钟，请打电话求救

救助癫痫患者

二、有所不为

1.不要掐按人中

掐按人中对终止癫痫发作没有任何帮助，还可能会造成额外损伤。

2.不要往患者嘴里塞任何物体

不要试图撬开患者嘴巴或向患者嘴里放置任何物品（如毛巾、压舌板、筷子、手指等）。舌咬伤的发生概率并不高，且多发生在癫痫发作开始的一瞬间，当观察到患者病情发作时，舌咬伤可能已经造成了，被塞入患者嘴中的物体在强大的咬合力面前往往不堪一击，而且物体断裂产生的碎片容易进入患者气道导致二次伤害和窒息。

3.患者发生抽搐时，不要试图按住患者身体

抽搐发作的患者肌张力很高，肌肉处于高强度收缩状态，此时强行限制患者活动有可能会导致患者关节脱臼、骨折。意识模糊而不抽搐的患者，强行束缚可能会导致其产生攻击行为。如果患者发病时的表现为四处走动，可诱导其走进一个安全的封闭区域。

4.患者清醒前不要喂食任何东西

在患者清醒前喂水、喂饭均可能引起呛咳，进而造成误吸，导致吸入性肺炎甚至窒息。记住一个原则：从发作到清醒期间，患者的嘴里只出不进。即便是抗癫痫药物，也不应在发作时服用。

5.癫痫发作时不要对患者进行心肺复苏

患者癫痫抽搐停止后，如无心跳和呼吸，才可进行心肺复苏。

偏头痛，竟是因为心脏病？

"医生，最近总是偏头痛，去神经内科看了看，做了各种检查，啥事也没有，而且那个医生好奇怪，让我来看心内科呢！"

"得了偏头痛，也有可能是心脏的问题。"

"啊？偏头痛跟心脏有啥关系？"

"听起来虽然离谱，但偏头痛与先天性心脏病中的卵圆孔未闭有着非常大的关系哦。"

一、卵圆孔未闭和偏头痛

卵圆孔是胎儿时期心脏的正常生理性通道，正常情况下，在出生后 2 个月左右卵圆孔就会闭合，若 3 岁以后仍未完全闭合，则称为卵圆孔未闭（PFO）。PFO 是成人中目前最常见的先天性心脏病。

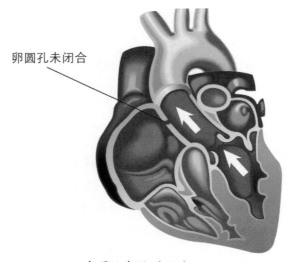

卵圆孔未闭合

卵圆孔未闭（PFO）

偏头痛是一种常见的反复发作的头痛疾患。研究表明，偏头痛患者中 PFO 的发生率为 22.3%~66.5%，先兆性偏头痛患者 PFO 的发生率为 44.0%~63.8%。反之，PFO 也增加了偏头痛的发病率。研究表明，PFO 使偏头痛的发病率增加了 2.5 倍，先兆性偏头痛增加了 3.4 倍。由此可见，偏头痛与 PFO 之间存在着密切的联系。

二、如何高效地检测出 PFO?

临床上 PFO 主要通过超声来诊断，包括经胸超声右心声学造影结合超声心动图、经食管超声心动图。普通超声灵敏度低，不能作为诊断标准，经食管超声心动图被认为是诊断 PFO 的"金标准"，灵敏度可高达 90%。

三、如何治疗 PFO?

PFO 可采用介入封堵治疗。目前的研究认为 PFO 介入封堵术对治疗偏头痛有效，而且是脑卒中预防的重要手段。

介入封堵术是一种在局部麻醉下进行的微创手术。其原理是将导管通过大腿根部的股静脉送入右心房，穿过卵圆孔至左心房，释放封堵器关闭卵圆孔，从而达到根治的效果。

介入封堵术具有痛苦小、恢复快等特点，现已成为 PFO 的首选治疗方案。但是，介入封堵术并不适合所有患者，具有严格的适应证和禁忌证，需要按照临床医生的建议进行手术。

由此可见，偏头痛不一定是由神经系统病症引起的，也可能是 PFO。如果你还在为长期的偏头痛所困扰，不妨到心内科看一下。

消除疟疾，共创无疟世界

疟疾是一种古老的疾病，在有些地方也被称为"打摆子"。这是一种由人类感染疟原虫而引起的传染性寄生虫病，在我国为法定乙类传染病。疟疾包括间日疟、卵形疟、三日疟和恶性疟。疟疾的典型临床表现是周期性发作寒战、高热，大汗淋漓后得到缓解，病情反复者伴有贫血和脾肿大。疟疾主要流行于热带和亚热带，其次为温带，在高流行区常年有病例，在中流行区有明显的季节性（夏秋季）分布，我国主要流行地区在南方地区（如滇、琼、黔、川、桂）。

一、疟疾的流行病学特点

疟疾的流行离不开传染源、传播媒介与易感人群，其特点如下：

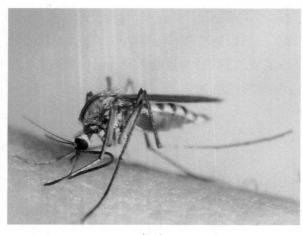
按蚊

（1）传染源：疟疾的传染源是疟疾患者和携带疟原虫者。

（2）传播媒介：疟疾的传播媒介是雌性按蚊，经雌性按蚊叮咬人体传播。少数病例可因输入带有疟原虫的血液和母婴传播。

（3）人群易感性：人群普遍易感。人体感染疟疾后虽然可以获得一定程度的免疫力，但是不持久，再次感染同种疟原虫时，临床症状较轻，甚至没有症状出现。但是当来自非疟疾流行区的人员感染疟原虫时，临床表现则较为严重。各类型疟疾之间无交叉免疫。需要注意的是：疟疾感染是由寄生虫引起的，感染不会在人与人之间传播。

二、疟疾的预防

预防疾病从下面三种途径入手：

（1）管理传染源：健全疫情报告制度，根治疟疾现症患者和携带疟原虫者。

（2）切断传播途径：疟疾通过蚊媒传播，预防疟疾的主要方式是清除按蚊幼虫滋生场所，适当使用杀虫药物消灭按蚊，防止人们被按蚊叮咬。同时，需要注重个人防护，尤其在户外工作时，尽量穿防护服装（有长袖、长裤等），这样可以有效防止蚊虫叮咬，还可以使用驱避剂或蚊帐来进行防护。

（3）保护易感人群：目前，药物预防是最常用的措施，对高疟区健康人群和外来人群可酌情选用。另外，如果要出国，出国前应了解目的地是否是疟疾流行区，归国后若出现寒战、发热、出汗等症状，应尽快到正规医院感染性疾病科就诊，并主动告知医生旅行史。

三、疟疾的治疗

治疗疟疾常用的药物有青蒿素类、氯喹等。治疗疟疾，应按照医嘱全程、足量用药，避免出现复发和耐药性。及时、规范治疗后一般不会产生后遗症，重症疟疾患者应住院治疗。

及时发现、报告、诊断和治疗输入性疟疾病例，防止疟疾输入再传播，是实现消除疟疾的关键。全社会仍需继续努力，持续推动落实各项防止疟疾输入再传播措施，继续巩固消除疟疾成果。

别难过，至少还有脂肪对你"不离不弃"

肥胖是由于体内脂肪的体积或脂肪细胞数量的增加导致的体重增加，使体脂占体重的百分比异常增高，并且脂肪在某些局部过多沉积。国际上通常用身体质量指数（体质指数，BMI）来判定人体胖瘦程度以及是否健康。

BMI=体重÷身高^2（体重单位：kg；身高单位：m）

目前，我国成人 $18.5\ kg/m^2 \leqslant BMI < 24\ kg/m^2$ 为正常体重范围，$24\ kg/m^2 \leqslant BMI < 28\ kg/m^2$ 为超重，$BMI \geqslant 28\ kg/m^2$ 为肥胖。

一、你知道肥胖的危害有哪些吗？

肥胖会引起高血压、高血脂、糖尿病、冠心病、恶性肿瘤等疾病，还有可能造成睡眠呼吸暂停、哮喘等呼吸系统疾病以及脂肪肝、胃食管反流等消化系统疾病，甚至导致月经失调、焦虑抑郁等疾病。

二、如何防治肥胖？

如果采取有效措施，超重和肥胖及其相关的非传染性疾病都是可防可控的。对于个人来说，做到营养均衡、吃动平衡则是关键，例如：①限制能量摄入，尤其是限制以脂肪和糖的形式摄入的能量。②多吃水果、蔬菜及豆类、全谷类和坚果，如每天至少摄入 400 g 的水果和蔬菜。③进行有规律的身体活动，如儿童每天需要运动 60 分钟，成人每周至少需要运动 150 分钟。

世界卫生组织 2020 年发布的《关于身体活动和久坐行为指南》中给出了不同年龄段人群的推荐运动时间：

①一周中儿童和青少年应平均每天至少进行 60 分钟中等到剧烈强度的身体活动，以有氧运动为主。每周至少有 3 天进行剧烈强度的有氧运动以及增强肌肉和骨骼的运动。②所有成年人应定期进行身体活动。成年人每周应该进行 150~300 分钟中等强度的有氧活动，或者 75~150 分钟剧烈强度的有氧活动，或者等量中等强度和剧烈强度的组合活动。成年人还应进行中等强度或更高强度的肌肉强化活动，锻炼所有主要肌肉群，每周 2 天或 2 天以上，可将每周中等强度的有氧活动增加到 300 分钟以上，或者进行 150 分钟以上剧烈强度的有氧活动，或者等量中等强度和剧烈强度的组合活动。③所有老年人应定期进行身体活动。老年人应该每周进行

150~300分钟中等强度的有氧活动，或者75~150分钟剧烈强度的有氧活动，或者等量中等强度和剧烈强度的组合活动。老年人还应进行中等强度或更高强度的肌肉强化活动，锻炼所有主要肌肉群，每周2天或2天以上。在每周身体活动中，老年人应该进行多样化身体活动，侧重于中等或更高强度的功能性平衡和力量训练，每周3天或3天以上，以增强功能性能力和防止跌倒。老年人可以将每周中等强度有氧活动增加到300分钟以上，或者进行150分钟以上剧烈强度的有氧活动，或者等量中等强度和剧烈强度的组合活动。

不论我们是否正在为肥胖而烦恼，都要养成健康的生活方式，不要为身材担忧，要为健康加油！

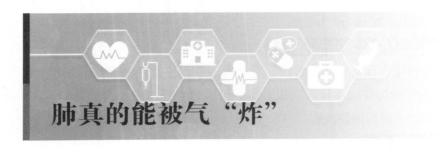

肺真的能被气"炸"

18岁的小张身材修长，打得一手好篮球，一直是班里的"灌篮高手"。可在最近的一次篮球比赛后，他突感胸口一阵刺痛，随即出现胸闷气短的症状，并逐渐严重。晚上，小张妈妈带着儿子来到医院急诊室，在拍完胸片后，医生告诉她："你家孩子得自发性气胸了。"

一、好好的肺，怎么说"炸"就"炸"了？

自发性气胸是气胸的一种，是指在没有外伤或其他人为等明显外因因素的情况下，肺实质或脏层胸膜出现破裂，导致空气从肺经脏层胸膜进入胸膜腔内引起胸膜腔积气，进而导致肺脏塌陷，并引起呼吸困难、胸闷、胸部尖锐性刺痛的一种疾病。

二、自发性气胸，简单来说就是"肺漏气了"

根据有无肺部原发性疾病，自发性气胸可分为两种类型——原发性和继发性。前者发生在无基础疾病的健康人，多见于中青年、体型瘦长人群；后者常发生在有基础肺疾病（如合并慢性阻塞性肺疾病、囊性肺纤维化、肺肿瘤性疾病、肺感染性疾病、哮喘等）的中老年男性。自发性气胸也可在妊娠期间发生，与激素变化和胸廓顺应性改变有关。

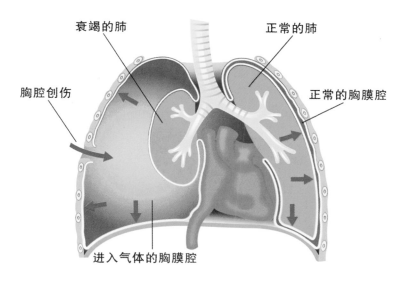

衰竭的肺　　　　　　　　正常的肺

胸腔创伤　　　　　　　　　　　正常的胸膜腔

进入气体的胸膜腔

气胸的形成

根据脏层胸膜破裂口的情况以及气胸发生后对胸膜腔内压力的影响，自发性气胸通常分为以下三种类型：

1.闭合性（单纯性）气胸

胸膜破裂口较小，随肺萎陷而自行关闭，气体停止进入胸膜腔。胸膜腔内压的正负取决于进入腔内的气体量，抽气后压力下降，不再复升。

2.开放性（交通性）气胸

胸膜破裂口较大或者两层胸膜粘连牵拉使破裂口持续开放，气体随呼吸经破裂口自由出入胸膜腔。

3.张力性（高压性）气胸

警惕！张力性气胸是一种会危及生命、需要紧急诊断和处理的临床急症，由于脏层胸膜缺损所导致的单向活瓣作用，吸气时气体不断进入胸膜腔，呼气时胸膜腔内的气体不能呼出，造成胸膜腔持续性压力升高，导致循环、呼吸功能障碍，因此必须立即对患者进行抢救。

三、什么情况下会发生自发性气胸？

在航空、潜水作业，无适当防护措施时，从高压环境突然进入低压环境，或者机械通气压力过高时，容易诱发气胸。

抬举重物时用力过猛，剧烈咳嗽，屏气，甚至大笑、用力打喷嚏等行为方式都可能导致肺泡内压力升高，使有病变或缺陷的肺组织破裂，从而引起气胸。

长期吸烟也是引发气胸的一个危险因素，抽烟的频率越高，出现气胸的可能性也就越大。

四、肺"炸"了，还能补救吗？

对于少量气胸（肺容积压缩小于 20%，无明显肺部基础疾病且无症状）的患者，以卧床休息、吸氧为主，重症患者则需要胸腔闭式引流治疗。如果患者经胸腔闭式引流以后气胸反复发作或有明显的肺大泡存在，则需要进行手术治疗。

五、出院以后需要注意什么？

自发性气胸易复发，可能会在剧烈运动、咳嗽等情况下复发，因此出院后也不能大意，需要注意下列问题：

（1）饮食：术后饮食要清淡，不吃油腻、辛辣食物，注意饮食均衡，多吃富含蛋白质、维生素的食物，适当补充粗纤维食物，满足机体需要，防止便秘。

（2）运动：在气胸痊愈后，1 个月内不可剧烈运动，不可抬举重物。

（3）生活方式：多饮水，戒烟限酒，保持良好的生活习惯，劳逸结合，避免过度劳累加重病情。

（4）情绪心理：保持积极乐观的心态。

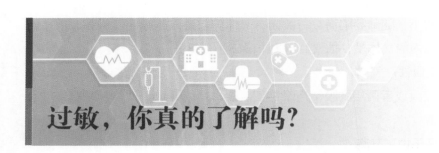

过敏，你真的了解吗？

过敏是身体对一种或多种物质的不正常反应，这些物质对大多数人而言是无害的。据世界过敏组织（WAO）统计，世界范围内每 5~6 人中就有一个患有过敏症，过敏已经成为"新世纪的流行病"。过敏患者的逐年增多与工业化的生活方式（如进食加工食品过多、与自然界接触减少）、自然环境的变化（空气污染等）、抗生素的过度使用等有关。

一、过敏的常见症状

过敏的常见症状有以下几种：

（1）呼吸道过敏：过敏性鼻炎、过敏性哮喘、咳嗽变异性哮喘、花粉症。

（2）皮肤过敏症：荨麻疹、湿疹、特应性皮炎、接触性皮炎、药物疹。

（3）严重过敏反应：多系统过敏反应、过敏性休克。

二、过敏原

过敏原的分类如下：

（1）吸入性过敏原：尘螨、真菌、气传花粉、动物皮毛及毛屑。

（2）食入性过敏原：奶制品、禽蛋、海鲜、肉类、坚果、水果、蔬菜等。

（3）病原微生物：病毒、细菌、支原体或衣原体等在某些情况下会引起感染性荨麻疹。

（4）药物：解热镇痛药、抗生素、麻醉药物、造影剂等。

（5）昆虫毒液等。

三、过敏原检测和抗过敏药物

过敏原检测包括体内试验和体外试验。体内试验主要是在皮肤上进行过敏原检测，有点刺试验和斑贴试验两种：点刺试验用于速发型变态反应①的检测，斑贴试验用于迟发型变态反应②的检测。体外试验即血清特异性 IgE 检测。这两类技术方法都能检测多种过敏物质，帮助人们锁定过敏的"元凶"。

抗过敏药物主要有抗组胺药、肥大细胞膜稳定剂、白三烯受体拮抗剂、糖皮质激素和钙通道阻滞剂。一般对症治疗药物只能暂时控制过敏症状，而脱敏治疗是针对过敏原的对因治疗，原理是从低剂量至高剂量向过敏患者体内注射过敏原提取物，使患者免疫系统对外界过敏原降低反应性及耐受性，患者再次接触过敏原时症状可望减轻或消失，免疫（脱敏）治疗停药后能较长时间维持疗效。

夏季湿热环境适合真菌的繁殖，大量的真菌在空气中飘散是引起夏季过敏性鼻炎、儿童过敏性咳嗽的主要原因。

霉菌属于气传过敏原，预防霉菌过敏需要做好以下措施：注意室内（特别是卫生间）的干燥通风，保持相对湿度小于 50%；尽量不要在地下室长时间停留；夏季衣服随换随洗；室内、阳台不要养花；及时清理垃圾，勿大量贮存蔬菜和水果；定期清理冰箱、垃圾桶、下水道、空调滤网；避免接触枯叶、垃圾、土壤、堆肥等；不在室内游泳池、蒸汽浴室、温室花房逗留。

---

①速发型变态反应即速发型过敏反应，较为常见，主要为呼吸道、消化道、皮肤过敏反应等，由抗体介导，反应迅速。

②迟发型变态反应属细胞免疫，无须抗体或补体参与，出现迟缓。

"对钱过敏""对冷水过敏"等奇奇怪怪的过敏

在银行工作多年的一位女士来到医院过敏反应科就诊，声称每次接触纸币就会出现打喷嚏、鼻痒、鼻塞和清水样鼻涕，近半年又出现了双手皲裂、角质增厚和瘙痒的症状。经医生仔细询问病史和耐心检查，初步诊断这位女士是"对钱过敏"。

"对钱过敏""对冷水过敏"等奇奇怪怪的过敏情况到底是怎么一回事呢？

一、对钱过敏

上面提到的"对钱过敏"的临床诊断是过敏性鼻炎、接触性皮炎。为了明确诊断，过敏反应科为这位女士进行了过敏原皮肤点刺试验、血清学过敏原检测以及斑贴试验，检验结果与医生的判断一致：尘螨引起的过敏性鼻炎和金属镍引起的接触性皮炎。

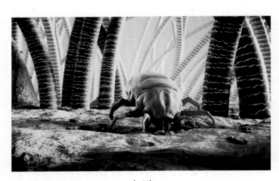

尘螨

尘螨过敏性疾病已经成为国内排名第一位的吸入性过敏原，它主要引起过敏性鼻炎、过敏性哮喘等症状。尘螨喜好生长于床褥、枕头、地毯、衣服、有毛的玩具中，而多次使用的纸币也是尘螨生活的乐园。接触性皮炎最常见的过敏原是重金属镍，而镍又是硬币的重要成分，因此该女士属于双重"钱"过敏。经过尘螨特异性皮下免疫治疗，这位女士的症状有了明显好转。

二、对冷水过敏

有位男士20年来遇见了一件怪事，接触冷水后多次出现喉头水肿、呼吸困难、全身起风团的情况，到医院过敏反应科就诊后被诊断为寒冷性荨麻疹、血管性水肿，这种病症是由肥大细胞在寒冷刺激下脱颗粒释放组胺引起的。

三、对"家"过敏

大学生小徐每次放假回家都会犯鼻炎、哮喘，尤其是晚上睡觉的时候，症状更为严重。去医院检查后，进行吸入性过敏原点刺试验，发现他对荞麦皮过敏，而他家里的枕头正是荞麦皮做的枕芯。另外，他一回家就打喷嚏、流鼻涕、犯哮喘，经过敏原检测显示过敏原分别是尘螨和狗。

四、对"运动"过敏

小王打篮球后出现呼吸困难、黑蒙[1]15 分钟的症状，被送到医院急诊科就诊。后来，经过敏原检测，显示小麦过敏 6 级，被诊断为小麦依赖性运动[2]诱发的过敏性休克。

五、对水泥"过敏"

老张从事建筑行业，工作时出现双手发红、蜕皮、瘙痒的症状，进行斑贴试验显示重金属铬+++，为斑贴试验最高级别。铬在水泥中广泛存在，他是对水泥"过敏"了。经过短期外用类固醇皮质激素药膏治疗，并离开原来的工作环境后，其症状消除。

六、对葡萄糖过敏

即使是单一的葡萄糖注射液，有的患者输液后也会引起速发型变态反应。经过敏原检测，此类患者是对玉米蛋白过敏，葡萄糖注射液的原料很大一部分来源于玉米淀粉，由此引发过敏。

过敏是病，记得去医院检查一下过敏原到底是什么。

过敏性鼻炎的痛苦咋解决？

鼻子是呼吸的第一道门户，承担着至关重要的作用。人类每天呼吸的次数高达两万多次，每到过敏性鼻炎的高发季节，过敏性鼻炎患者常常会出现鼻塞、鼻痒、

---

①黑蒙是眼睛视物时不能看到或看清物体，以眼前发黑为表现的临床症状。

②小麦依赖性运动诱发的严重过敏反应，是在进食小麦类食物后一定时间内运动时出现的一系列严重过敏反应，常表现为皮肤瘙痒、风团样皮疹、恶心、呕吐、心悸、晕厥、呼吸困难等，严重者甚至出现休克。

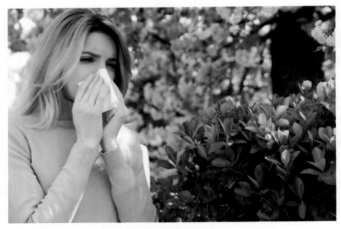
花粉过敏

打喷嚏、流清水样鼻涕等症状。一旦鼻子闹情绪或罢工，整个人吃不好、睡不好，别提多痛苦了。许多患者就诊时痛心疾首地控诉，恨不得马上"铲除"这"惹祸的鼻子"。

过敏性鼻炎到底能不能做手术？手术效果如何呢？

鼻腔黏膜能够发挥分泌、通气、加温、加湿的功能离不开神经、血管的调节。过敏性鼻炎患者出现的阵发性喷嚏、大量清水样鼻涕和鼻塞等症状，就是组胺等递质与鼻腔黏膜血管及腺体上相关受体结合导致的。鼻腔黏膜的血管上分布着大量的神经末梢，而鼻腔黏膜上各类腺体的分泌也受神经的支配，因此若能阻断这些神经的作用，患者的各种症状也会大大减轻。

目前，在进行充分的术前评估和严格掌握手术适应证、禁忌证的前提下，借助耳鼻喉科手术导航系统开展的鼻内镜下翼管神经切断术已达到了精确定位并切除的目标。患者术后第一天，鼻痒、打喷嚏、流鼻涕的症状均明显改善，得到了患者的肯定。

当然，药物治疗仍为过敏性鼻炎诊疗相关指南中推荐的一线治疗方式，外科手术治疗为二线治疗方式。

一、手术实施的适应证

环境控制、规范药物控制或免疫治疗等 2 年以上，症状改善、控制不理想，影响患者生活；中重度持续性过敏性鼻炎，患者不愿或不能进行长期药物治疗；中重度持续性过敏性鼻炎伴哮喘，经规范药物治疗、免疫治疗，鼻炎和哮喘控制不良；鼻腔有明显的解剖学变异伴功能障碍。

二、手术实施的禁忌证

有心理精神疾病或依从性差；全身情况差，不能耐受手术；年龄小于 18 岁或大于 70 岁；有出血倾向、凝血功能障碍；未经过常规药物控制或免疫治疗，或者处于急性发作期；合并原发性免疫性疾病（如干燥综合征）或泪液分泌试验等结果异常。

满足以上适应证且保守治疗效果不理想的过敏性鼻炎患者，可以到医院耳鼻喉科咨询就医。

有关痛风的八个认识误区

说到痛风，我们就不得不提到高尿酸血症。目前我国高尿酸血症患者已达 1.2 亿例，痛风患者约 1 800 万，痛风和高尿酸血症已成为常见病。高尿酸血症和痛风都是由尿酸过高引发的疾病，高尿酸血症是尿酸升高的初期症状，痛风是高尿酸发展后的病症。高尿酸血症不仅仅诱发痛风，且与心脑血管疾病、内分泌疾病和慢性肾脏疾病等密切相关。长期控制不良、病史 10 年以上的痛风患者尿酸性肾病患病率高达 74%。此外，痛风患者心肌梗死发生率为正常人群的 2.5 倍，脑卒中的发生率为正常人群的 3 倍。

这样说来，痛风是不是很可怕？事实上，比痛风更可怕的是我们对它的错误认识。

误区一：只要关节不痛，血尿酸高点不要紧

如果不及时、有效地控制高尿酸血症，痛风性关节炎发作频率和炎症程度会逐渐加重。如果尿酸盐晶体沉积导致痛风石形成，对身体的影响则会更严重。长期的痛风可以并发痛风性肾病，并加重糖尿病、冠心病、中风等疾病的发生和发展。

误区二：一旦得了痛风，荤肉不能沾，只能吃糠咽菜，苦得很

痛风是一种代谢性疾病，的确不能根治，因此自我饮食管理是痛风最主要的防治手段，但这并不意味着患者终生与酒肉无缘。痛风患者在急性期应严格控制嘌呤的摄入，尽可能地远离"酒肉场合"。在缓解期，如果患者的尿酸维持在达标值以内，饮食控制可适当放宽，可适量食用中等嘌呤含量的牛肉、羊肉等肉食品。

误区三：急性痛风性关节炎发作时要打"消炎药"

"消炎药"，就是我们常用的抗生素，如青霉素等。目前，临床上使用的所有抗生素除抑菌、杀菌外，并无调节自身炎症的功能，因此所有的抗生素对痛风均无治疗作用。此外，滥用抗生素的危害很大，如青霉素等药物不但对缓解痛风症状毫无帮助，反而会通过抑制肾脏尿酸排泄升高血尿酸。因此，在痛风发作时，除非经过医生诊断确实合并感染，否则不要使用抗生素。

误区四：秋水仙碱副作用大，不能用

急性痛风性关节炎主要以镇痛为主，目的是快速止痛抗炎，常用的镇痛药有双氯芬酸钠等，但最速效、安全的却是秋水仙碱。痛风发作时，拒绝秋水仙碱治疗是不明智的。但是需要注意的是：不要根据说明书或者多年以前的习惯每天取用 6~8 片，建议使用时尽量将剂量控制在每日 3 片（1.5 mg）以内，再辅以其他消炎镇痛药物，一般会有很好的疗效。

误区五：痛风急性发作时，加用降尿酸药

急性关节炎发作时，使用降尿酸药物会使血尿酸骤然波动，从而诱发急性痛风性关节炎进一步加重或短期内复发。因此，在急性关节炎发作时，治疗应以抗炎镇痛为主，如果尿酸不是很高，可以暂时不用加降尿酸药物。

误区六：高尿酸血症不能吃豆制品

很多人认为大豆含嘌呤高，因此认为痛风患者最好不要吃豆制品。大豆在制成豆腐、豆干等的过程中，大量嘌呤会随之流失，而且豆腐中的蛋白质有利于促进尿酸盐的排泄，是痛风患者饮食中很好的蛋白来源，因此吃点豆制品没关系。

误区七：尿酸高，吃点"糖"没关系

在现代生活中，导致尿酸水平上升的因素之一就是果糖摄入过多。果糖作为甜味剂被广泛应用于软饮料的生产，人们对果糖的摄入急剧增加。果糖摄入后可促进嘌呤降解成尿酸，减少肾脏尿酸的排泄，因此痛风患者需要控制自己一天内摄入果糖的总量，避免摄入过量水果和含糖饮料等。

误区八：尿酸高不吃肉，喝肉汤没关系

这个认识存在两个小误区：首先，肉汤的营养成分并非比肉高，相反，一锅煲了 2 小时以上的瘦肉汤，汤的蛋白质含量仅为肉的 5% 左右，95% 的营养成分留在"肉渣"里；其次，嘌呤易溶于水，肉汤里的嘌呤是很高的。因此，汤煲、火锅类食品不适合尿酸高的人。

年纪轻轻就英年早"秃"?

"明明 20 多岁的年纪,却有着 40 多岁的头发……"

"姐妹们,现在每次洗头,一掉一大把……"

"这算什么,产后脱发了解一下……"

"老铁,你这发际线还是没保住啊……"

"说好一起到白头,我却悄悄秃了头……"

"还没脱单,就开始脱发了……"

随着现代"上班族们"生活节奏的加快,中青年群体所承担的社会压力越来越大,加之常年的熬夜、焦虑、高热量饮食、运动减少等不良生活习惯,脱发问题变成人们的普遍困扰。

调查显示,脱发人群趋向年轻化,越来越多的"80 后""90 后"开始遭受脱发问题的困扰,成为目前最为"秃"出的群体,第一批"90 后"有些还没脱单就已经开始脱发了……

一、秃顶的出现有多种原因

年轻朋友的脱发问题,绝大多数属于雄激素性脱发(Andro Genetic Alopecia, AGA),也就是我们常说的"雄脱"。雄激素性脱发也称为脂溢性脱发,是最常见的脱发性疾病,约占所有脱发病因的 90%。在我国,男性患病率约为 21.3%,女性患病率约为 6.0%。AGA 是一种具有遗传倾向的多基因隐性遗传疾病。国内流行病学调查显示,AGA 患者中有家族遗传史的占 53.3%~63.9%,父系明显高于母系。

男性 AGA 是因为这类人群人体中有 5α-还原酶,能催化睾酮(T)转变为二氢睾酮(DHT)。科学研究表明,DHT 是导致男性 AGA 的重要因素,其受体广泛分布于头顶部,致使头顶部头发变细、慢慢脱发直到谢顶。其他导致脱发的因素如拔毛癣、长期的工作学习紧张、熬夜、精神压力、生活不愉快、不注意个人卫生引起的局部感染以及其他各种原因导致的瘢痕性脱发等均可加重 AGA 的症状。

二、AGA 的临床表现

AGA 通常发病于青春期,表现为进行性头发直径变细、头发密度的降低和脱发,直至出现不同程度的秃发,通常伴有头皮油脂分泌增多的症状。男性患者表现为前额发际线后移或顶部毛发稀疏。女性患者多表现为头顶部头发稀疏，一般不累及额颞部。

三、有比防脱洗发水和假发套更靠谱的治疗方法吗？

AGA 是一个进行性加重直至秃发的过程，因此应强调早期治疗和长期治疗的重要性。一般而言，治疗越早疗效越好。治疗方法包括系统用药、局部用药、毛发移植术（Follicular Unit Extraction，FUE）、中胚层疗法和低能量激光治疗等，为了达到最佳疗效，通常推荐联合治疗。目前，治疗脱发常用的方法有口服非那雄胺，外用米诺地尔，以及毛发移植，但是各种治疗方法都有其局限性，对于防止脱发以及对重度和中晚期男性脱发的治疗疗效仍不令人满意。

1.FUE

FUE 是运用毛囊提取器将患者优势供区的毛囊单位提取、分离后种植至毛发缺失部位，如男性脱发区域、头皮成熟瘢痕脱发区域、眉部瘢痕脱发区域等。利用人体优势毛发供区，移植后移植单位不受雄激素影响，保持持续生长优势，甚至终生不脱落。

FUE 的适应证包括男性 AGA、女性脱发、瘢痕性脱发、眉毛移植、胡须移植、睫毛移植、会阴部阴毛移植等，该技术操作简单、创伤小、恢复快，基本不影响工作，可以随做随走，该技术的诞生为越来越多的脱发人士带来了福音。

2.AGA 新型疗法

自体浓缩生长因子（Concentrated Growth Factors，CGF）是一种新型血浆提取物，可释放出多种生长因子，如血小板衍生生长因子、转化生长因子-β、类胰岛素生长因子、血管内皮生长因子、表皮生长因子及成纤维细胞生长因子等，这些生长因子相互作用，可以促进头皮局部血供，改善毛囊周围微环境，诱导毛发再生，调控毛发生长周期。

CGF 治疗是 AGA 的新型治疗方法，是从自体静脉血中提取有效成分进行治疗，故其在治疗上安全有效、不良反应小，1 个月注射 1 次，方便可靠，可供大众选择。

CGF 治疗方法不适用部分人群。例如：有恶性肿瘤史、血小板功能紊乱、贫血或出血病史者；HIV 患者、乙肝或丙肝阳性者；在预防治疗区域有活动性皮肤病或皮肤感染者；服用非甾体抗炎药者；瘢痕体质者。排除上述禁忌证的人可选择 CGF治疗。CGF 治疗后需要注意：24 小时不要沾水；忌食辛辣刺激性食物；不要用力搓洗、摩擦头皮。

得了心脏病，是静养还是运动？

你认为心脏手术后就应该长期休息，不能运动，不能去旅行吗？生怕活动多了会刺激到心脏。你担心过度静养可能导致静脉血栓、肌肉萎缩等问题吗？今天我们就来了解一下心脏的保养。

心脏病是一种慢性疾病，大多数患者需要定时服药，如果缺乏系统的心脏康复指导，许多患者的生活质量就会降低，并且需要不断返诊复查。给心脏病患者的心脏做好保养，通过运动处方、营养处方、心理处方、戒烟处方、药物处方"五大处方"全方位帮助患者进行心脏康复，加快患者在生理和心理上的恢复，从而提高患者的生活质量和预期寿命，这便是心脏康复的目的和精髓所在。

在这"五大处方"里，最让人抓不准的就是运动处方了，这也是心脏康复的核心内容，到底怎样运动、运动到什么量才是安全有效的呢？

一、哪些人群适合进行心脏康复运动？

适合进行心脏康复运动的人群：心肌梗死、心绞痛进行冠状动脉支架植入或冠状动脉搭桥术后的人；高脂血症、高血压、糖尿病等代谢异常的人；慢性心功能不全、病情稳定的人。

二、运动处方和心肺运动试验

医师在对患者进行运动康复治疗之前先要对患者的心肺功能及各项指标进行全面了解，临床上常用的心电图、胸片、心脏彩超等检查都是患者在静息状态下的心肺功能状态，而制订运动处方最有效和关键的检查项目是心肺运动试验。

心肺运动试验是指在逐渐递增的运动负荷下，通过收集受试者呼出的气体加以分析，监测机体在运动状态下的摄氧量、二氧化碳排出量、心率、血压、心电图等一系列数据指标，强调运动时心肺功能的相互作用及整体的心肺功能，强调外呼吸和内呼吸（细胞呼吸）耦联，对外呼吸与内呼吸不同水平的功能状况进行分析评价，从而综合地评价心肺等器官的整体功能和储备能力。

三、心肺运动试验怎样做？

心肺运动试验过程：

(1) 介绍检查目的、步骤、意义和可能发生的危险，签署知情同意书。

（2）查看受试者病史、症状、以往重要的心脏检查结果及其他临床资料，评估心肺运动试验的风险度。

（3）进行肺容量、流速—容量环、一分钟最大通气量测定，即静息肺功能检查。

（4）佩戴合适的面罩或咬口器，在功率踏车上进行运动，包括静息、热身、运动、恢复四个阶段，整个过程中严密观察患者的心电图信息、血压、心率和气体代谢等指标。

四、心肺运动试验的其他应用情况

心肺运动试验的应用范围广泛，不仅适应于需要进行心脏康复的心脏病患者，以下情况也可进行检查：

（1）疾病的早期诊断：怀疑高血压、心肌缺血、冠心病、心功能不全等心血管系统疾病以及呼吸系统疾病的患者，在疾病发展早期可通过心肺运动试验发现异常，提前进行干预治疗。

（2）不能解释的呼吸困难、胸闷气短等疾病的鉴别，包括心源性、肺源性、外周循环和神经肌肉方面疾病的患者。

（3）心功能评估以及手术术前评估，可以用于外科手术术前危险性评估、心功能分级和心衰死亡及预后存活的预测。

（4）指导运动，可用于指导心脏病患者的运动康复，还可以用于健康人的日常查体、运动能力及运动风险的评估，比如是否适合跑马拉松等。

五、注意事项

做心肺运动检查前需要注意的问题：

（1）禁止在饥饿或空腹状态下检查，最好早餐或午餐后 1~2 小时检查。

（2）检查前休息 15 分钟，禁烟、禁酒、禁刺激性饮料（浓茶、咖啡等）2 小时以上。

（3）上午检查，前一晚保持充足睡眠；下午检查，最好能午休 1 小时左右。

（4）穿着宽松透气的衣服，避免化纤上衣干扰心电数据。

（5）准备饮用水，在完成检查后需要适当补水。

（6）携带病历、近期心电图和超声检查等资料。

关于 A 型肉毒素，你想知道的都在这里

皱纹是岁月的证明，但也是爱美人士的天敌，为了摆脱皱纹，越来越多的爱美人士选择了美容针、除皱针，当下热门的除皱针不外乎 A 型肉毒素注射了。

一、A 型肉毒素是什么？

肉毒素，是一种蛋白质，全称是肉毒杆菌毒素，是由肉毒杆菌在繁殖过程中所产生的一种细菌外毒素。医学界常说的肉毒素一般都是指 A 型肉毒素，早期神经内科、眼科常用来治疗眼睑痉挛、面肌痉挛、多汗和斜眼。1986 年，加拿大眼科医生琼·卡拉索在给一位女性患者治疗疾病时发现患者眼部的皱纹神奇地消失了，从此 A 型肉毒素引入了除皱领域，被大家称为除皱针。

A 型肉毒素的人体致死量为 2 000~3 000 U，美容注射一般会控制在 200 U 以内。

二、A 型肉毒素有什么作用？

A 型肉毒素可以除皱，主要用于因肌肉反复活动导致的面部浅皱纹和容易用手指展平的早期皱纹，特别是面部上 1/3 的额头纹（抬头纹）、眉间纹和眼眶周围的鱼尾纹治疗效果最佳，还可以治疗面部颏下及前颈部的皱纹。A 型肉毒素比较适合 30~45 岁的人，50 岁以后很多皱纹属于胶原纤维断裂造成的真性皱纹，用此注射方法效果不明显。

A 型肉毒素可以瘦脸、瘦肩、瘦小腿，可以抑制兴奋由神经向肌肉传递，引起肌肉不能收缩而出现松弛性麻痹，进而引起肌肉失用性萎缩，达到瘦脸、瘦肩、瘦腿的效果。一般注射后 1 个月能看到明显塑形效果。连续注射 3 次以上可以达到较为稳定的状态。此外，A 型肉毒素还可以预防瘢痕，治疗腋臭。如果想祛除眼周围细纹、眉间纹、额纹，或者咬肌肥大导致四方脸，肩部宽大看起来很壮实，小腿肌肉发达导致腿形不好看，可以考虑一下 A 型肉毒素注射。

三、A 型肉毒素的副作用

大多数患者无不适反应。少数患者第一次注射后会有头痛、头晕现象，偶尔有局部淤血、充血、瘙痒等症状，一般当天就会消失，少数情况下淤血要 2~3 天才能完全消失。以下人群禁止注射：孕期、哺乳期妇女；12 岁以下儿童；饮酒的人；重症肌无力、多发性硬化者；上睑下垂者；正在使用氨基糖苷类抗生素者；身体非常瘦弱者；过敏体质者；患有严重心、肝、肾、肺疾病及结缔组织病者。

夏天到了，警惕热射病！

近几年，夏日的高温让不少小伙伴直呼"热死了，热死了!"往往早上刚一出门就感觉像是在火炉里烤，分分钟就要倒下去。在此郑重提醒一下：热射病是顶级中暑，病死率极高。户外工作者一定要做好防暑降温。

一、什么是热射病?

热射病是指重症的中暑。一般来讲，外界温度超过 37 ℃时肌体就会发生危险。中暑患者的体温越高，生命危险就会越大。一旦对中暑的应对不当，人体核心体温超过 40 ℃，病死率就高达 50%；若是体温超过 42 ℃，病死率则高达 80%。但是并不是所有的中暑情况都会产生致命危险，只有在热射病的情况下，才容易造成死亡。

从临床表现来看，根据中暑的轻重程度可以分为三大类分别为先兆中暑、轻症中暑和重症中暑，如下表所示。

中暑的临床表现

分类		主要症状	相对危险度
先兆中暑		恶心、头晕、头痛、出汗、耳鸣、面色潮红等	★
轻症中暑		呕吐、眩晕等	★★
重症中暑	热痉挛	腿抽筋等	★★★
	热衰竭(热晕厥)	一过性血压下降，心率增快，出现晕厥等	★★★★
	热射病	神志不清，可能会有抽搐、昏迷等	★★★★★

二、并不是只有暴晒才会中暑

从职业特点来看，从事高温、高湿、不通风的环境下长时间滞留的工作属于中暑的高危人群，如冶金工人、清洁工、交警、建筑工人、快递骑手等。

中暑的高危人群包括老人、小孩、孕妇，以及患有慢性基础疾病（特别是心血管疾病）、服用药物的人等。

如果长期卧床，或者室内通风条件差，环境较为潮湿，尽管没有在户外进行剧烈运动或暴晒，但是也容易患上重症中暑。

三、遇到中暑的人我们该怎么做呢？

生活中，如果遇到中暑的人，可以这样做：将患者扶到阴凉处躺下；给其补充水分和电解质，最好是淡盐水；用湿毛巾、冰袋、冰块、风扇降温；将患者脚部抬高，这样有助于静脉回流，缓解休克状态；若情况严重，应将患者送至医院，医生会采取更加专业的综合与对症治疗措施处理并发症，防止脑水肿和抽搐等特殊情况；热射病病死率很高，而且致残率也很高，有的患者即使抢救过来了，也会遗留下脑部神经系统后遗症，因此应该尽早及时迅速地积极抢救。

四、如何预防中暑？

1.高温天气要增加液体的摄入

在高温天气，无论运动量大小，都要增加液体摄入，不要等到觉得口渴时再饮水，饮水方式以少量多次为益。此外，要随身携带防暑降温药物，保证充分的睡眠与休息，避免长时间直射日晒。

2.减少室外活动

在高温天气下，户外作业和有基础疾病的居民在这段时间一定要警惕突发性中暑，不能长时间在高温、高湿条件下大强度劳动，尽量在室内活动。若条件允许，应开启空调，使用电风扇虽能暂时缓解热感，然而一旦气温升高到 32.2 ℃以上，电风扇则无助于减少中暑等高温相关疾病的发生。

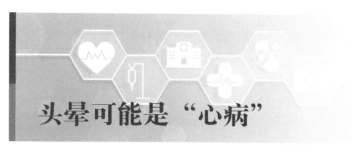

头晕可能是"心病"

头晕是人们常常遇到的疾病，无论男女老少，绝大多数人一生中都有过头晕的经历。一说起头晕，很多人最先想到的可能是脑神经出了问题，或者是颈椎病、低血糖、热天中暑等，但是头晕的原因真的只有这些吗？其实不然，头晕莫要轻视，还有可能是心脏的原因。

如果出现头晕还伴有以下这些症状，对于心血管病高危人群或者患者而言，可要当心了。

一、头晕

头晕是很多人都曾经历过的症状，如太阳晒的，空调吹的，长时间对着电脑屏幕，高血压犯了，等等。但是很少有人会把它与心肌梗死联系在一起。

如果头晕伴随眩晕，睁开眼睛时周围物品晃动或旋转加重，闭上眼睛后缓解或消失，那么头晕跟眼睛有关系；如果睁开眼睛、闭上眼睛周围物品晃动或旋转均加重，那么头晕跟中耳、内耳的平衡系统有关系；如果头晕伴随虚弱，只是晕，看东西不旋转，觉得没力气，是虚弱的那种晕，常常与心脏有关。

二、出汗

谁不曾出过汗？夏天大汗淋漓再平常不过了，可是热得出汗常出现在前胸后背、额头、颈部、腋下，而且这个时候皮肤温度是升高的。但是在发生心肌梗死时，心排血量下降，血压下降，血管收缩，皮肤是湿冷的，颈部、额头、手心、脚心布满汗珠。

普通出汗和心肌梗死出汗的部位不同，出汗的温度也不同。同一个房间的人，别人不出汗偏偏他出汗，这叫冷汗，跟天热造成的出汗是不一样的，而发生心肌梗死的患者几乎都有出冷汗的症状。

三、胸闷气短

有些肥胖的人稍微动一动就气喘吁吁。有时候室内空气不流通，人也会觉得胸闷透不过气来，这时候大家一般休息下就会好，但是在有些情况下需要特别注意。

气短即气喘，呼吸频率要大于20次，吸入的气和呼出的气都比较少，也就是呼吸得短且快。

有人气短时喜欢长出一口气，然后就觉得舒服了，这种气短跟心脏没什么关系。可是如果气短时总觉得压得慌，像一块大石头压在胸口上，而且有时会伴有胸痛，怎么待都不舒服，这就与心脏有关系了，需要特别注意，甚至要及时就医。

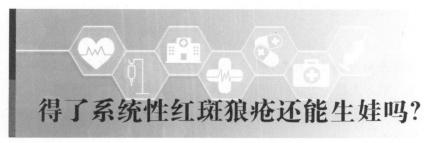

得了系统性红斑狼疮还能生娃吗？

女性得了系统性红斑狼疮，还能生娃吗？答案当然是肯定的。

一、什么是系统性红斑狼疮？

系统性红斑狼疮是一种常见的自身免疫性疾病，此病源于自身机体免疫系统的紊乱。系统性红斑狼疮好发于育龄妇女，可以引起多系统、多脏器的损害。随着目前系统性红斑狼疮诊治技术的提高，患者的生存率和生存质量也有了很大改善，系统性红斑狼疮不再是不治之症，成为可控可治的慢性病。目前，系统性红斑狼疮的20年生存率可以达到90%。在严格、规范的治疗下，系统性红斑狼疮患者不但可以结婚，而且还能生育。

二、系统性红斑狼疮对生育有什么影响？

生育能显著影响系统性红斑狼疮的病情。妊娠负担、营养改变、体内激素水平的变化及妊娠后药物的改动都会影响孕妇的健康。此外，系统性红斑狼疮患者受孕易发生流产、胎死宫内、妊娠高血压综合征、胎儿生长迟缓等产科并发症，而这些都是免疫性不良妊娠的表现，根源在于孕妇母胎界面及其附属结构发生了免疫性炎症或者血管内血栓。因此，一定要经过严格检测及精准治疗，选择合适的妊娠时机，才能极大地提高妊娠的成功率。

三、系统性红斑狼疮患者孕前需要注意的问题

孕前注意事项：

（1）疾病病情进入缓解期，无心、肺、肾、中枢神经系统等重要器官系统的损害，病情稳定最少6个月。

（2）停用影响生育的免疫抑制剂6个月以上，可服用小剂量激素和羟氯喹，可以应用环孢素、他克莫司等少数免疫抑制剂。

（3）严格定期门诊随诊，完善抗核抗体谱、抗双链DNA抗体、抗SSA和SSB抗体、凝血指标、补体、血电解质、肝功能、血常规、尿常规、肌酐清除率、24小时总蛋白等各项检测，做好孕前子宫评估。

四、系统性红斑狼疮患者如何做好孕期监测？

孕期注意事项：

（1）系统性红斑狼疮患者整个孕期都有胎儿发育异常的风险，应坚持药物治疗，一定不要因为担心药物的毒副作用而自主停药。

（2）系统性红斑狼疮患者应定期随诊，建议孕20周以内每4~6周随诊1次，孕20~28周每2周随诊1次，孕28周后每周随诊1次。随诊内容包括临床体检、血压、血糖、血常规、尿常规、血生化、抗ds-DNA抗体、补体、凝血时间等。

（3）系统性红斑狼疮患者应视情况忌腥辣饮食，多食新鲜水果和蔬菜，加强营养和休息。孕期给予高蛋白、高维生素、高热量、低盐饮食，保持心情舒畅、生活

规律，避免疲劳。病情允许时适当锻炼，以增强体质，提高抵抗力。

（4）患有系统性红斑狼疮的孕妇大多精神压力大，既担心妊娠意外又担心自己的病情加重，所以非常需要家属的理解及精神支持。

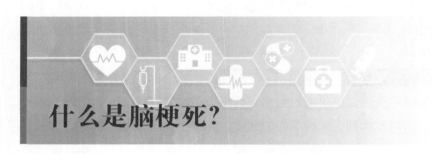

什么是脑梗死？

脑梗死又称缺血性卒中，是指各种原因导致脑部血液供应障碍进而产生局部脑组织缺血、缺氧性坏死，出现相应神经功能缺损的一类临床综合征。脑梗死是脑卒中最常见的类型，占 70%~80%。

一、哪些因素容易导致脑梗死？

危险因素有高血压、糖尿病、高脂血症、心房颤动、肥胖、喝酒、吸烟、脑血管狭窄、颈动脉斑块、高龄等。其临床表现因脑梗死部位、面积不同而有所差异，常在安静或睡眠中发病。在有以下症状时，应考虑脑梗死的可能性：一侧肢体伴或不伴面部无力或麻木；一侧面部麻木或口角歪斜；说话不清或理解语言困难；双眼向一侧凝视；一侧或双眼视力丧失或模糊；眩晕伴呕吐；意识障碍。若有上述症状时，需要立刻到医院就诊。

二、如何预防脑梗死？

1.改变不良生活习惯

（1）戒烟：很多人认为吸烟主要是伤肺，但实际上吸烟对我们的血管伤害更大，血管损伤后容易造成斑块，造成血管的狭窄。

（2）戒酒：乙醇会使血液处于高凝状态，使脑血管发生收缩和痉挛。

（3）保持良好的睡眠：过度劳累或休息不好容易引起血压波动或血流动力学改变，导致脑血栓的形成。

（4）控制体重：控制体重可以增加血管弹性。

（5）情绪管理：情绪恶劣，尤其是暴怒或长期忧郁、焦虑，可引起血管神经调节失常，所以控制好自己的情绪也是很重要的。

（6）饮食：制订科学合理的饮食方案，选择低盐、低脂饮食以及高蛋白、高维生素、高纤维素、清淡易消化的食物，采用少食多餐的原则，禁食各种刺激性食物。应限制摄入富含脂肪和胆固醇的食物，如蛋黄、黄油、动物大脑和内脏等。日常饮食应选择低脂食品，如豆类、蛋清、适量瘦肉、鱼类等，并注意增加维生素、纤维的摄入量，如蔬菜、瓜果等。

2.控制基础疾病

（1）血压：血压过高或不适当降压过度是诱发脑梗死的重要原因，降压的目标是将收缩压控制在 140 mmHg 以下，舒张压控制在 90 mmHg 以下。

（2）血脂：早晨或傍晚的适当锻炼会有效降低血脂，比如慢跑、快走、游泳等，饮食注意少吃油、动物内脏，多吃蔬菜、水果，适当吃一些坚果、豆制品等。

（3）血糖：患有糖尿病的患者勿食糖分过高的食物，如汤泡饭、稀饭等，控制饮食量，少食多餐，遵医嘱使用药物治疗。

（4）心脏病：患有心律失常时，及时给予药物治疗。

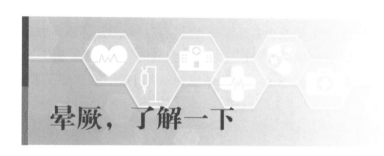

晕厥，了解一下

一、晕厥是不是头晕啊？

晕厥不是头晕。头晕是临床常见的症状之一，有头昏、头胀、头重脚轻、眼花等感觉，而晕厥指的是由于短暂脑血流灌注不足引起的可逆性短暂意识丧失，本质是短暂的大脑低灌注。研究显示，约一半人在一生中都经历过短暂的意识丧失。

晕厥的分类大致可分为神经反射性晕厥、直立性低血压晕厥、心源性晕厥和脑源性晕厥。另外，约有 1/3 的晕厥目前仍找不到确切病因。

（1）神经反射性晕厥又称神经源性晕厥，约占晕厥的 25%，是各种刺激通过迷走神经，致使内脏和肌肉小血管扩张及心动过缓，导致心脏输出量减少，脑灌注不足。这类晕厥的发生一般都有一定的诱因，比如排尿、排便、剧烈咳嗽、长时间站立、吞咽、情绪刺激、疼痛等。

（2）直立性低血压是指患者直立时收缩压下降至少 20 mmHg 或舒张压下降至少 10 mmHg，这种情况比较普遍。很多人突然站起来时血压会发生轻微改变，如果这一瞬间血压没有跟上，就可能导致晕厥。

（3）心源性晕厥最常见的原因有心律失常、心脏结构异常、心肺大血管疾病、心包疾病等。这类患者通常有心脏病史，晕厥多发生于运动或用力的过程中。

（4）脑源性晕厥最常见的原因是椎基底动脉短暂性脑缺血发作，椎基底动脉系统的短暂性脑缺血发作可导致晕厥，常伴有眩晕、复视、偏瘫、偏深感觉障碍、共济失调等症状。若不是短暂性脑供血不足引起的，可能为脑电活动异常导致的癫痫和心理因素导致的假性晕厥等。另外，部分偏头痛患者在剧烈头痛出现之前也可能出现晕厥发作。

二、晕厥发作的时候怎么办？

如果周围有人突然晕厥，应立即拨打 120 急救电话。同时，还需要采取一定的措施帮助患者：让患者平躺，头低脚高，以保证患者脑部的血液供应，如果伴有呕吐，应把头偏向一侧，防止误吸及舌后坠阻塞气道。如果晕倒的患者很快醒来，等他意识完全恢复、无力感消失后，再让他尝试慢慢坐起。

特别需要注意的是：不是所有的晕厥患者都需要心肺复苏。心肺复苏是当患者呼吸及心跳停止时，合并使用人工呼吸及心外按压来进行急救的一种技术，做心肺复苏的前提是需要判断患者的心脏是否骤停，如果晕厥的患者呼吸、心跳都正常，就不需要心肺复苏。

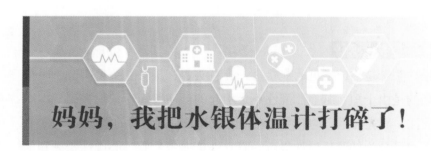

妈妈，我把水银体温计打碎了！

水银，学名"汞"，正如它的名字，常温常压下是银色的液体，闪着银光。水银在自然界中无处不在，地壳、岩石、土壤中都有水银的身影，伴随岩石风化、湖海蒸发、火山爆发等自然现象，液态汞就会变身为汞蒸气在大气中自由翱翔。

可是，很多人都知道，汞属于重金属，是有毒的，这样随风飘散岂不是很危险？

其实，大气中的汞浓度并不高，基本在 0.01 ug/m³ 左右，远远低于我国环境空气质量标准规定的汞浓度 0.05 ug/m³ 的安全限值，是不会对人体的健康造成伤害的。

在日常生活中，汞最常见的应用就是被制作成体温计，帮助人们测量体温，感知疾病。但是，往往因为我们不了解它的特性，一旦造成水银泄漏，很多人就会惊慌失措，直奔急诊。

一、若是孩子不小心咬碎体温计，将水银吃进肚子里

宝爸宝妈先莫要恐慌，因为水银在胃肠道内几乎不被吸收，会完整地随大便排出体外，在这种情况下，只需做到检查清理、严密观察即可。

1.检查清理

元素汞虽经胃肠道吸收甚微，但破碎的玻璃可能划伤消化道，经伤口吸收的汞则会产生较大的毒性。先检查孩子口中是否有玻璃碴和水银小颗粒，一定要清理干净口腔，然后用清水漱口。如果孩子的口腔被玻璃碴划破，血流不止，需要马上到医院处理。

2.严密观察

先喝一些蛋清、牛奶或豆浆保护胃肠黏膜，观察孩子大便是否正常。如果发生便秘，一定要帮助孩子尽快通便，可以多吃一些富含蛋白和粗纤维的食物，促进排便。通常情况下，误食水银后，少则几小时，多则十几小时，水银便可从粪便中自然排出。

二、若是体温计被孩子打碎了

我们需要注意：因为汞是"百变大咖"，一旦散落到地上，就会形成无数个小汞珠到处流动，还会变身成汞蒸气，汞蒸气有很大的毒性，在短时间内吸入高浓度汞蒸气（大于 1.0 mg/m³）就会导致急性汞中毒，表现为头晕、头痛、乏力、发热等。这个时候我们需要做到以下三点：①疏散：疏散室内人员。②通风：马上开窗，可以使用电风扇进行辅助通风。③清理：戴上口罩、手套，用硬纸片或者空针筒将洒落的汞珠全部收集起来，如果汞珠较小，也可以用胶带粘起来，放置在密封袋或盛有水的塑料瓶中妥善处理。沾染水银的衣物、被褥等要放在室外暴晒后再进行清洗。

如果接触了泄漏的水银，出现头痛、头昏、乏力、发热、恶心、呕吐、食欲不振、腹痛等症状，皮肤接触后出现红色斑丘疹等表现，极有可能是汞中毒，需要及时到医院就诊。

最后，提醒大家，安全起见，最好远离水银。特别提醒小朋友不要出于好奇玩耍体温计，家长更要妥善保管好体温计，看护好小朋友。

得了糖尿病，我该怎么吃？

糖尿病患者的日常生活需要特殊管理，饮食便是其中重要的一项。那么，糖尿病患者该怎么吃才健康呢？

一、合理制订饮食计划

第一步：计算标准体重。

标准体重（kg）=身高（cm）–105。例如：王先生身高 170 cm，体重 70 kg，其标准体重=170–105=65（kg）。

第二步：判断体型状况。

目前体重状况=（实际体重–标准体重）÷标准体重×100%。超过 20% 属于肥胖，低于 20% 属于消瘦。王先生体重状况=（70–65）÷65×100%=7.7%，属于正常体型。

第三步：根据劳动强度确定每日每千克体重所需的热量，如下表所示。

不同劳动强度每日所需热量

劳动强度	消瘦 / (kcal/kg)	消瘦 / (kcal/kg)	肥胖 / (kcal/kg)
卧床休息	20~25	15~20	15
轻体力劳动	35	25~30	20~25
中等体力劳动	40	35	30
重体力劳动	40~45	40	35

第四步：计算出每日所需总热量。

每日总热量=标准体重×每日每千克体重需要的热量。王先生每日所需总热量：65×25=1 625（kcal）。

第五步：计算食物交换份。1 625 kcal÷90 kcal≈18 份食物（每个食物交换份可产生 90 kcal 热量）。

按碳水化合物 55%、蛋白质 20%、脂肪 25% 的供能比可以算出：谷薯类 10 份、肉蛋类 3.5 份、蔬果类 2 份、纯能量食物（坚果、油脂、糖类）2.5 份。

第六步：根据分配原则灵活制订食谱。

二、糖尿病患者饮食该怎么吃？

碳水化合物占全天总热量的 50%~60%，主要来源为米饭、馒头、面条、面包、玉米等，薯类和豆类也含有较多的碳水化合物。糖尿病患者吃主食的注意事项：宜粗不宜细，宜干不宜稀，宜硬不宜软，宜杂不宜纯。

蛋白质占全天总热量的 15%~20%，主要来源为瘦肉、鱼虾、鸡蛋、乳类和豆制品。

脂肪占全天总热量的 25%~30%，主要来源为动物脂肪、烹调用油、坚果等。胆固醇应控制在每日 300 mg 以下，一个鸡蛋含有 200 mg 胆固醇。烹调用油优先选用橄榄油，烹调方法：蒸>煮>凉拌>炒>煸>炸。

若糖尿病患者血糖控制良好，可以适量吃水果。时间在两餐之间。水果的热量应从总热量中扣除。吃水果期间配合监测血糖，空腹血糖应<7.0 mmol/L，餐后血糖应<10.0 mmol/L。在水果的种类上，应选择低热量水果。

血糖生成指数（GI）值指含 50g 碳水化合物的食物与相当量的葡萄糖在一定时间（一般为 2 小时）体内血糖反应水平的百分比值，反映食物与葡萄糖相比升高血糖的速度和能力。通常将葡萄糖的 GI 值定为 100。

低 GI 值食物：GI 值<55，如蔬菜、豆类、肉类、奶制品、多数水果。

中等 GI 值食物：GI 值为 55~75，如薯类、大多数杂粮。

高 GI 值食物：GI 值>75，如精制糖、精加工谷类。

影响 GI 值的因素有糖的类型（葡萄糖、蔗糖、果糖、乳糖、半乳糖）、淀粉结构和含量，烹调食物加工方法、生熟度、糊化反应（如大米、小米这类粮食，煮的时间愈长，煮出的粥就愈黏稠，这是淀粉糊化的过程，糖尿病患者不适合长期、大量喝粥）、食物的加工方式，食物性质，食物成分（脂肪和蛋白质、膳食纤维）等。

每天实行"1234567"的饮食搭配，可以帮助糖尿病患者掌握平衡血糖的简单方法：一个鸡蛋，一袋牛奶；二两瘦肉，鱼肉更好；三两豆腐，营养丰富；四两水果，控制少吃；五两主食，粗细搭配；六两蔬菜，适当多吃；七八分饱，效果最好。

如何减轻化疗"黑化"?

色素沉着是肿瘤患者化疗后常见的不良反应之一，许多患者在化疗期间发现自己明显变黑，尤其是面部、肘部和手脚。那么，怎样做可以减少这种"黑化"呢?

减少"黑化"的措施

1.多饮水，适量运动

多喝水能加快身体的新陈代谢；适量运动，定时排便，可以有效促进有毒物质的排泄。

2.补充维生素

多食用富含维生素 C、维生素 E 的食物，如荔枝、龙眼、韭菜、菠菜、橘子、萝卜、莲藕、卷心菜、胡萝卜、茄子、菜籽油、葵花籽等。

3.多吃含高感光物质的食物

多吃芹菜、香菜等含有高感光物质的蔬菜。注意不要在日间食用，食用后不宜在强光下活动，以避免黑色素沉着。

4.保持皮肤湿润

建议每天涂抹两次不含乙醇等刺激性物质的保湿霜，保持皮肤湿润、清洁。

5.注意防晒

减少日光直晒，推荐使用防晒指数 SPF>15 的防晒用品（含氧化锌或二氧化钛的物理性防晒优于化学防晒)，外出前 1~2 小时使用。如果在阳光下暴露时间较长，几小时以后需重复涂抹。夏日外出打太阳伞、戴遮阳帽，在厨房做饭后清洗面部和手臂，尤其注意清洗被热油溅到的部位。

6.衣物舒适

不要穿面料易刺激皮肤的衣服，如羊毛、丝、尼龙等。

聊聊关于湿气的那些事儿

在日常生活中我们经常会听见有人说自己"湿气重"，那么到底怎么判断自己是否有湿气呢？如何预防呢？

一、湿气重的表现

湿气是一种中医上的概念。中医认为自然界中环境潮湿、食肉等是湿气的来源，湿邪过重则易伤阳气。如何判断自身湿气重，主要看是否有以下几种表现：看大便，湿气重的人大便黏腻不成形，具体表现就是人们常说的特别容易粘马桶，不好冲；看舌苔，湿气重的人舌象往往表现为舌体胖大，边缘齿痕，舌苔白厚滑腻；看是否易疲劳，湿气重的人往往比较容易疲劳困倦。

此外，部分人会出现头晕、头部沉重、胸闷、恶心症状，还可能出现痤疮、湿疹等状况。

二、湿气重的原因

湿气重的原因很多，下面为常见原因：

（1）肥胖和湿气重可以互为因果，也就是说，肥胖可以导致湿气重，湿气重可以引起肥胖。

（2）脾虚可以引起湿气重。脾虚的时候，对水的吸收、传输、布散和排泄的作用就会减弱，导致湿气在体内聚集，引起湿气加重。

（3）暴饮暴食油腻、甜腻甚至味道浓厚的食物会损伤脾胃，导致湿气加重。

（4）长久地处潮湿环境或者经常涉水、冒雨、出大汗等也会导致湿气侵袭机体，在体内积聚。

（5）过量饮水、长期熬夜、缺乏运动等都会导致湿气加重。心情不愉快虽不能直接导致湿气，但它也是湿气加重的诱因。

在日常生活中应该怎么做才能预防湿气过重呢？我们可以采取下面的措施：合理膳食，适当运动，控制体重，戒烟限酒，调节、控制情绪，规律作息，适量饮水，及时更换汗湿的衣物等。

怎么可以这么痛！

你知道吗，世间有一种痛叫作"带状疱疹痛"，刀割样、烧灼样、电击样、针刺样或撕裂样，听起来就非常可怕。

一、认识带状疱疹

带状疱疹与水痘有着密切的关系，两种看似完全不同的疾病其实都来自同一种病毒感染，即水痘—带状疱疹病毒（Varicella-zoster Virus，VZV）。有些人在儿童期感染此病毒后就会出水痘，少数人也可能呈现隐性感染状态而不表现出症状。

人体免疫系统能够把体内大多数的水痘病毒消灭掉，但也有一些病毒并没有完全被免疫系统识别杀灭，这些病毒会潜伏在脊髓后根神经节或颅神经的感觉神经节中。

带状疱疹是由长期潜伏在脊髓后根神经节或颅神经的感觉神经节内的 VZV 经再激活引起的感染性皮肤病。除皮肤损害外，常伴有神经病理性疼痛，常出现在年龄较大、免疫抑制或免疫缺陷的人群中，严重影响患者的生活质量。带状疱疹可以发生在身体有神经存在的任何部位，除了头发和指甲，其他部位都有可能发病。

带状疱疹在前驱期①无皮损仅有疼痛时诊断较困难，腰腹背疼痛可被误诊为消化道疾病、泌尿系统结石、椎间盘突出症；胸背部疼痛可被误诊为心绞痛、心肌梗死、肋软骨炎；肩颈部疼痛可被误诊为肩周炎、颈椎病；肢体疼痛可被误诊为坐骨神经痛、骨关节炎；头面部疼痛可被误诊为三叉神经痛、偏头痛、脑出血、脑梗死、中耳炎、牙髓炎。

发疹后需要与单纯疱疹、接触性皮炎、丘疹性荨麻疹等进行鉴别。其中，头面部带状疱疹较身体其他部位带状疱疹误诊率较高。

二、带状疱疹的治疗

带状疱疹的治疗目标是缓解急性期疼痛，缩短皮损持续时间，防止皮损扩散，预防或减轻带状疱疹后神经痛（Postherpetic Neuralgia，PHN）等并发症。药物治疗主要包括以下五种：

---

①前驱期为疾病传染过程中的一个阶段，患者开始感觉一般性不适，如疲乏、头痛和轻度体温升高等，这段时期无特殊的临床症状或体征。

1.抗病毒治疗

这种治疗方法应在发疹后 24~72 小时内开始使用，以迅速达到并维持有效浓度，获得最佳治疗效果。抗病毒药物包括阿昔洛韦、膦甲酸钠、溴夫定等，这些药物可以有效缩短病程，加速皮疹愈合，减少新皮疹形成，减少病毒播散到内脏。

2.糖皮质激素治疗

年龄大于 50 岁、出现大面积皮疹及重度疼痛、累及头面部的带状疱疹、疱疹性脑膜炎和内脏播散性带状疱疹可使用糖皮质激素。高血压、糖尿病、消化性溃疡和骨质疏松患者谨慎使用，禁用于免疫抑制或有禁忌证的患者。

目前，关于是否应用糖皮质激素治疗带状疱疹仍存在争议。通常的认识为在带状疱疹急性发作早期系统应用糖皮质激素并逐步递减可以抑制炎症过程，缩短急性疼痛的持续时间和皮损愈合时间，但对已发生 PHN 的疼痛无效。

3.镇痛治疗

对于轻中度疼痛，考虑使用对乙酰氨基酚、非甾体抗炎药或曲马多；中重度疼痛使用阿片类药物，如吗啡或羟考酮，或治疗神经病理性疼痛的药物，如钙离子通道调节剂加巴喷丁、普瑞巴林等。

带状疱疹期间重度急性疼痛是发生 PHN 的危险因素，联合使用钙离子通道调节剂不仅能有效缓解疼痛，而且能减少 PHN 的发生。

4.局部治疗

目前，物理治疗带状疱疹尚缺乏高质量研究报告，局部热疗可能有促进皮损消退的作用。外用治疗药物以抗病毒、干燥、消炎类药物为主。疱液未破时可外用炉甘石洗剂、阿昔洛韦乳膏等；疱疹破溃后可使用 3%硼酸溶液或 1:5 000 呋喃西林溶液湿敷，或者外用 0.5%新霉素软膏或 2%莫匹罗星软膏等。眼部可外用 3%阿昔洛韦眼膏、碘苷（疱疹净）滴眼液，禁用糖皮质激素外用制剂。

5.并发症的治疗

带状疱疹最常见的并发症是 PHN，可被定义为皮疹出现后至少持续 1 个月或 3 个月、6 个月的疼痛。我国《带状疱疹后神经痛诊疗中国专家共识》中明确指出，PHN 是皮疹愈合后持续 1 个月及以上的疼痛。PHN 发病率占带状疱疹患者的 5%~30%。

患者发生 PHN 时即是进行止痛治疗的最佳时机，早期治疗可缩短疼痛持续时间，降低治疗难度。一线治疗药物包括钙离子通道调节剂（普瑞巴林和加巴喷丁）、三环类抗抑郁药（阿米替林）和 5%利多卡因贴剂，还可以借鉴疼痛科和神经科等相关治疗方案，采用神经介入和物理治疗等手段缓解患者症状。

眼睑下垂、肌肉无力……你中招了吗？

浑身没劲，走了一会儿就不想走了，是犯懒了吗？眼皮抬不起来，看东西重影儿，是犯困了吗？当心是重症肌无力。

一、重症肌无力是一种什么样的疾病？

重症肌无力是自身免疫反应所引起的神经、肌肉接头处传递障碍的慢性疾病。全球每百万人中重症肌无力患者约为150~250人，重症肌无力在我国南方发病率较高，而且女性多于男性，比例约为3:2。任何年龄组均可发病，有两个发病高峰：第一个高峰为20~40岁，多见于女性；第二个高峰为40~60岁，多见于男性，多合并胸腺瘤。重症肌无力的发病诱因多为感染、精神创伤、过度疲劳、妊娠、分娩等，本病起病缓慢。

二、重症肌无力的症状

重症肌无力最常见的首发症状为眼外肌不同程度的无力，包括上睑下垂、眼球活动受限而出现复视。除眼外肌外，其他骨骼肌也可受累，如咀嚼肌和咽喉肌受累时则咀嚼、进食、吞咽困难，饮水呛咳，说话无力且带鼻音。面肌（表情肌）受累则表情缺乏，闭目无力。此外，还可能出现言语障碍（构音障碍），步行或运动障碍，以及呼吸困难等症状。

大多数眼肌型重症肌无力患者早期症状较轻，仅表现为眼部的症状，多呈不对称性眼睑下垂、睁眼无力、斜视、复视，有时双眼睑下垂交替出现。严重者眼球活动受限，甚至固定不动。眼肌型重症肌无力不要当成眼病对待。

重症肌无力的症状在一日内有变动。晨起或休息后减轻，晚间或疲劳后加重。重症肌无力并发症或伴有的症状有胸腺瘤或胸腺增生及甲状腺功能异常等。

三、重症肌无力的诊断

1.必发症状

有疲劳现象，即运动后易引起眼外肌、吞咽肌等局部肌肉或全身肌肉的肌力下降、疲劳，休息后症状减轻或消失。

2.诊断流程

重症肌无力可采用新斯的明试验诊断。肌肉注射新斯的明0.5~1mg，20分钟后症状明显减轻则为阳性，可持续 2 小时左右，则为重症肌无力。本试验有药物反应（瞳孔缩小、心动缓慢、流汗、多汗、腹痛、腹泻、呕吐等），因此应在医生、护士的监护下完成。

四、重症肌无力的外科治疗

患者发病初期，因肌无力症状轻微（如仅感到眼皮无力等），可能得不到重视，直到肌无力表现较明显且影响生活、工作时才会至医院就诊。目前为止，重症肌无力的病理生理学变化尚不完全清楚，但重症肌无力与异常胸腺的关系已经较为明确，通过外科手术切除胸腺来治疗重症肌无力已在医学界达成共识。

五、重症肌无力患者用药须知

1.新斯的明类药物的应用

重症肌无力是一种自体免疫性疾病，大量实验证明，新斯的明类药物并不能抑制自体免疫反应。相反，若长期大剂量应用还会破坏肌肉中的乙酰胆碱受体，加快病情发展。因此，除了在诊断、抢救呼吸极度困难的重症患者、维持进食和生活自理等需要在医生指导下服用一定剂量的新斯的明外，不宜大剂量或长期服用。

2.激素的应用

应用激素治疗重症肌无力的机理是该药能抑制自体免疫反应，但是需要一定的时间，常要治疗 1~2 周后才开始出现效果，因此急不得。为巩固疗效，避免复发，常须服用较长时间维持量①的激素，通常至少 3 个月至半年。环孢素用法也是如此。因此，自己认为病完全好了就擅自停药是非常危险的。

3.免疫抑制剂的应用

免疫抑制剂常用于激素疗效不明显或有禁忌证，或者激素减量易复发的患者，缺点是价格稍高，有潜在肝肾功能损伤及骨髓抑制，需要患者定期查血。

4.血浆置换和免疫球蛋白的应用

"好钢用在刀刃上"，此类药物常用于疾病进展快、病情危重的患者，优点是不良反应相对较少，缺点是花费高，药效持续时间短。

重症肌无力患者用药时要避免自己调整药物，一定要及时就诊、复诊，树立良好心态，每天适度运动。注意避免感染疾病、劳累、情绪不好、睡眠不良、使用特殊药物这些常见加重因素，努力回归正常生活。

---

①维持量是指疾病得到控制后所需的最小药物剂量，用以维持药效并稳定病情。

人到老年，警惕"衰弱"！

有的人 80 岁高龄还步履矫健、精神矍铄，有的人 60 岁就感叹"老了老了"，气力不济。年纪大了，得提防这个沉默但凶猛的老年综合征——衰弱。

一、什么是衰弱?

衰弱是指老年人生理储备下降导致机体易损性增加、抗应激能力减退的非特异性状态。衰弱老人经历外界较小刺激即可导致一系列不良临床事件的发生。

衰弱分为原发性衰弱和继发性衰弱。原发性衰弱是指衰弱的发生不直接与某种疾病相关，是内部生理性老化的结果；继发性衰弱是指衰弱的发生与某种已知的慢性消耗性疾病有关，是严重慢病的晚期表现。例如：癌症、艾滋病、心衰、慢性阻塞性肺疾病（Chronic Obstructive Pulmoriary Disease，COPD）、结核病等。衰弱是老年人失能的前兆，是介于生活自理与死亡前的中间阶段，极易发生跌倒、失能、急性病、住院、医源性问题以及死亡等临床事件。与无衰弱的老年人比较，衰弱症老人患者平均死亡风险增加 15%~50%。

二、衰弱的临床表现有哪些?

衰弱的临床表现：

（1）虚弱、疲惫、活动量减少、厌食、进食减少、体重下降。

（2）肌少症[①]、骨量减少、步速减慢、平衡差、失用性肌萎缩[②]、营养不良等。

（3）在应激或急性病、医疗干预后易出现并发症，如跌倒、尿潴留、粪嵌塞等，最终发展为 3D，即失能（Disability）、生活依赖（Dependency）、死亡（Death）。

三、怎么判断是否得了衰弱症?

1.诊断标准

衰弱症的诊断标准可对照下表判断，符合 0 项无衰弱，符合 1~2 项为衰弱前期，符合 3 项可诊断为衰弱。

[①]肌少症是一种进行性全身性骨骼肌疾病，主要表现为肌肉量过少和功能丢失，与跌倒、功能退化、虚弱和病死率等在内的不良后果增加有关。

[②]由于肌肉组织长时间不活动，部分肌纤维发生萎缩，产生肌肉容量下降。

Fried 衰弱评估方法

序号	症 状	衰弱判断依据
1	一年内体重减轻 >3 kg 或 5%	——
2	自觉疲惫，一周内超过 3 天有一问的答案为"是"	我做任何事都觉得费劲
		缺乏干劲
3	肌力下降：握力（kg）取决于性别和 BMI	男≤29~32；女≤17~21
4	躯体功能下降：步速减慢（1.5 ft 或 4.5 m）	男≤173 cm，>7 s；>173 cm，>6 s 女≤159 cm，>7 s；>159 cm，>6 s
5	躯体活动量降低	男<383 kcal/wk；女 <270 kcal/wk

2.看分期

（1）衰弱前期（亚临床衰弱）：机体生理功能储备下降、没有衰弱的临床表现或由其引起的不良后果，但在面对应激时易损性增高；Fried 衰弱标准中有 1~2 项者，是临床上识别和干预的重点。

（2）衰弱期：生理功能储备残存，但不能应对急性损伤或应激，其后不能康复；肌少症是衰弱的初期表现，也是临床上识别和干预的重点。

（3）衰弱并发症期：衰弱引起的不良后果反映在各个系统，疾病更加难以控制。

四、如何预防和治疗衰弱？

1.重视生命早期质量

受精卵形成后 1 000 天内的营养与环境因素决定了人一生的健康状况和预期寿命。

2.运动锻炼

运动对骨骼、神经、内分泌、免疫等系统有益，建议每天有氧运动 30 分钟，抗阻力运动每周 2 次。

3.营养支持

建议老年人保证充足的蛋白质摄入量，注意补充维生素 D，以改善下肢力量和功能，减少跌倒和髋关节骨折的发生，降低病死率。

4.健康管理

每年进行老年人健康问题筛查，包括慢病、多重用药、老年综合征等。老年综合征通常是指人体随着年龄增长出现的一系列机体功能衰退表现，它不是特指一种疾病，而是一组老年人特有的临床症候群的统称。常见的老年综合征有跌倒、老年期痴呆、尿失禁、晕厥、谵妄、失眠、帕金森、抑郁、肌少症、衰弱、慢性疼痛等，不同的老年综合征其临床表现不一样，往往一人患有多种疾病，或者一种疾病累及多个脏器。

"痫"聊一下，大脑的异常放电

癫痫，俗称"羊角风"或"羊癫疯"，是不同原因引起的脑神经元高度同步化异常放电所导致的，且具有自限性的临床综合征。在临床癫痫发作上可以表现为一过性运动、感觉、意识、精神行为或自主神经功能失常的症状和体征，是神经内科常见的疾病之一。我国大约有 900 万癫痫患者，每年新发 65 万~70 万，仅次于脑血管病。

一、如何诊断癫痫？

癫痫的诊断离不开脑电图检查。近年来，24 小时长程脑电监测、视频脑电图、立体定向脑电图被广泛应用。神经影像学检查包括传统的 CT、MRI 成像及功能成像、分子成像，如 SPECT、PET、MRS、MEG 等，这些检查为癫痫灶的定位提供了更精确的资料。

二、如何治疗癫痫？

癫痫的治疗包括药物治疗、神经调控治疗、迷走神经刺激术、生酮饮食治疗和手术治疗。其中，药物治疗仍然是最重要的首选治疗方法，大部分癫痫患者都可以通过规范、合理的用药实现癫痫无发作甚至停药无发作。通常情况下，第二次癫痫发作后推荐开始使用抗癫痫药物治疗。

癫痫治疗一定要在癫痫专科医生的指导下长期、规范、合理用药。对于药物难治性癫痫患者，可以采取外科治疗。外科手术的适应证包括药物难治性癫痫、局灶性脑皮层发育不良、灰质异位症、结节性硬化、海绵状血管瘤、海马硬化等，术前需要严格评估、确定致痫区的准确部位及周围大脑皮层重要功能区的分布，在有经验的癫痫专科中心完成。

自我康复，快跟着练起来

面瘫，又称面神经炎、面神经麻痹，是一种以面部表情肌群运动障碍为主要特征的疾病，一般症状是口眼歪斜，也就是大家熟知的"歪嘴巴""吊线风"。

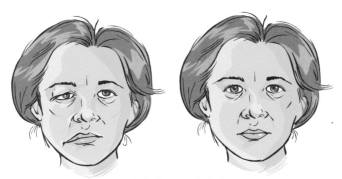

面瘫患者与正常患者

一、高危因素

引发面瘫的高危因素有如下几种：

（1）病毒感染（VZV、莱姆病、结核、HIV）。

（2）炎症（血管炎、结节病、自身免疫性疾病）。

（3）耳源性疾病（如中耳炎）。

（4）外伤（医源性或头外伤）。

（5）肿瘤。

（6）脑血管疾病（脑出血、脑梗死等）。

二、自我康复训练

1.表情肌训练

表情肌的康复训练主要包括以下几个动作：抬眉、皱眉、闭眼、耸鼻、示齿、噘嘴、鼓腮、吹气。

注意事项：训练闭眼时，患者要慢慢闭眼，若双眼无法完全闭合，可以用食指指腹沿着眶下缘轻轻按摩，然后再用力闭眼。

鼓腮漏气时，可用手捏住患病一侧的口轮匝肌，再进行鼓腮运动。

做以上动作时，患者可面朝镜子，每组动作可保持 10 秒，每组 5~10 次。

2.面部按摩

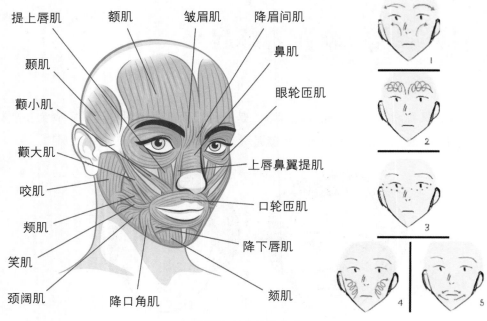

提上唇肌　额肌　皱眉肌　降眉间肌
颧肌
颧小肌
颧大肌
咬肌
颊肌
笑肌
颈阔肌
鼻肌
眼轮匝肌
上唇鼻翼提肌
口轮匝肌
降下唇肌
颏肌
降口角肌

面部肌肉及按摩方向

面瘫患者可采取按摩方式进行辅助治疗，可以将双手搓热后按压面部，轻轻地进行按摩，还可以配合穴位按摩，如下关穴、迎香穴、地仓穴等。按摩时注意手法轻柔。

1.枕额肌额部

用拇指或食指指腹沿枕额肌额腹方向从眉弓向头顶、头顶向眉弓的方向按摩，也可用平推拉法。

2.眼轮匝肌

闭眼后反复刮眼眶。

3.提上唇肌

在患侧的上口轮匝肌向鼻翼旁按摩，沿着鼻唇沟及口角向颧部按摩。

4.颧肌

由口角向颧骨方向推拉或按揉。

5.口轮匝肌

上口轮匝肌用食指及拇指的指腹沿患侧口角向人中沟方向来回按摩，下口轮匝肌用食指及拇指指腹沿患侧口角向中心方向来回按摩，下唇方肌用拇指指腹从口角下方向内侧及下侧轻轻按摩推拉，有助于下唇方肌功能的恢复。

不能闭眼或不能完全闭眼的患者，白天可以使用润滑滴眼液，出门时佩戴眼镜或护目镜，有助于防止阳光刺激和风沙的直接侵害或划伤；晚上使用眼药膏以保持眼部湿润。睡觉时戴眼罩，可以保护眼睛夜间免受持续刺激。

口部肌肉功能失调的患者，改变饮食方法，如细嚼慢咽，或者用吸管吸食液体、进食软质食物。

家属应协助患者了解面神经麻痹的病因、临床表现和预后等，加强心理建设，对其进行生活上的疏导，稳定其情绪。

患者应注意面部保暖，避免面部长期受冷风刺激，保持开心愉悦的心态，生活作息规律，多进行体育锻炼，增强自身免疫力，学会自我保健，调理自身状态。对其他引起面瘫的疾病可以进行针对性的病因预防（保持良好的生活方式，控制体重；低盐低脂饮食，戒烟戒酒；控制血压、血糖，杜绝高危因素等）。

那些你不知道的大脑冷知识……

阿尔茨海默病（Alzheimer Disease，AD）不是老年人的专利，年轻人也会得。

AD 早期的突出特点是近记忆力损害，如经常忘记自己刚刚做过的事情，重复提问，丢三落四。如果同时出现日常工作不能胜任、做事缺乏主动性、新事物适应能力差、出门迷路、人格改变等情况，建议及时就诊。

一、应该怎么预防 AD 呢？

首先，健康饮食，充足睡眠。要增加坚果、粗粮、深海鱼、富含维生素 E 等食物的摄入，保证规律的作息和充足的睡眠。其次，适量运动。运动可促进神经元的生长和发育，提高认知功能。再次，多动脑、勤思考。刺激性脑力活动可以增加认知储备，从而延缓痴呆的发生。最后，合理控制危险因素，如吸烟、肥胖、高血压、糖尿病、房颤、高同型半胱氨酸血症等。

二、防"脑血管病" = 防"脑残"

脑卒中不仅会造成身体残疾，还会导致"脑残"。大脑的结构和功能复杂，掌管各项高级智能，若发生大面积脑梗死或关键部位卒中，可出现显著认知功能损害。

假若慢性隐匿性脑血管病检查时没发现大血管狭窄，还需要担忧吗？单个病灶不会导致明显神经功能障碍，但是若病变逐渐积累，可能会导致反应速度变慢、注意力下降、行动迟缓、大小便失禁等神经功能损害。因此，积极控制脑卒中的危险因素，做好一级和二级预防，降低脑卒中发病率，是预防脑卒中后认知障碍的基石。

三、抑郁症会扰乱心智

抑郁症是一种以情绪低落、兴趣衰退为表现的精神心理疾病。调查发现，该病与认知功能损害显著相关，老年人群患病率更高。老年抑郁症会导致轻度认知障碍和患老年痴呆症的风险增加，应积极应用药物调节情绪，做好心理疏导，防止出现进一步认知功能损害。

四、喝酒让大脑也很受伤

短时间内大量饮酒不仅会造成肝脏、胃肠道、胰腺等脏器损伤，还会导致中枢神经系统功能紊乱。

1~2 两高度白酒可使人的判断力和控制力下降；3~4 两高度白酒可使人情绪暴躁，记忆力、定向力等高级智能明显受损；半斤高度白酒可以让人迷失自我；1 斤高度白酒可能让人丧命。慢性酒精中毒可导致痴呆综合征，主要表现为震颤、神智错乱、幻觉、妄想、急性或慢性人格改变、智力低下、记忆力障碍等，严重影响日常工作和生活能力。因此，远离酒精也是在保护大脑。

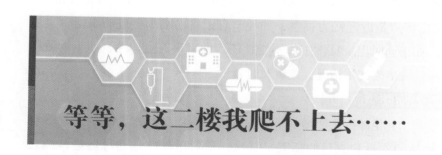

等等，这二楼我爬不上去……

腿脚没毛病，爬个二楼却很困难？很多人可能不知道，有一种疾病叫作"心力衰竭"。心力衰竭（简称心衰）是心血管疾病的终末阶段，也是 21 世纪心血管学科面临的严峻挑战。

一、心衰是什么?

心衰也称心功能不全,是由多种原因导致的心脏结构或功能改变,使心脏收缩或舒张功能发生障碍,不能将静脉回心血量充分排出心脏,导致静脉系统血液淤积,动脉系统血液灌注不足,从而引起心脏循环障碍综合征。心衰是心血管疾病发展的严重阶段,患者可出现呼吸困难、活动受限、水肿(尤其下肢)等表现。

二、心衰有什么危害?

心衰是一种进展性疾病。随着疾病的发展,临床症状会不断加重,甚至影响生命。心衰会直接影响社交,限制日常活动,还会带来抑郁、焦虑等负面情绪。心衰会给患者自己、家庭和社会带来严重的经济负担。

三、心衰的致病因素有哪些?

心衰的致病因素如下:

(1)各种心脏损害或者病变发展到一定程度都会导致心衰。

(2)冠心病、心肌梗死、高血压、心律失常等为心衰的常见病因。

(3)糖尿病、肥胖、代谢综合征、慢性支气管炎伴肺气肿、肺栓塞等疾病也会导致心功能障碍。

(4)长期酗酒、吸毒,以及某些药物的应用也会导致心脏严重受损。

四、心衰的诱发因素有哪些?

心衰的诱发因素如下:

(1)感染:感染是诱发心衰最常见的原因,以呼吸道感染(即常说的感冒、支气管炎、肺炎)最为常见。

(2)劳累:过度体力劳动或情绪激动。

(3)心律失常:心房颤动、阵发性心动过速等。

(4)体液负荷增加:输液过多、过快或饮食中钠盐摄入过多等。

(5)原有心脏病恶化:如冠心病患者突发心肌梗死,风心病(风湿性心脏病的简称)患者出现风湿活动等。

(6)用药不当:如不恰当使用洋地黄类药物,过量使用一些抑制心脏收缩的药物等。

五、心衰的预警信号有哪些?

心衰的预警信号如下:

(1)乏力气短:体力下降和活动后气短是心衰常见的症状。事实上,很多心衰患者在活动几分钟后就会上气不接下气。这是由于心脏泵血功能降低,流通到肌肉和组织的血液及氧含量减少所致。

（2）咳嗽气喘：左心衰的患者最初有咳嗽或喘气等呼吸道症状，常被误诊为支气管炎或哮喘发作。有些患者可在夜间睡眠时突然憋醒、呼吸短促。这是由于心衰患者躺着的时候回心血量增多，加重肺淤血。这种感觉一般会在坐起几分钟后好转。

（3）腹胀恶心：右心衰的患者可因体循环静脉压升高导致胃肠道、肝、胆等内脏淤血，出现食欲不振、腹胀、恶心、呕吐等症状，病情严重者还可能出现腹痛、腹泻等，很容易被误诊为急性、慢性胃肠炎等消化道疾病。

（4）尿少浮肿：右心衰患者由于心脏排血量减少，体循环淤血，导致肾血流量不足，因而出现尿少，还可能因为体循环的静脉压力升高，人体的下垂部位如足踝、小腿等处出现水肿。

六、心衰的治疗策略有哪些？

根据病情的发展速度，心衰又分为急性心衰和慢性心衰。两者的治疗策略不同。急性心衰发生后最重要的是保命，必须尽快将患者送到医院进行抢救；慢性心衰是患者需要长期面对的问题，管理慢性心衰离不开医生、患者和家人的共同努力。在保证按时、按量服药之外，生活方式上也需要严格管理。

七、如何预防心衰？

1.发现病因，及早治疗

高血压、冠心病、心肌炎、扩张型心肌病、瓣膜病等是发生心衰的心脏基础病，及早发现并治疗可延缓发生心衰的时间。

2.避免诱因，防止复发

大多数心衰患者基本病因不易根除，因此避免诱因并防止复发很重要：

（1）患者应预防受凉感冒，一旦感染应及时就医。

（2）适当控制钠盐摄入，忌食刺激性食物，戒烟酒等不良嗜好。

（3）保持心情舒畅，避免精神刺激。

（4）清淡饮食，适当运动。心衰患者在病情稳定时切忌过饱，补充水分切忌过量，进行适度运动有助于改善症状。

（5）以有氧运动为主，包括走路、游泳、骑自行车、爬楼梯、打太极拳等，锻炼后以感到舒适为宜。

（6）按时服药，定期复查。恢复期患者心功能虽然有所改善，但必须用药维持和巩固，要按时服用药物，药物的服用量、服用方法以及注意事项等要谨遵医嘱。

（7）要定期门诊复查，如有病情变化，随时到医院就诊。

不是所有的面部抽动都叫作面肌痉挛

眨眼睛，嘴抽动，这不一定是"眨眼示意"，也可能是面肌痉挛。

面肌痉挛主要发病原因为颅内迂曲延长的动脉搏动性压迫面神经根部，导致神经纤维受压部位的髓鞘发生萎缩变性，神经动作电流出现短路，当兴奋叠加到一定程度便形成一次爆发性下传，引起面部抽动。

一、怎样的面部抽动是面肌痉挛？

不是所有的面部抽动都是面肌痉挛，最容易与面肌痉挛混淆的疾病有如下几种：

（1）功能性眼睑痉挛：常见于中老年女性，多是双侧性，仅仅是眼睑部痉挛，抽动时双侧同步，面部不累及。

（2）习惯性面部抽动：常见于儿童及青少年，为短暂的强迫性面肌运动，为双侧性，意志可暂时控制。

（3）面瘫后的面肌抽搐：面神经损伤或面神经炎引起的面神经麻痹恢复不完全时可产生面肌抽搐。这种面肌抽搐常伴有瘫痪肌的挛缩或连带运动（如张口时眼睛不自主闭合）。在进行自主运动（如露齿）时，抽搐侧的面肌并不收缩，而健侧面肌收缩正常，口角歪向健侧。

（4）痛性抽搐：发作时通常伴有面部肌肉抽搐，原发性面肌痉挛病程长、症状重，亦可引起面部疼痛，但疼痛程度较轻，无诱发疼痛触及点。

跟上述疾病不同，面肌痉挛表现为一侧面部肌肉不随意地阵发性抽动，一般由眼睑跳动开始，逐渐累及面部其他面肌，以口角肌肉抽搐最为明显，严重时可影响颈部肌肉，在情绪紧张和劳累时症状加重。多成年发病，可进行性加重，严重影响患者的生活质量。

二、面肌痉挛了怎么办？

面肌痉挛的治疗方法主要分为以下几种：

（1）药物治疗：药物有卡马西平（首选）、奥卡西平、加巴喷丁等，长时间服用会出现耐药性，易导致肝功损害等并发症，效果不佳。

（2）肉毒素注射治疗：有效时间短，疗效可持续 3~6 个月，很快复发。

（3）面神经微血管减压术治疗：用锁孔微创技术，结合内镜，通过显微操作，用垫片把血管和神经隔开，是目前最有效的治疗方法。在治愈疾病的同时，完全保留了面神经的功能。

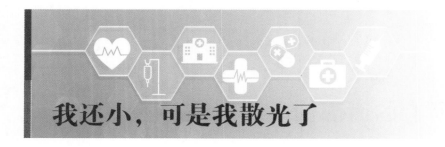

我还小，可是我散光了

一、什么是散光？

由于眼球屈光系统各径线的屈光力不同，平行光线进入眼内不能形成焦点的一种屈光状态称为散光。大多数散光是由角膜引起的，其他散光可由晶状体和视网膜引起。

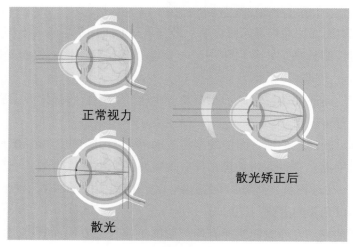

正常视力

散光矫正后

散光

散光

二、散光的分类

根据屈光径线的规则分类，散光可分为规则散光和不规则散光。

规则散光包含单纯近视散光、单纯远视散光、复性近视散光、复性远视散光、混合散光，可用柱镜进行矫正。

规则散光根据散光分布可分为顺规散光、逆规散光和斜轴散光；不规则散光没有规律可循，也不能用柱镜矫正。

眼外伤角膜手术后及多种角膜病都可能产生不规则散光。

三、散光怎么办？

在日常生活中，散光极易导致视力减退、视疲劳、视物变形、复视、弱视等症状。对于轻度的顺规散光，如无视疲劳和视力下降等症状不需要矫正；反之，如果出现其中任何一种症状，虽然散光度数小，也应使用柱镜矫正。越早矫正控制效果越好，矫正时应防止过矫。对于高度的散光和不规则角膜散光，可试用硬性角膜接触镜（RGP）矫正。

四、孩子散光如何预防？

由于角膜的可塑性很强，在人的一生中，角膜散光并不是恒定不变的。很多儿童、青少年最初可能是顺规散光，但随着年龄增长，可能转为逆规散光，这些变化是多因素综合影响的结果。因此，在日常生活中，我们应该尽量避免对角膜的无意识塑形伤害。例如，尽量避免强光刺激和长久的眯眼视物以及暗环境下长时间注视手机等电子产品，因为这些都会对眼睛造成伤害，极易引起视疲劳，并且产生散光。

对孩子而言，由于其身体发育可塑性强，稍不注意就可能受到伤害。因此，我们应尽量避免让其过早接触电子产品，如手机、电视和电脑等电子产品。过早长时间接触电子产品会加速正常眼睛的生理性远视保护的损耗，极易过早产生视疲劳，导致近视和散光。长此以往，如不及时控制、防护，对其眼睛健康发育的危害会越来越大。家长应尽早关注儿童的视力发育情况，如果发现孩子有习惯性眯眼行为时，应警惕并立即带孩子到医院检查，做到早发现、早预防治疗。儿童3~4岁便可以到医院做视力检查。

对于散光，我们应做到早预防、早发现、早防控。每年定时到医院检查一下视力和屈光情况，对于顺规散光，越早发现，及时防控的效果也越好。

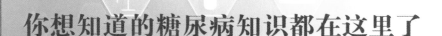

你想知道的糖尿病知识都在这里了

一、什么是糖尿病？

糖尿病是胰岛素分泌及作用缺陷引起的以血糖升高为特征的代谢病。糖尿病的典型症状是"三多一少"，即多饮、多食、多尿、体重减轻。

二、糖尿病的高危人群有哪些？

糖尿病的高危人群：年龄≥40岁的人；超重与肥胖者；高血压患者；血脂异常者；静坐生活方式者；有糖尿病家族史的人；有妊娠糖尿病病史者；巨大儿（出生

体重≥4 kg）生育史。

6.1 mmol/L ≤空腹血糖<7.0 mmol/L 或 7.8 mmol/L ≤糖负荷 2 小时血糖<11.1 mmol/L 为糖调节受损，也称糖尿病前期，属于糖尿病的极高危人群。

三、糖尿病的危害有哪些？

长期高血糖可引起多种器官功能不全或衰竭，尤其是导致眼、心、血管、肾、神经损害，甚至导致残废或者过早死亡。糖尿病常见并发症包括脑卒中、心肌梗死、视网膜病变、糖尿病肾病、糖尿病足等。

四、血糖高于正常范围怎么办？

当体检提示已处于糖尿病前期，应开展适当的生活方式干预，以延迟或预防糖尿病的发生。

具体干预措施：调整饮食模式，将每日饮食总热量减少 400~500 kcal，增加膳食纤维的摄入，减少酒精和单糖的摄入等；增加日常活动量，每日进行≥30 分钟的中等以上强度体育运动；超重或肥胖者应积极减轻体重，BMI≥24 kg/m² 的人群应当通过减重使 BMI 达到或接近 24 kg/m²，或在 3~6 个月内使初始体重至少下降 5%。

当生活方式干预 6 个月以上效果不佳时，可考虑咨询专业的内分泌科医生，加用适当的药物干预。

当体检血糖达到糖尿病标准时，切记不可讳疾忌医，应及时至内分泌科就诊，制订合理、个体化的治疗方案，配合长期的生活方式干预和自我管理，才能延缓糖尿病各种并发症的发生和进展。

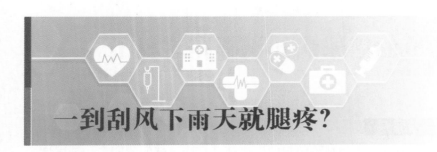

一到刮风下雨天就腿疼？

秋冬季节，阴雨连绵，很多人会说"一到刮风下雨天就腿疼，'风湿'犯了"。"风湿"其实并不是一种疾病，而是一大类疾病的统称。刮风下雨时的疼痛，可能是骨关节炎导致的。

骨关节炎是以关节软骨病变和关节边缘骨赘形成为特征的慢性关节疾病,其发病的核心是软骨退化,随着软骨退化与磨损,关节活动时,骨与骨之间直接接触,滑动少了软骨的缓冲,继而产生关节疼痛、僵硬、活动受限等症状。本病的发生与衰老、肥胖、炎症、创伤、过度运动、代谢异常、性激素水平及遗传等多种因素有关。

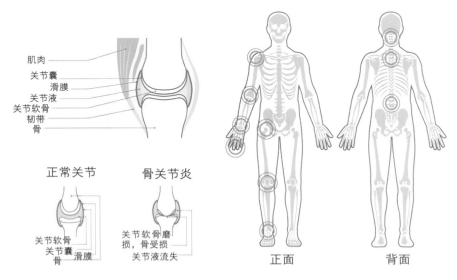

肌肉
关节囊
滑膜
关节液
关节软骨
韧带
骨

正常关节　　　骨关节炎

关节软骨
关节囊
骨　滑膜

关节软骨磨损,骨受损
关节液流失

正面　　　　背面

骨关节炎好发部位

骨关节炎好发于手、髋、膝、脊柱、足等负重或活动较多的关节,主要症状为关节疼痛,休息后可减轻,阴冷、潮湿和雨天症状可加重,晨起或关节静止一段时间后有僵硬感,活动后可缓解,时间很少超过半小时。严重时,关节持续肿胀、疼痛,或导致活动受限,关节活动时常感到或听到"吱嘎"声,即骨摩擦音,再严重者可出现关节畸形。膝关节受累最为常见,表现为膝关节疼痛,活动后加重,尤其在下楼梯、下蹲、起立时症状更明显。

二、如何治疗骨关节炎?

骨关节炎的治疗应个体化,治疗原则以非药物治疗联合药物治疗为主,必要时进行手术治疗。

1.非药物治疗是核心

(1)患者教育:让患者了解骨关节炎是慢性病,多数预后良好,消除思想负担,在医生指导下规范治疗,同时建立合理的生活方式,避免对本病治疗不利的各种因素,如长时间低头、弯腰、站立、蹲位、跪位等,避免某个关节长期处于负重状态。

(2)制订个体化运动计划:通过锻炼,保持关节活动度,增强肌肉力量以稳定关节，减轻关节负担。注意选择关节负重小的锻炼方式，如骑车、游泳、快走等，尤其是膝骨关节炎患者，尽量避免选择登山、走楼梯等锻炼方式。运动要适量，避免过度劳累。

（3）生活方式干预：控制体重很重要，体重的减少可以大大地减轻负重关节的压力，减缓关节软骨的磨损和退化。膳食结构合理，保持标准体重。

（4）保护关节：避免外伤，关节保暖，穿软硬合适、鞋底有一定厚度的鞋也可以减少关节劳损。

（5）适当的物理治疗：针灸、按摩、推拿、热疗、水疗等可减轻疼痛症状和缓解关节僵硬。

2.当非药物治疗不足以控制病情时，选择药物治疗

（1）非甾体抗炎药：非甾体抗炎药是最常用的治疗骨关节炎的药物，阿司匹林、布洛芬、双氯芬酸、塞来昔布等耳熟能详的药物都属于此类。具体的药物选择应个体化，结合患者个人基础情况，注意药物的不良反应。

（2）关节腔内注射药物：临床常用的关节腔注射药物包括糖皮质激素或透明质酸。另外，还有富血小板血浆（Platelet-rich Plasma, PRP）关节内注射疗法可供选择。

改善关节结构或延缓病程的药物倾向于保护、延缓、稳定关节，双醋瑞因等属于此类药物，其他还有氨基葡萄糖等关节营养药物、局部外用药物等。

内科治疗无明显效果，病变严重及关节功能明显障碍的患者可考虑进行外科手术治疗，以矫正畸形，改善关节功能。

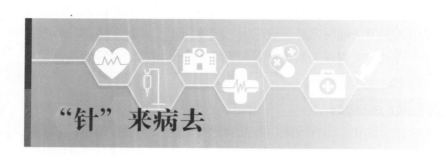

"针" 来病去

一位女士48岁，是一名外科医生，她的右侧肘关节疼痛伴右前臂肌肉牵涉疼痛，影响到日常的手术工作，到医院就诊，被诊断为肱骨外上髁炎（网球肘）。

这位女士口服止痛药物、外敷膏药治疗效果欠佳，最后医生用一根"针"解决了这个问题。

医生给予患者局部痛点火针针刺治疗，每次治疗时间约 2 分钟，3~4 天治疗一次，给予 3 次治疗后患者疼痛就明显缓解，经过之后的治疗回归日常工作。

一、什么是火针疗法？

火针疗法是指用特制的针具，经加热烧红后刺入人体的腧穴或患处，以达到祛除疾病目的的一种针灸治疗方法。火针疗法的根据为"病多气滞血瘀"，利用火针的温热作用刺激局部和穴位，使经络气血顺畅，从而达到治疗疾病的目的。

二、火针疗法能治疗哪些疾病？

火针疗法可治疗：疼痛类疾病，如急慢性腰肌劳损、肩周炎、网球肘、膝关节炎、足跟痛、肌筋膜炎、神经性头痛、带状疱疹神经痛等；皮肤病，如带状疱疹、神经性皮炎、湿疹、痤疮等；内科常见病，如胃痛、晨泻、痛经、风湿等；其他杂症，如腱鞘囊肿、腱鞘炎等。

三、火针疗法有哪些注意事项？

火针在针刺治疗时与普通针刺相比较，稍有疼痛感，但人体机体均能耐受。火针治疗后当天如出现针孔发红、瘙痒，不要搔抓，以免范围扩大，这是机体对火针的正常反应，患者不必担心，这种反应会很快消失。针后 24 小时内不要沾水，以免感染。

总是反酸水，胃里面火烧火燎的……

"总是反酸水，胃里面火烧火燎的""心口窝里火辣辣的，烧得慌"，经常有患者这样说……

如果您也经常有这样的感觉或经历，那么就可能患有胃食管反流病，这种病是消化内科门诊的常见病。

一、什么是胃食管反流病？

胃食管反流病是消化内科的常见病、多发病，是胃、十二指肠内容物反流入食管引起不适症状或并发症的疾病。如果反流的胃液、胆汁等成分烧灼食管引起食管糜烂，则称其为反流性食管炎。

胃食管反流病最主要的症状为反酸和烧心。反酸是由于胃液上涌入食管和咽喉，引起嘴里出现酸苦味的症状；烧心是胃液刺激食管而产生的胸骨后的烧灼感。除了这些症状，还可能伴有胃烧灼感、上腹痛以及反复嗳气。如果反流物长期烧灼咽喉、口腔甚至呛入气管，可能会引起咳嗽、咽部不适、哮喘以及牙齿腐蚀症状。严重的胃食管反流还可能会出现上消化道出血、食管狭窄及 Barrett 食管[①] 等并发症。

二、胃食管反流病怎么来的？

我们食管下段有一段结构称为食管下括约肌（Low Esophageal Sphincter，LES），正常情况下，LES 有一定的压力存在，防止胃内容物反流到食管内。除此之外，食管下段与周围器官的结构共同组成的解剖结构（His 角，即食管胃角）、食管本身蠕动以及食管内表面的黏液共同组成保护屏障，以减少反流物对食管的损伤。

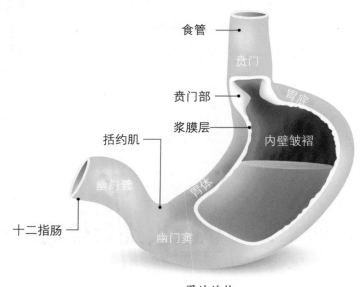

胃的结构

食管裂孔疝[②] 的患者因贲门松弛、LES 压力降低，就会发生胃食管反流，高脂

---

①Barrett 食管是指食管下段黏膜的正常组织（复层鳞状上皮）被类似于胃肠道等部位内表面的组织（单层柱状上皮）所替代的一种病理表现。

②食管裂孔疝是指腹腔内脏器（主要是胃）通过膈食管裂孔进入胸腔所导致的疾病，是膈疝中最常见者，达 90% 以上。

肪食物、浓茶、巧克力以及某些降压药物等也可引起 LES 降低，从而产生胃食管反流。此外，妊娠、肥胖、负重劳动可引起胃内压力增高而产生反流，长期吸烟、饮酒以及长时期焦虑抑郁的精神因素均可以引起食管黏膜保护功能的下降，更容易受到反流物的损伤。

三、怎样诊断这个病？

在常规医疗工作中，当患者有典型的反酸、烧心等症状，可以初步诊断胃食管反流病。可以给拟诊患者口服质子泵抑制剂（Proton Pump Inhibitors，PPI），若症状可以明显改善，可以确诊该病，这称之为 PPI 试验。但是 PPI 试验的准确度并非100%。在诊断之前，需与冠心病等心血管疾病相区别。食管测压检查和食管 pH 监测可以量化评估患者的食管反流情况以及 LES 压力，诊断价值较高。

胃镜检查可以发现反流性食管炎、Barrett 食管以及食管裂孔疝等情况，同时可以排除其他上消化道疾病，但一半以上的患者胃镜下并没有发生黏膜损害。因此，胃镜检查并不能排除胃食管反流病。

四、得了胃食管反流病该怎么办？

通过对胃食管反流病发病机制的认识，胃食管反流病患者可以主要从以下几个方面改善生活方式：晚餐后不宜立即卧床，建议睡前 2 小时内不要进食；避免食用高脂食物、巧克力、咖啡、浓茶等促进反流的食物；戒烟、禁酒、控制体重；为减少夜间反流，睡眠时可适当抬高床头；保持良好心态，精神愉快。

治疗胃食管反流病的药物主要有减少胃酸生成药物，如奥美拉唑、雷尼替丁等；保护胃食管黏膜、中和胃酸类药物，如铝碳酸镁、硫糖铝混悬液等；胃肠动力药物，如莫沙必利、多潘立酮等；严重的胃食管反流病患者，可考虑进行手术治疗减少反流。

需要注意的是：长期胃食管反流并发 Barrett 食管的患者有一定的癌变倾向，需要长期的内镜检查随访。胃食管反流病往往反复发作，有时难以与心脏疾病相鉴别，容易延误病情。因此，建议患者在专业医师的帮助下进行规范化诊断与治疗，合理用药并结合良好的生活方式可以帮助患者更快地恢复健康。

呵护双眸，拥有"睛"彩世界

赶紧收好这份不同年龄段的护眼攻略吧……

一、儿童篇

0~6岁是儿童眼睛和视觉发育的关键期，这个阶段要对儿童眼病早发现、早诊断、早干预、早治疗。

1.家长要及时发现孩子眼部发育的异常

（1）眼红、流泪、分泌物多，甚至糊住眼睛，可能是炎症在"搞鬼"。

（2）发现孩子视物过近、眯眼睛、歪头、"睁一只眼闭一只眼"、频繁揉搓眼睛、眼位偏斜，可能存在屈光不正或者斜视、弱视。

（3）黑眼球中间发白，一定要警惕先天性白内障、新生儿视网膜病变、视网膜母细胞瘤等疾病。

（4）提倡进行新生儿眼底疾病的筛查。早产儿、出生体重低、有出生吸氧史的孩子更容易发生新生儿视网膜病变，如果错过最佳诊断和治疗时间，甚至可能致盲。

2.避免或延缓近视的发生

（1）预防近视，"目"浴阳光。家长应多带孩子进行户外运动，阳光能够刺激多巴胺的产生，可以有效延缓眼轴的生长，预防近视的发生。研究表明，让孩子每天增加40分钟户外活动，3年后近视发生率可下降10%。

（2）建议每半年进行全面的眼部检查，不仅要关注视力，还应重视孩子眼轴长度、角膜曲率的变化，建立视觉发育档案，一旦发现问题，及时采取治疗措施。

（3）虽然低浓度阿托品和角膜塑形镜可以减缓近视的发展，但是一定要到正规医院检查后根据医生的建议进行使用。

二、成人篇

现如今，干眼症逐渐爱上了年轻人。看电脑、玩手机，看着看着就看不清楚了，睁不开眼睛了。骑电动车，骑着骑着两行眼泪就流下来了。早晨醒来还是清晰的世界，晚上就模糊了……

年纪轻轻就得干眼症了，怎么办呢？下面几点请牢记：

（1）不要乱用眼药水。眼药水不仅不能缓解干眼，反而可能会加重眼部疾患，可以了解一下不含防腐剂的人工泪液。

（2）少开空调，勤通风，保持室内空气质量，让眼睛处在相对舒适的办公环境里。

（3）多眨眼。眨眼能让眼睛像汽车雨刷一样刷走眼表杂质，还能刺激泪液的分泌，润滑眼表。

（4）尽可能佩戴框架眼镜，正确佩戴美瞳、隐形眼镜。隐形眼镜可能对眼睛造成刺激，阻碍眼表正常的代谢循环，导致干眼症甚至炎症的发生。

（5）让眼睛充分休息。不要长时间用眼，注意劳逸结合，累的时候闭上眼睛，做一套眼保健操，或者轻轻揉搓双眼，用湿毛巾热敷眼睛，都可以有效缓解干眼症状。

三、老年篇

随着年龄的增长，我们的很多器官都在不断衰老、退化，眼睛也是如此，白内障就是晶状体老化所造成的。治疗白内障唯一的办法就是手术，只要白内障发展到影响看东西，导致生活质量降低，就可以考虑进行手术治疗。

在这里，尤其需要注意的是糖尿病患者，一旦确诊糖尿病，应及时到眼科就诊，进行眼底检查，排除糖尿病视网膜病变，并且定期复查。糖尿病视网膜病变早期是没有明显症状的，一旦开始感觉到看东西模糊、变形，眼前有东西遮挡，往往就已经错过了最佳干预时期，严重的甚至可以致盲。对于糖尿病视网膜病变，医生往往主张三级预防：

（1）没有糖尿病，预防不得糖尿病：要做到控制饮食、合理运动，定期体检。

（2）得了糖尿病，预防不发生糖尿病视网膜病变：要做到控制血糖，定期检查眼底。

（3）得了糖尿病视网膜病变，防止发生严重影响视力的病变及致盲；要做到定期眼底检查，进行药物、激光或手术治疗。

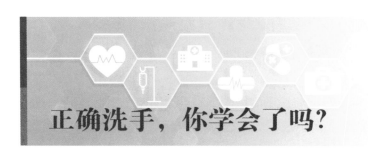

正确洗手，你学会了吗？

一、手卫生的重要性

日常工作、生活中，我们的双手不断接触到被细菌、病毒污染的物品，如果不能及时、正确地洗手，手上的病原体可以通过手传播到口、眼、鼻的黏膜，从而进入人体，有可能引发腹泻、皮肤及呼吸道感染等疾病。洗手可以切断疾病的传播途径，有效降低传播风险。世界卫生组织给出的有关新型冠状病毒的防护建议中，第一条就是洗手。可见，洗手是一种最简单、最经济、最基本、最有效的预防和控制病原体传播的措施。

说了这么多，应该怎么办？洗手，洗手，快洗手！那么，如何洗手才正确？看世界卫生组织怎么说。

二、如何洗手

1.如何干式洗手

干式洗手适用于手卫生消毒，当手上有明显污迹时请用水洗手。干式洗手过程如下图：

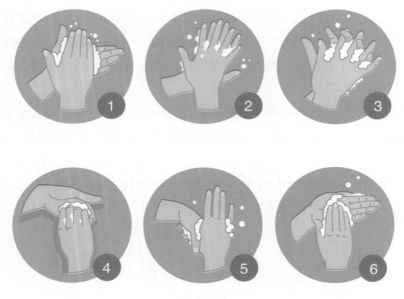

干式洗手

整个过程持续时间：20~30秒。将洗手液倒满掌心，涂满整个手部皮肤，双手掌心搓摩；右掌心覆盖左手背，十指交叉，反之亦然；双手掌心相对，十指交叉；指背覆于另一手掌心，十指相扣；右手握左手大拇指，旋转搓摩，反之亦然；右手五指并拢贴于左掌心，正反向旋转搓摩，反之亦然。

2.如何用水洗手

当手上有明显污迹时请用水洗手，用水洗手的过程如下：

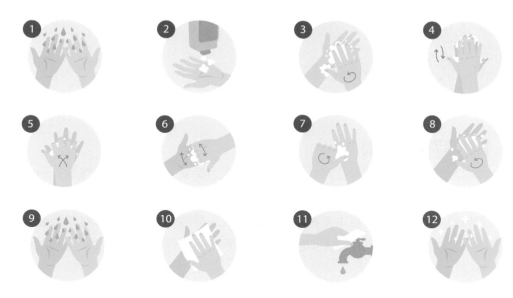

用水洗手

整个过程持续时间：40~60 秒。用水将手淋湿；取足够皂液以涂满整个手部；双手掌心搓摩；右掌心覆盖左手背，十指交叉，反之亦然；双手掌心相对，十指交叉；指背覆于另一手掌心，十指相扣；右手握左手大拇指，旋转搓摩，反之亦然；右手五指并拢贴于左掌心，正反方向旋转搓摩，反之亦然；用水清洗双手；用一次性毛巾擦干；使用毛巾垫着关掉水龙头；双手现在是干净的。

三、洗手误区

1.误区一：只用"水洗"

不使用肥皂或洗手液不能有效去除手部污垢，大量病原体会停留在手上。

2.误区二：洗手时间不足

双手揉搓时间不少于 15 秒，时间过短，不能有效去除病原体。

3.误区三：湿巾代替洗手

用湿巾擦手代替洗手，不能彻底去除手部污染。

4.误区四：戴手套可以代替洗手

手套有一定的渗透性，所以摘下手套后务必洗手。

5.误区五：共用干手毛巾

最好用一次性干手纸巾或一人一条毛巾，合用毛巾会引起病原体传播。

让洗手成为一种习惯，始于被动，归于文化。简单的事情重复做，重复的事情用心做。学习手卫生文化，践行手卫生文明，"手"护健康。

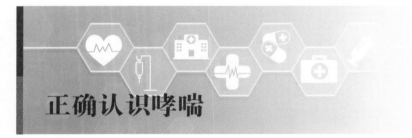

正确认识哮喘

一、什么是哮喘？

哮喘是一种慢性气道炎症性疾病，临床表现为反复发作的喘息、气急、胸闷或咳嗽等症状。

哮喘的本质是炎症，是由多种细胞参与的慢性炎症。这种炎症可对气道造成长期破坏，造成气道上皮损伤、平滑肌肥大、气管壁变厚等气道结构改变，并引起多种呼吸症状发生。

哮喘的炎症与我们平时所说的发炎不同。发炎通常是指细菌或病毒引起的感染性炎症，随着感染控制，炎症会随之消散，而哮喘的炎症往往会长期存在。

二、哮喘的症状有哪些？

常见的哮喘症状包括喘息、胸闷、气促、咳嗽等。哮喘患者可能具有以上一种或多种症状。

不是一定具有以上所有症状才能诊断哮喘，非典型哮喘可仅表现为单纯的咳嗽或胸闷。

三、为什么会发生哮喘？

哮喘的病因复杂，受遗传因素和环境因素的双重影响：

（1）遗传因素：父母或亲属有哮喘、特应性皮炎或其他过敏性疾病，都会影响并导致子女哮喘患病风险增加。

（2）环境因素：环境因素是影响哮喘患病的重要原因，这些因素包括大气污染、吸烟、运动、肥胖以及生活中的过敏原，如食物、花粉、职业化学物质（油漆、饲料）等。

四、哪些人更容易发生哮喘？

研究显示，老年人、吸烟人群、有过敏史、有呼吸系统疾病病史的人群更容易发生哮喘。

五、哮喘会带来哪些危害？

哮喘会影响日常工作、学习、社交活动和日常运动，易引起焦虑、抑郁、恐惧等负面情绪，严重时影响生长发育。哮喘急性发作需要紧急就医住院，否则会危及生命。

六、哮喘急性发作时怎么办？

尽管哮喘往往突然发作，但是大多数哮喘发作前都有不同程度的症状和表现：看呼吸，是否呼吸急促、气短、言语无力、喘不过气等；看神色，是否焦躁不安、唇指青紫、脾气暴躁、脸色惨白、大汗淋漓等；看意识，是否嗜睡、意识模糊、全身极度衰竭等。

如果哮喘症状尚能控制，应立即使用缓解药物；如果用药后好转，可记录本次哮喘的发作情况，以便更好地进行管理；如果用药后情况未好转，立即拨打120，呼叫救护车；若症状迅速恶化，呼吸严重困难，无法顺利讲话或嘴唇发紫，应立即使用缓解药物，同时拨打120，呼叫救护车。

七、哮喘患者应该注意什么？

哮喘是可以控制的，与其他常见的慢性疾病（如高血压、糖尿病）一样，只要通过规范化的治疗和管理，哮喘可以得到完全控制，患者可以正常工作和生活。

哮喘患者应该避免接触变应原①，从源头上降低发病的可能性；远离香烟，包括二手烟在内；在温暖、干净、封闭的环境里适当做一些运动，运动前在医生的建议下进行评估，避免剧烈运动；按时按医嘱坚持服药；学习正确使用吸入器的方法，并随身携带急救药物；定期去医院进行检查。

春天来了，我咋又上火了？

口角溃烂、口舌生疮、睡眠浅、情绪易怒……是不是上火呢？上火了，怎么办？吃苦瓜，还是喝菊花茶？喝凉茶，还是吃点黄连上清片？

中医认为，在人体内有看不见的火，它能产生温暖，提供生命能量，称为"命门之火"。如果人体阴阳失衡，内火旺盛，即会上火。因此所谓的"上火"是形容

---

①变应原，也称为过敏原，是引起过敏反应的抗原性物质。

身体内某些热征。

通常所说的"上火"一般比较轻，多属于中医轻症，如不伴有全身热性症状的眼睛红肿、口角糜烂、牙痛、咽喉痛等。

引起"上火"的原因多种多样。一般认为，实火（实热）是火热之邪内侵①或嗜食辛辣所致，而精神过度刺激、脏腑功能活动失调亦可引起实火内盛；虚火（虚热）多因内伤劳损所致，如久病精气损耗、劳伤过度，可导致人体内部器官之间相互协调作用的平衡被打破，阴血亏虚便产生内热，内热进而化成虚火。

一、实火

实火，以肝胆、胃肠实火为多见，表现为面红目赤、口唇干裂、口苦燥渴、口舌糜烂、咽喉肿痛、牙龈出血、鼻出血、耳鸣耳聋、疥疮乍起、身热烦躁、尿少便秘、尿血便血、脉数②。治疗上常用清热解毒、泻实败火的办法。

二、虚火

虚火可分为阴虚火旺和气虚火旺，前者表现为潮热盗汗、形体消瘦、口燥咽干、五心烦热③、躁动不安、舌红无苔；后者表现为全身低热、午前④为甚、畏寒怕风、喜热怕冷、身倦无力、气短懒言、自汗不已、尿清便溏。阴虚火旺应以生津养血、滋阴降火为原则。气虚火旺治疗时应以补中益气、甘温除热为原则。

三、心火

心火分虚实两种，虚火表现为低热、盗汗、心烦、口干等；实火表现为反复口腔溃疡、牙龈肿痛、口干、小便短赤、心烦易怒等。吃苦去火，首推莲子心。莲子心味苦，可以发散心火，清心镇静。莲子心虽有寒性，但不损伤人的阳气。降火食方：冰糖莲子汤、百合银耳玉竹汤等。

四、肺火

肺火主要表现为干咳少痰、痰中带血、咽疼音哑、潮热盗汗等。祛肺火要从饮食上调理，多吃一点儿属性偏凉的食物，如冬瓜、百合、菠菜、香蕉、梨、枇杷等。降火食方：莲子百合羹、川贝炖梨水。

---

①火热之邪内侵的意思是指具有炎热、升腾特性的邪气侵入人体。

②脉数是指每分钟脉搏跳动次数超过正常范围。

③五心烦热是指患者自觉手心、脚心、胸口发热。

④午前指辰巳之时（7：00-11：00），为胃经、脾经所主。

五、胃火

胃火分虚实两种，虚火表现为轻微咳嗽、饮食量少、便秘、腹胀、舌红、少苔；实火表现为上腹不适、口干口苦、大便干硬、舌苔黄腻。降火食方：鲜萝卜汁、西瓜、绿豆汤。

六、肝火

一些情绪容易激动的人常被称为"肝火大"，一般"肝火大"的体质还有下列症状：口干舌燥、口苦、口臭、头痛、头晕、眼干、睡眠不稳定、身体闷热、舌苔增厚等。降火食方：枸杞菊花茶、川贝冰糖梨汁。

七、肾火

肾火主要表现为头晕目眩、耳鸣耳聋、发脱齿摇、睡眠不安、五心烦热、形体消瘦、腰腿酸痛等。降火食方：赤小豆粥、山药枸杞汤。

要科学认识上火，不能一上火就吃解毒片，乱选食材。要根据症状认清上火原因，对症治疗。

关注痛风，减少病痛

痛风是因为嘌呤代谢紊乱或尿酸排泄障碍所致血尿酸增高的一组异质性疾病。

痛风患者人数越来越多，其基础病——高尿酸血症同高血压、高血脂、高血糖一起被列为"四高"。痛风已经成为我国仅次于糖尿病的第二大代谢类疾病。每年的 4 月 20 日作为高尿酸血症及痛风的科普宣传日。

高尿酸血症目前通行的定义是：在正常嘌呤饮食状态下，男性或者绝经后女性空腹血尿酸大于 420 μmol/L，即称为高尿酸血症。

一、痛风有哪些临床特征及危害？

1.无症状期

仅有波动性或持续性高尿酸血症，有些可终身不出现症状。

2.急性痛风性关节炎期或间隙期

多于午夜或清晨骤然起病，单侧第1跖趾关节最为常见，数小时内受累关节出现红肿热痛，呈自限性，多于两周内自行缓解。

3.痛风石及慢性关节炎期

痛风石常见于耳轮、关节周围及跟腱等处，为大小不一、隆起的黄白色赘生物，破溃后排出白色粉状或糊状物。慢性关节炎常见于未规范治疗的患者，关节内大量沉积的痛风石可破坏关节骨质。

4.累及肾脏

反复发作痛风而不进行规范治疗极易出现肾损害，表现为痛风肾病、尿酸性肾石病和急性肾衰竭。

5.其他危害

体内长期的高尿酸水平会刺激血管壁，加重动脉粥样硬化，增加心脑血管疾病风险，还会损伤胰腺 B 细胞，诱发或加重糖尿病。

二、痛风的治疗

痛风危害这么大，得了痛风怎么办？痛风治疗的重点是预防急性发作和降尿酸，合理、规范地降尿酸是重中之重。痛风急性发作期的治疗应该注意以下几点：

1.非药物治疗

痛风急性发作期，可以进行非药物治疗，调节饮食如限酒，减少高嘌呤食物的摄入，减少活动，卧床休息，抬高患肢，局部冰敷或硫酸镁湿敷。

2.药物治疗

痛风急性发作期，可以使用抗炎止痛类进行药物治疗。例如：小剂量秋水仙碱（0.5~1.5 mg/d），不良反应小，48 小时内使用效果更好；非甾体抗炎药，依托考昔、双氯芬酸等；糖皮质激素，用于非甾体抗炎药、秋水仙碱治疗无效或禁忌及肾功能不全者，短期口服中等剂量或者关节腔内注射；生物制剂，如炎症因子拮抗剂，仅限于以上一线抗炎药物不耐受或有禁忌的患者。

三、温馨提示

为了避免体内血尿酸快速过度波动引起的急性痛风反复，急性期患者建议在发作缓解 2~4 周内开始降尿酸药物的治疗，已经在服用降尿酸药物的急性期患者不建议停药。

1.稳定期降尿酸的用药指征

（1）痛风引起的放射学破坏，频繁发作（≥2 次/年），存在痛风石。

（2）合并高血压、糖尿病、高脂血症、冠心病、脑卒中等心血管疾病及危险因素的患者血尿酸大于 480 μmol/L；无心血管疾病及危险因素但血尿酸大于 540 μmol/L 且饮食控制无效。

（3）对于非频繁发作（以往曾发作 1 次以上，但频次<2 次/年）或者第一次发作（慢性肾脏病 3 期及以上，血尿酸≥540 μmol/L 或存在泌尿系结石）的患者有条件考虑开始药物降尿酸治疗。

因此，并不是所有的高尿酸血症都需要药物降尿酸，对于暂不需要药物治疗的患者，合理的饮食、适当的运动十分重要。

2.治疗目标

建议坚持长期降尿酸治疗，使血尿酸维持在 360 μmol/L 以下，可减少复发，对于慢性痛风关节炎、痛风石患者，血尿酸低于 300 μmol/L 有助于痛风石溶解。过低的尿酸水平是有害的，应当注意不低于 180 μmol/L。

3.注意事项

（1）稳定期低嘌呤饮食依然重要。

（2）降尿酸治疗初期预防性使用小剂量秋水仙碱（0.5~1 mg/d）3~6 个月，可减少降尿酸过程中出现的急性痛风发作。

（3）对于合并高血压、高血脂、冠心病的需要注意药物选择，降压药应选择氯沙坦或氨氯地平，降脂药应选择非诺贝特或阿托伐他汀等，避免使用氢氯噻嗪等会引起高尿酸的药物，合并肾功能不全的应选择对肾功能影响小的降尿酸药物。

抽筋是咋回事？

抽筋（肌肉痉挛）是一种突发的肌肉非自主收缩，常见于运动和睡眠期间，可导致短暂性剧烈疼痛。几乎每个人都曾有过抽筋的经历。抽筋之后，人们的第一反应会是："我缺钙了吗？"抽筋仅仅是因为缺钙吗？

抽筋常发生于以下场景：剧烈运动时、长时间运动后、睡眠时。

一、哪些人群更易抽筋？

老年人，衰老导致的肌肉衰减使肌肉更易处于过度紧张状态；孕妇，妊娠期间额外增加的体重会给腿部肌肉带来更多压力；运动员，脱水、高运动量、肌肉损伤等原因都会导致肌肉痉挛风险的提高。

二、抽筋的相关因素

1.运动神经元

部分人认为姿势使足部过度被动跖屈①，且腓肠肌纤维极度缩短，失去抑制的神经刺激导致了痉挛。

肌电图表明腿部痉挛源于下运动神经元并伴有过度活跃、高频且无意识的神经电活动。

2.运动

肌肉疲劳、高于通常强度的运动、神经功能障碍、损伤。

3.机体失调

低血容量（脱水导致），电解质紊乱，如钾、钠、镁等代谢紊乱。研究表明，肌肉痉挛与肌酸酐、钙、镁、钠、钾、锌等水平的慢性变化没有关系。

4.常见药物

蔗糖铁（静脉注射）、雷洛昔芬、结合雌激素、萘普生、特立帕肽、左旋沙丁胺醇等。

5.常见疾病

周围血管性疾病、低钾血症、冠心病、肝硬化，以及神经系统疾病，如帕金森、周围神经病变、椎管狭窄等。

三、如何缓解抽筋

频繁抽筋一定要去看医生，查查有无潜在疾病。有些生活小巧招也可以轻松缓解"抽筋"：痉挛时拉伸肌肉，以小腿痉挛为例，保持坐姿时，双腿并拢在身前，足部放松，背部伸直前倾；冷敷或热敷，冷敷和热敷均可缓解痉挛导致的肌肉疼痛；按摩痉挛的肌肉，按摩力度适中，持续5~10分钟即可缓解疼痛。

---

①跖屈就是踝关节屈曲的意思，俗称绷脚背。

高血压开始"眷恋"年轻人了

提到高血压，首先想到的大多是中老年人，但流行病学资料显示，近年来，高血压年轻化的趋势愈发明显。年轻人为啥会得人们心目中的老年病？面对高血压，在日常的工作和生活中我们应该注意什么？研究表明，高血压与多种因素有关。

一、遗传

高血压具有一定的遗传性，若父母均有高血压，子女高血压的发生率可达46%；父母中一人患高血压，子女高血压的发生率为28%；父母血压正常，子女高血压的发生率仅为3%。

二、超重和肥胖

超重和肥胖是青年高血压的重要原因。随着人们生活水平的提高，摄入了很多高脂肪、高热量食物，加之不爱运动，会引起肥胖。肥胖容易导致体内代谢紊乱、脂肪堆积、血管硬化，从而导致血压升高。

三、不良生活习惯

生活习惯、饮食习惯的改变是引发高血压的原因，大量饮酒、吸烟都可能引发高血压。研究表明，有经常熬夜习惯的人易患高血压，甚至发生脑卒中，而生活井然有序、平时早睡早起的人患高血压的比例低。

四、高盐饮食

现代人患高血压的常见因素中，高盐饮食位居首位。北方人的口味比较重，吃饭追求咸香，早上喝个胡辣汤，中午各种炒菜，晚上吃火锅，一日三餐都很咸。正常的盐摄入量每天不超过 5 g，但多数人都在 9 g 以上。"盐"多必失，钠摄入量过多，会引起水钠潴留，造成血管容量加大，最终导致血压升高。

五、生活压力大

随着社会的发展，竞争越来越激烈，工作、生活的压力压得人们喘不过气来。压力过大会导致体内的儿茶酚胺分泌增多，它们会引起血管收缩、血压升高，心脏负荷加重，从而引发高血压。研究发现，比起无忧无虑的人，焦虑和沮丧的男人得高血压的危险性增加 1.5 倍，女人得高血压的危险性增加 1.7 倍。

六、运动减少

很多年轻人的工作以脑力劳动为主，工作时坐在电脑前的时间比较长，下了班也是以车代步，哪怕休息在家也喜欢玩游戏、追剧等，活动量非常小，长此以往，梨型、苹果型的身材就会与之相伴，这又为血压的升高埋下了隐患。

年轻人的高血压，一半以上是没有明显症状表现的，经常被忽视。建议血糖、血脂、尿酸增高或有高血压家族史的中青年人要定期量血压。除了荤素搭配合理、少吃脂肪含量高的食物外，最重要的是起居规律，注意休息，不要熬夜，并适当加强体育锻炼。同时，尽早至医院进行全面详尽的检查，排查是否存在导致血压升高的相关疾病，避免仅服用降压药而延误病情。

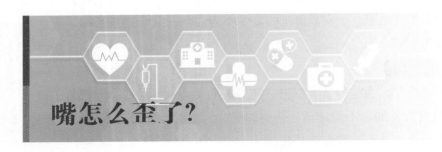

嘴怎么歪了？

患者王女士，49岁，自诉受风后左侧口角歪斜一天，刷牙漏水，鼓腮漏气。检查发现口角歪向健侧（健康的一侧），左侧眼睑闭合不全，左侧额纹消失，左侧乳突周围压痛，无听觉过敏[①]，无头痛、头晕。医生诊断为面神经炎，在康复科治疗，直至痊愈，如愿回归工作岗位，无后遗症。

一、什么是面神经炎？

面神经炎，俗称"吊线风"，以一侧面部口角歪斜为主要特点：患者突然出现一侧面部肌肉板滞、麻木、瘫痪、额纹消失、口角歪向健侧，患侧不能皱眉、蹙额、闭目、露齿、鼓腮。部分患者初起时有耳后疼痛，还可出现患侧舌前三分之二味觉减退或者消失、听觉过敏等症状。好发年龄为20~40岁，男性略高于女性，面部左右两侧的发病率基本一致。

---

①听觉过敏是指对声音的容忍度降低，对声音刺激变得异常敏感，声音稍微有点儿大就会出现全身不舒服的症状，可出现畏声、焦虑等情绪。

二、面神经炎的病情起因

病毒感染，情志因素，受凉、受风，免疫力下降，作息不规律、熬夜、劳累等都可能是面神经炎的发病原因。面瘫既是一种症状，又是一个病名，是一种常见的神经系统疾病，虽然不会给患者带来致命后果，但也严重影响工作和生活，尤其是一定程度上影响了面容的美观、社会的交往。

近年来，很多医院的康复科大力开展面瘫的综合治疗，疗效颇佳，尤其是面瘫急性期的特色疗法效果尤甚。在面瘫急性加重期 1~7 天内，采用闪罐法和面肌运动疗法能有效减轻症状，减短面瘫进展期，缩短病程。

（1）闪罐法。选取小号玻璃罐，用闪火法将罐拔吸于患侧面部相应部位，随即取下，再吸拔，再取下，并沿着面肌肌筋膜方向牵拉，直至罐体底部发热或以面部皮肤潮红或患者耐受为度，视情况可留罐。一般每次操作 15~20 分钟。

（2）运动疗法。运动疗法主要包括以下两个方面的项目：①面部手法按摩。头皮放松和寰枕枢复合体部位肌肉调整，可以剥离粘连的筋膜组织，有效维持肌肉筋膜正常的生理状态，防止肌肉萎缩。②肌力训练。治疗师制订训练计划，精准指导枕额肌、皱眉肌、睑肌、压鼻肌、颊肌、口轮匝肌等进行主被动肌力训练。

为什么春天过去了还会得花粉症？

每年的 8~10 月是我国夏秋季花粉症的高发时间，大量致敏植物的花粉飘散于空气中，可诱发过敏性鼻炎、支气管哮喘、过敏性皮炎等一系列变态反应性疾病，称之为花粉症，主要表现为鼻、眼和支气管等出现症状。

致敏花粉主要是蒿属植物，其次是葎草（俗名拉拉秧）、豚草等，在此季节频繁发作的多数患者容易被误诊为感染性哮喘，误用大量抗生素治疗。

一、花粉症的症状

花粉症的症状表现如下：

（1）瘙痒和打喷嚏：喷嚏通常一次发作会出现 5~20 个。有些人感觉耳朵也在发痒，这并不是花粉落入耳内，而是连接咽后壁和耳朵的神经受到了刺激。

（2）流涕：鼻子不断分泌大量的清鼻涕。

（3）鼻塞：50%的花粉症患者会鼻塞。如果鼻子完全受堵，可能会引起头痛，影响睡眠。由于只能用嘴呼吸，晨起会感到口干舌燥，严重时还可能丧失嗅觉和味觉。

（4）眼部瘙痒与流泪：植物花粉很容易进入眼睛，并与眼结膜中的肥大细胞发生反应。

（5）大约有 30%的花粉症患者会合并支气管哮喘或咳嗽变异性哮喘。

二、花粉症的诊断

花粉症的诊断包括疾病诊断和病因学诊断。疾病诊断的主要根据是：典型的临床症状；皮肤点刺试验，要求受试者停用抗过敏药物 3 天以上，停用口服或者静脉糖皮质激素类药物 7 天以上；体外特异性诊断，即血清学过敏原实验。

三、花粉症的治疗

花粉季节前 1~2 周可以预防性口服抗组胺药物或注射抗 IgE 单抗，能有效控制症状。季节期则需要持续服用对症药物，以改善症状，减少并发症，提高生活质量。

特异性免疫治疗（脱敏治疗）是目前唯一能阻止过敏性疾病自然进程的方法。通过小剂量多次注射过敏的物质，以达到减敏直至耐受的目的，可减轻甚至消除患者的临床症状。

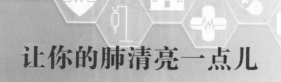

让你的肺清亮一点儿

烟草是一种生长在南美洲的野生植物，最初，印第安人发现可将烟叶口嚼或做成卷燃烧吸吮，从此烟草在全球盛行。直到 20 世纪，人类才意识到烟草的危害。吸烟是心脑血管疾病和肺气肿等非传染性疾病的重要诱因，严重的能引起肺癌。吸烟者更易感染结核病和肺炎等传染性疾病。吞云吐雾，只是一时之快。

一、烟草燃烧的有害成分

烟草燃烧产生的烟雾中，大多数有害成分与燃料燃烧的产物或环境中其他有害成分相同，但是其中有几种特殊的有害成分必须加以注意：

（1）烟碱：又称"尼古丁"，进入呼吸道后，大部分烟碱被肺吸收，还有一部分可进入大脑，产生兴奋作用，让整个心脑血管系统生理活动加快。长期吸烟会产生对尼古丁的依赖性，让人过度兴奋后体力下降、记忆力衰退、工作效率降低、多个器官受累。

（2）烟焦油：烟焦油是烟草中有机物不完全燃烧的产物。其中，亚硝胺类和多环芳烃可致癌，重金属镉可蓄积于体内引起哮喘、肺气肿等疾病。

（3）氰化氢：烟草中的氰化氢对人体主要起慢性作用，通过抑制呼吸道纤毛运动来减弱呼吸道防御功能，引起痰液堆积，引发炎症甚至癌变。此外，氰化氢还影响视力，可引起视力下降，造成视网膜损害。

二、二手烟

有一群被动吸烟者，他们并不吸烟，但受周围环境影响，吸入了吸烟者产生的烟雾，又称为"二手烟"。

"二手烟"既包括吸烟者吐出的主流烟雾，也包括从烟斗、纸烟或雪茄中直接冒出来的侧流烟雾。侧流烟雾中不完全燃烧产物较多，许多有害物质在侧流烟雾中的浓度往往高于主流烟雾，致癌物也高出数倍之多。"二手烟"除刺激眼、鼻和咽喉外，还会明显增加被动吸烟者肺癌和心脏疾病的患病风险，严重危害人们的身体健康。

带你认识幽门螺杆菌

美国卫生及公众服务部在发布的第 15 版致癌物报告中新增了 8 种致癌物。其中，幽门螺杆菌被列为明确致癌物。幽门螺杆菌感染不仅和胃炎、消化性溃疡等胃肠疾病有关，也是导致胃癌的重要因素。

一、幽门螺杆菌的传播形式

幽门螺杆菌的常见传播形式如下：

（1）口对口喂小孩会感染幽门螺杆菌。儿童是幽门螺杆菌的易感人群，儿童的感染率平均为40%，10岁以下儿童最容易感染。建议家里或外出就餐时分餐或使用公筷，定期消毒。

（2）接吻会感染幽门螺杆菌。口腔是幽门螺杆菌的另一个定植地或通道，所以接吻也有可能会感染幽门螺杆菌。

（3）常聚餐，互相夹菜，不使用公筷，容易感染幽门螺杆菌。集体用餐时，采用分餐制是最明智的选择，尽量使用公用碗筷。

（4）蹲了厕所不洗手，也会感染幽门螺杆菌。幽门螺杆菌可以从大便中排出，通过粪口传播感染，因此饭前便后要洗手。

二、感染幽门螺杆菌后的症状

很多人没有自觉症状，但有些人会有上腹疼痛、早饱、口臭、恶心、呕吐、腹胀等症状。

三、哪些人需要检查幽门螺杆菌消化性溃疡？

幽门螺杆菌消化性溃疡（不论是否活动或有并发症史），慢性胃炎伴消化不良，早期胃肿瘤已行内镜下切除或手术胃次全切除，胃黏膜相关淋巴组织淋巴瘤，慢性胃炎伴胃黏膜萎缩、糜烂，胃癌家族史。

四、检测幽门螺杆菌的方法

呼气试验（^{13}C或^{14}C）是最常用的非侵入性试验，检查前一个月内不能吃抗生素、拉唑类（如奥美拉唑）、铋剂（果胶铋、枸橼酸铋钾）。备孕期、孕妇、哺乳期、儿童不推荐用^{14}C，而推荐用^{13}C。其他检测方法有粪便抗原检测（查粪便）和血清学检测（抽血）等。胃镜检查通过活检可以检测幽门螺杆菌，这种方法适用于做胃镜的人。

五、幽门螺杆菌检查阳性者应及时就医

我国目前推荐使用四联疗法：两种抗生素+一种铋剂+一种质子泵抑制剂，疗程14天。因为每个人的体质不同，需要医生帮着选择药物，切勿自己买药吃。

六、治疗后应按时复查

完全停药后一个月，再次复查呼气试验。如果阴性，根除成功。如果仍为阳性，至少距离这次服药三个月后才能再次根除治疗。

"静悄悄的流行病"——骨质疏松症

骨质疏松症是以骨量低下、骨微结构损坏，导致骨脆性增加、易发生骨折为特征的全身性骨病，早期多数没有症状，所以称为"静悄悄的流行病"，甚至说它是"无情的寂静杀手"都不为过，发现它时往往就已经发生致命的脆性骨折。最常见的骨折部位为脊柱、髋部、腕部。其中，以髋部骨折后果最为严重，仅有20%的患者能恢复到骨折前的功能状态。

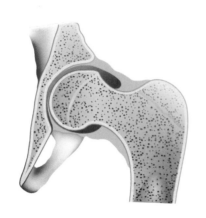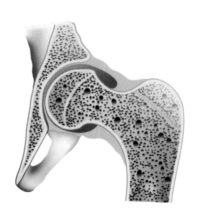

正常的骨和患骨质疏松症的骨

一、骨质疏松症的致病因素

遗传因素，钙和维生素 D 的缺乏，绝经后雌激素缺乏，男性雄激素不足，老年退化性机制，甲亢、甲旁亢、糖皮质激素替代治疗后、垂体瘤等疾病也会导致骨质疏松。

二、骨质疏松症的症状

随着病程的进展，骨质疏松症由轻到重可出现下列症状：抽筋，乏力，易疲劳；腰背痛或全身酸痛；身高缩短、驼背；骨折；呼吸受限等。

三、建议定期监测骨密度的人员

绝经后的女性，特别是绝经早于 45 岁的女性；大于 60 岁的男性；母亲有骨质疏松症史或低创性骨折史者；糖尿病、甲亢、甲旁亢、类风湿关节炎长期用糖皮质激素替代治疗者；长期腹泻者；垂体瘤患者；慢性肾功能衰竭者；骨髓瘤、柯兴氏综合征等患者；乳腺癌术后抗雌激素治疗者；各种原因引起性激素低下的患者；X线片已显示有骨质疏松改变者；正在接受骨质疏松治疗者；多生育史者或卵巢切除者。

四、骨质疏松症的治疗

治疗方式如下：

（1）改变生活习惯：包括戒烟戒酒，选择个体化、有效的平地运动方式，保证充足的阳光照射（如有衣物或玻璃窗遮挡，将影响阳光照射的效果）。

（2）饮食注意事项：勿饮浓茶、咖啡及碳酸饮料，多喝奶，多食富含钙的食品，如虾皮、海产品、青菜、芝麻等。

（3）需要规律补充钙剂，每日补钙量>1 200 mg（含食物钙）。

（4）要规律补充维生素 D，每日量为 400~800 IU。

（5）高转换者需应用双膦酸盐类药物抑制骨转换，如一代药物阿仑膦酸钠、四代药物唑来膦酸钠等。

（6）绝经后女性还可以采用雌孕激素替代治疗，在保护骨骼的同时还可以保护心脑血管。

（7）若病人对以上药物均有禁忌，还可应用维生素 K、雌激素受体调节剂、特立帕肽（PTH 片段）等治疗。

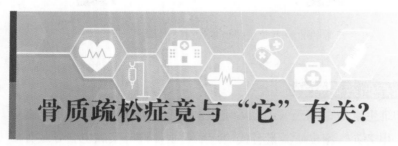

骨质疏松症竟与"它"有关？

骨质疏松症竟然与甲旁亢有关？骨质疏松症发病隐匿，其早期症状常不明显，而甲旁亢导致的骨质疏松症更容易被人们忽视，由于对甲旁亢的认识不足而误诊误治的现象屡见不鲜。

一、甲旁亢为何会导致骨质疏松？

甲旁亢导致的骨质疏松症与老年性骨质疏松症有区别吗？

甲状旁腺分泌一种甲状旁腺激素，在体内主要起到调节钙和磷代谢的作用，促使血钙水平升高、血磷水平下降，可以促进钙从骨进入血液，所以在甲旁亢时会出现骨量减少，骨的微结构发生改变，脆性增加，特别是长骨内出现囊性变（又称为纤维囊性骨炎），容易发生骨折。这种骨质疏松和通常所说的骨质疏松发生的部位不一样，多出现长骨的骨折，属于继发性骨质疏松，在治疗上单独使用钙剂效果不理想，需去除病因。

需要注意的是：甲旁亢和甲亢是两种不一样的疾病，虽然名称很相似。甲旁亢的全称是"甲状旁腺功能亢进"，甲亢指的是"甲状腺功能亢进"，虽然仅一字之差，这两种病却差之千里。甲状旁腺通常有上下两对，在甲状腺侧叶的后面。甲旁亢患者早期会出现骨骼变化，腰腿疼痛，以为是老年病，后来才发现罪魁祸首原来是甲旁亢。

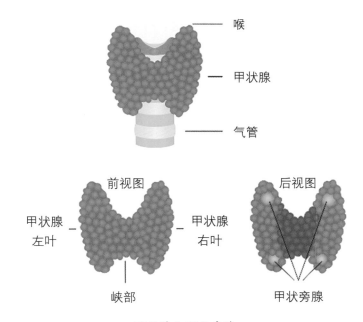

甲状腺和甲状旁腺

二、甲旁亢的临床表现

有下列情况的人应该做相关检查，明确是否患甲旁亢：不明原因的全身酸痛、疲惫无力或关节疼痛；反复或双侧泌尿系统结石发作；有不明原因的精神异常，如感情淡漠或烦躁易怒，尤其伴口渴多饮多尿等症状；出现不明原因的便秘、食欲差、腹胀腹痛，或反复发作消化道溃疡或胰腺炎等；长期肾功能不良；血钙升高；骨密度明显比同性别、同年龄人低；有甲状腺、肾上腺或垂体瘤等病史。

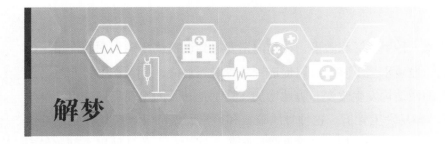

解梦

人为什么会做梦？为什么有的梦记得，有的却不记得？经常做梦影响睡眠质量吗？

一、我们为什么会做梦？

做梦是一种特定睡眠阶段的特征。在这一阶段，大脑神经细胞进入比较活跃的状态，微弱的刺激就会引起它们的活动，从而引发梦境。例如，白天有一件事令你特别兴奋，临睡前还在想着这件事，就可能会做一个内容相似的梦，正所谓"日有所思，夜有所梦"。

二、为什么有的梦记得，有的却不记得？

人的睡眠可分为快速眼动睡眠和非快速眼动睡眠两种不同的时相状态，它们在睡眠中是互相交替的。

（1）快速眼动睡眠：脑电波呈现不同步快波，此时睡眠时眼球有快速运动（50~60 次/分钟），80%的梦发生在这个阶段。

（2）非快速眼动睡眠：非快速眼动睡眠也称为慢波睡眠，脑电波呈现同步慢波，眼球没有或只有少量缓慢的运动，可分成 4 期，由浅入深依次为 1 期（入睡期）、2 期（浅睡期）、3 期（中度睡眠期）、4 期（深度睡眠期）。

做梦多发生在浅睡期和快速眼动睡眠期，通常每夜做梦 4~5 次。如果从快速眼动睡眠中直接醒来，会觉得梦境很清晰，以为自己做了好多梦；在快速眼动睡眠结束后一段时间内或深度睡眠期中醒来，就会觉得自己一夜无梦。

三、经常做梦影响睡眠质量吗？

梦是有功能的：一方面，梦可以修复情绪；另一方面，梦可以对白天发生的事情再加工，形成记忆环路，加深记忆。虽然做梦依赖于睡眠而存在，但衡量睡眠质量的标准不在于做没做梦，而是第二天起床是否神清气爽、精力充沛。如果经常做梦，但是每次起床感觉良好，那便不用担心，就把梦当成生活的调味品吧。

四、特别提醒

短期压力过大或突发事件所导致的睡眠周期紊乱、频繁多梦，待问题解决后一般会恢复正常。

身体不适（如疼痛、胃肠不适）会影响睡眠，也可导致在睡眠中出现与身体不适相关的梦境。倘若夜梦频繁、持续时间长且多为噩梦，第二天明显感觉疲劳、困倦，合并情绪问题或身体症状，则需要明确原因，采取适当的治疗措施。

梦中伴随着现实中的动作异常，如梦中惊恐喊叫，无意识地做出梦中的激烈动作，出现肢体挥舞、蹬踢，应及早进行干预治疗。如果入睡后容易出现憋气、打鼾、呼吸暂停等现象，建议进行多导睡眠监测检查。

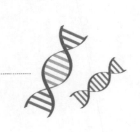

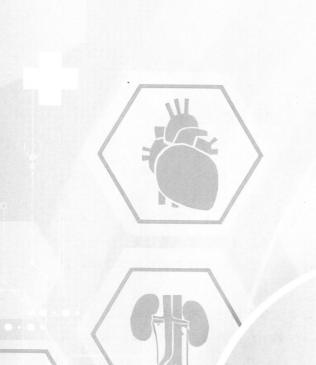

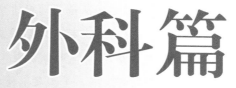

外科篇

年龄越大，腰越弯，走路还越难，这该如何是好？

82岁的李爷爷出现腰部及臀部疼痛，长时间站立、行走后症状加重，伴下肢疼痛、麻木、乏力等症状。下蹲、弯腰、坐位及卧床后缓解，可继续行走，但行走一段距离后又重复出现上述症状。到医院就诊时，被诊断为腰椎管狭窄症，建议进行脊柱内镜微创手术治疗。

一开始患者家属对手术非常排斥，表示希望保守治疗，选择居家休息及口服药物治疗，但半年的时间症状逐渐加重，行走不到100 m就出现下肢疼痛、麻木，被迫坐位及卧床休息，严重影响老人的生活。

医院的脊柱外科根据患者病情再次诊断为腰椎管狭窄症。因患者年龄较大，较为畏惧开放手术，医院的微创团队选择为患者实施脊柱内镜下单侧板间入路双侧椎管减压术。这种手术方式保留了脊柱后方韧带复合体的完整性，不影响脊柱的稳定性，避免了内固定。术后第二天，患者腰腿痛的症状得到明显缓解，高兴地说："昨晚睡了一个好觉，整夜都没痛，早上起来精神焕发，似乎恢复到没得病之前。"

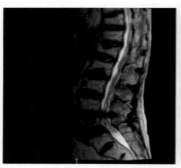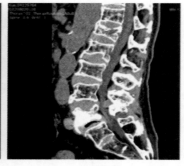

患者术前腰椎MRI、CT提示腰4-5水平黄韧带肥厚、椎管狭窄

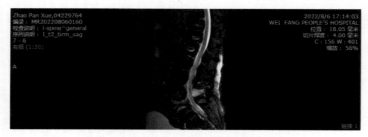

患者术后腰椎MRI提示椎管减压充分

一、什么是腰椎管狭窄症？

腰椎管狭窄症好发于老年人群，是由各种原因引起椎管各径线缩短，压迫硬膜囊、脊髓或神经根，从而导致相应神经功能障碍的一类疾病，它是导致腰痛及腰腿痛等常见腰椎病的病因之一，属于临床常见病症。

二、腰椎管狭窄症患者在生活中的表现

患者生活中的表现如下：

（1）步行难走一百米，骑车可行数十里：由于骑车是弯着腰的，因此典型的腰椎管狭窄症患者虽然不能长时间站立和行走，但在骑车时却无症状。

（2）能背小孩（物），不能抱小孩（物）：抱小孩或提重物时是挺着腰的，会诱发症状，因此时间稍长就会诱发下肢放射性麻木、疼痛；背小孩或背重物时腰处于向前弯曲的状态，会减轻症状，因此背着小孩走很远的路可能都无症状。

（3）能上楼（山），不能下楼（山）：由于上山或者上楼是弯着腰的，而下山或下楼是挺着腰的，因此腰椎管狭窄症患者可以自如地上山或上楼，而下山或下楼却非常困难。

三、腰椎管狭窄症的症状

症状如下：

（1）腰腿痛：腰痛，伴臀部、大腿外侧胀痛，长时间站立、行走后症状加重，下蹲、坐位或平卧症状减轻或消失。

（2）间歇性跛行：多数患者在行走数百米或更短的距离后出现下肢疼痛、麻木和无力的症状，弯腰、蹲下或者坐下休息后症状很快缓解，继续行走后又重复出现上述症状，这种走走停停的现象即是间歇性跛行。

（3）腰越来越弯：腰椎管狭窄症患者弯腰时可以使症状减轻或消失，所以有些老年人腰会越来越弯，因为弯着腰舒服。

四、如何预防腰椎管狭窄症？

腰椎管狭窄症的预防实际上是腰椎退行性病变的预防，生活习惯要改变：避免久坐、弯腰、劳累、负重，避免腰部受到风、寒侵袭，避免腰部外伤。加强腰背部核心肌群的肌力锻炼。例如：游泳、小燕飞、平板支撑，肌肉力量的改善也会让腰椎间盘突出症或者是腰椎老化症状得到一定程度的缓解。

术后伤口为什么会不愈合？

对于做了手术的患者来说，伤口不愈合是一个非常让人困扰的问题。那么，术后伤口不愈合怎么办？

手术切口愈合不良是外科手术后的常见并发症，根据切口恢复时间的长短可分为急性伤口和慢性伤口。其中，急性伤口通常在 7~15 天内愈合，而慢性伤口通常超过 1 个月不愈合，常见切口愈合不良的原因包括患者自身及外界因素。

一、患者自身因素

1.年龄

随着年龄的增长，人体组织细胞本身的再生能力显著减弱，加之血管老化，导致血液供应减少，组织成纤维细胞的细胞周期明显延长，致使愈合延迟，甚至不愈合，伤口的机械性强化的过程也显著退缓，组织修复能力逐渐减弱。

2.肥胖

体型肥胖的人，皮下脂肪增厚，由于脂肪血供较差，且容易液化，是细菌繁殖的良好培养基，因此肥胖患者手术切口感染机会增加。特别是切口处脂肪较多并采用电刀手术时，由于电刀产生的高温造成皮下脂肪组织的浅表烧伤及部分脂肪细胞因热损伤发生变性，同时脂肪组织内毛细血管由于凝固作用而发生栓塞，使本身血液供应较差的肥厚脂肪组织的血液供应进一步发生障碍，术后脂肪组织发生无菌性坏死，形成较多渗液，影响切口愈合。

3.糖尿病

糖尿病患者免疫力下降，末梢血管及神经损伤；血糖高，伤口处细菌易滋生繁殖。

4.营养状况差

严重的蛋白质缺乏可使组织细胞再生不良或缓慢，常导致伤口周围组织细胞增殖障碍，肉芽组织形成不良，成纤维细胞无法成熟为纤维细胞，胶原纤维的合成减少。

5.缝线等异物的排异反应

有些患者会对缝线、钛板等异物产生排异反应，导致伤口短暂愈合后再次裂开，或者迟迟不愈合。

6.激素的不当使用

大剂量肾上腺皮质激素能明显抑制新生毛细血管的形成、成纤维细胞的增生及胶原合成，并加速胶原纤维的分解，致使伤口愈合不良。

二、外界因素

1.手术时间和切口长度

手术时间过长和切口长度过长均会增加伤口暴露，易导致伤口感染。

2.术中过度使用电刀

电刀的使用可以减少出血，缩短手术时间。但是，使用电刀时产生的高温会使切缘组织变性、坏死、血管闭塞，导致血供不良，延迟伤口愈合，增加伤口感染。

3.无菌原则

术中或术后换药时违反无菌原则会导致细菌侵入伤口。正规的医院都是用高压蒸汽对手术器械进行消毒，可以保证无菌，但部分医疗机构为了降低消毒成本可能导致消毒不彻底，器械有细菌就容易导致感染。手术过程中消毒不彻底、手术器械消毒不合格，均会引起切口的感染，导致切口不愈合。

4.切口缝合

缝合技术欠佳，导致切口残留无效腔，止血不彻底，形成血肿等，切口缝合张力太大导致皮缘的血运障碍，同样会影响手术切口愈合。

5.伤口处理

急性伤口的愈合是生理性再生，而慢性伤口的愈合是病理性再生，处理方法是有区别的。全部采用急性伤口的清创技术和慢性伤口的处理方法，也是导致许多伤口不能正常按期愈合的常见原因。

了解伤口愈合的病理生理，熟悉各种因素对伤口愈合过程的影响，对不同类型伤口选择最合理的治疗方案至关重要。

术后不得不面对的那些屎尿屁……

做完手术，医生小哥笑眯眯地朝你走来，怀着紧张激动的心情，你想：他一定是来关心我的！结果医生小哥一开口就是："做完手术到现在放屁了没？"然后就迎来了大型社死现场……你可能开始忍不住怀疑人生，为什么医生小哥要问这么尴尬的问题。

今天来告诉你，术后被医生追问的屎尿屁有多么重要！

一、先来说说"屁"

手术和麻醉对胃肠道功能是有抑制作用的，手术后胃肠道的蠕动功能需要一段时间才能恢复，放屁就是胃肠道功能恢复的标志之一。

医生小哥问你有没有放屁，是为了判断胃肠道功能有没有恢复。手术后一段时间是不建议吃饭的，因为吃饭可能会引起腹胀、恶心、呕吐等问题。一般而言，术后几小时后胃肠功能就能够恢复，可以进食小米汤等容易消化的食物。在医生指导下尽量早下地活动，可以促进胃肠道恢复。

二、再来说说"尿"

尿液能够反映身体的缺水状况、肾脏功能是否正常，泌尿外科手术的患者可能还要通过尿液来判断有没有出血，医生也需要根据尿量来制订补液计划。术后许多患者都会出现排尿困难的问题，这可能与患者卧位不习惯排尿有关，也可能跟麻醉药物未完全弥散导致肌肉收缩无力从而无法将小便排出体外有关。

处理办法：若无特殊的手术禁忌，在医生允许的情况下，可采取半坐位或坐位排尿；可局部用热水外敷小腹部，刺激膀胱；用流水或哨声来刺激，观察是否能排尿。

三、最后说说"屎"

这个更复杂了，做了腹部手术特别是胃肠道手术的患者，需要观察大便有没有出血，大便的颜色、质地及大便是不是成形等。下面是几种大便的类型，都是不正常的，需要引起注意。

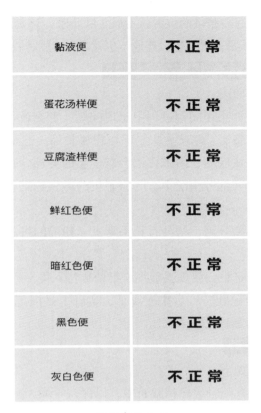

黏液便	**不 正 常**
蛋花汤样便	**不 正 常**
豆腐渣样便	**不 正 常**
鲜红色便	**不 正 常**
暗红色便	**不 正 常**
黑色便	**不 正 常**
灰白色便	**不 正 常**

不正常的大便

总之，医生要通过放屁、小便、大便等指标来判断手术后的胃肠道恢复情况、血容量情况等，从而帮助患者从手术后恢复到日常状态。

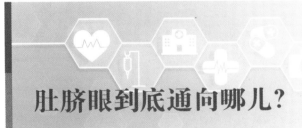

肚脐眼到底通向哪儿？

"我的肚脐眼怎么冒水了？""别抠，老人都说肚脐眼不能动。""肚脐眼有股臭味，不会是大便和尿液吧？""不会吧，难道肚脐眼通着肠子？"

在每个人出生前，脐带承担了重要的职责。胎儿与母体正是通过脐带进行血液与物质的交换。出生后，剪断脐带的位置就变成了肚脐眼，这是脐带正常生理性闭锁后脱落留下的疤痕，肚脐眼后面什么也没连通，也就是说，肚脐眼基本就是一个"废柴"。

一、"废柴"怎么会发臭、冒水呢？

肚脐眼出现症状的原因：

（1）剪断脐带后，如果在闭锁过程中出现问题，那么就可能出现一些情况，如脐尿管未闭、脐息肉或脐窦、膀胱憩室、脐尿管囊肿等，进而造成漏尿或感染等。

（2）肚脐眼里是有皮肤的，新陈代谢会有皮脂的分泌，很容易藏污纳垢，时间久了，就会产生异味。大部分情况下，肚脐眼里的微生物都是非致病菌，并不太需要刻意清洗。

（3）肚脐眼会有皮脂分泌，就会有长毛囊炎、粉瘤的可能性，这类疾病也会导致感染。

（4）粗暴地清理肚脐眼会使皮肤破损，细菌顺势入侵导致感染。

（5）有的人最初是深肚脐，后来变浅了，实际上是内部发生粘连，表面变浅，实则深部别有洞天，也会继发感染。

二、肚脐眼的护理

肚脐眼的护理方式如下：

（1）用温水清洗或棉签轻柔擦拭肚脐眼，以保持干燥为宜。

（2）不要粗暴去抠肚脐眼，肚脐眼的皮肤比较薄，用力过大可能损坏肚脐眼的皮肤，当然更不建议打脐钉。

（3）对已经感染的肚脐眼可以用棉签蘸一点儿碘伏消毒，也可使用双氧水消毒，及时处理，一般几天就会恢复正常。

（4）对已经形成脓疱，红肿、疼痛明显的肚脐眼，要及时就医，根据情况应用抗生素或者做进一步的检查和手术。

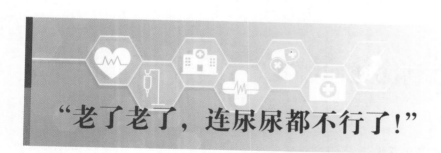

"老了老了，连尿尿都不行了！"

对男性而言，年轻的时候，连尿尿也有"迎风尿三丈"的气魄，但是随着年龄的增长却出现了"顺风尿湿鞋"的现象。总有人会说，"老了老了，连尿尿都不行了"，不仅"顺风尿湿鞋"，就连起夜的次数也增加了，还"滴滴嗒嗒"的，这到底是咋回事？

这其实是男性随着年龄增长而出现的一种排尿障碍，引起这些症状的原因就是前列腺增生。

一、什么是前列腺增生？

良性前列腺增生是中老年人排尿障碍最常见的良性疾病，前列腺增生通常发生在 40 岁以后，到 60 岁时大约一半男性会发生前列腺增生，80 岁时可以高达 83%。随着年龄的增长，一般排尿困难等症状也会随之加重。

二、前列腺增生的原因

前列腺增生的原因很简单——男性上了年纪。前列腺增生的发生必须具备两个重要条件：年龄的增长和有功能的睾丸。但是目前前列腺增生的具体机制还不是特别明确，需要进一步研究。

三、前列腺增生的症状

如果把尿道看成"下水道"，前列腺就是这根管道靠近膀胱的那部分。年轻的时候，前列腺不大，管道通畅；年龄大了，前列腺就会"长胖"、增生肥大，会把"下水道"挤压、变形，把"下水道"堵住，就会引起排尿困难、间断排尿、排尿踌躇等排尿期症状。

"下水道"堵了，上边的膀胱的负荷增加，引起膀胱压力升高，膀胱也是好脾气，刚开始一言不发，自己生闷气（膀胱逼尿肌代偿性肥厚）；实在忍受不了了，就会乱发脾气（膀胱逼尿肌就不稳定了），就会出现尿频、尿急、尿失禁、夜尿增多等症状，也就是储尿期症状。最后，总尿不出去，膀胱里的尿就开始往上走，慢慢就会出现肾积水、肾功能不全，肾就憋坏了……

如果年龄在 50 岁以上男性出现尿频、尿急、夜尿增多等症状，先要考虑的就是前列腺增生，这个时候一定要到医院去检查。

四、前列腺增生的检查

前列腺增生引起的是一系列的症状，因此对医生说一说患者自己的感受很重要，如从什么时候开始出现不舒服、尿线的粗细、能不能尿干净，等等。

判断前列腺增生症状的严重程度有专门的症状评分，有症状的老年男性可以评分后再与医生交流。

国际前列腺症状评分（总分 0~35 分）分类如下表：

国际前列腺症状评分

症状（在过去一个月中）	从不	少于 20% 时间	少于 50% 时间	大约 50% 时间	超过 50% 时间	几乎 总是	你的 分数
你是否经常有未能把尿排尽的感觉？	0	1	2	3	4	5	
你是否经常在排尿后 2 小时内又要小便？	0	1	2	3	4	5	
你是否经常在排尿时尿流断续？	0	1	2	3	4	5	
你是否经常感到"忍尿"有困难？	0	1	2	3	4	5	
你是否经常有尿流细弱的症状？	0	1	2	3	4	5	
你是否经常需要用力才能开始排尿？	0	1	2	3	4	5	
你晚上醒来小便的次数	无 0	1 次 1	2 次 2	3 次 3	4 次 4	5 次或以上 4	

注：轻度症状 0~7 分，中度症状 8~19 分，重度症状 20~35 分。

前列腺增生的检查还包括外生殖器检查、直肠指诊、尿常规检测、血清前列腺特异性抗原（Prostate Specific Antigen，PSA）检测、前列腺超声检查等。

五、前列腺增生的治疗

1.观察等待

类似轻度下尿路症状或中度以上症状，但未影响生活质量的前列腺增生可以在接受全面检查之后观察等待，即症状轻的先观察，变轻则继续观察，变严重了则进行治疗。

观察等待的时候需要了解一些前列腺方面的知识，比如什么是症状加重了，什么时候需要再到医院检查，等等。在生活中要注意改变一些生活嗜好，避免辛辣刺激食物，戒酒和咖啡；合理摄入水分，适当限制饮水可以缓解尿频的症状，特别是在夜间和外出前限制饮水，但是一天的饮水也不能少于 1 500 mL；治疗一些基础性的疾病，比如长期咳嗽、便秘等。

2.药物治疗

如果改变生活习惯不能减轻症状，或者前列腺增生的症状严重影响生活质量，就应该服用药物治疗，但药物不能乱吃，一定要到正规医院开药。药物可以缓解症状，延缓疾病进展，预防并发症的发生。

3.手术治疗

很多人一听手术治疗就害怕得不得了，其实现在基本都是微创治疗，比如前列腺电切、前列腺激光手术（钬激光、铥激光、绿激光等）、前列腺扩张手术等，这类手术创伤小、痛苦少、康复快、效果好。

警惕！这种肿瘤善于"躲猫猫"

15岁的少女小娜自述3年来因"缺铁性贫血"一直服用铁剂补血，但无显著疗效。现因食欲差、胃部不适到医院普外科（胃肠外科）就诊，进行CT检查后发现腹腔多个占位，与胃关系密切，疑似胃间质瘤，同时彩超检查为腹腔内实性及囊实性占位，右侧附件区囊肿。

经过医院科室医生讨论，积极给予输血，纠正贫血后，医生在腹腔镜下进行输卵管囊肿切除后转上腹切口远端胃大部切除术（保证瘤体的完整无破损），术后病理证实其为胃肠道间质瘤。

小姑娘贫血的原因是长期消化道出血造成的。胃肠道间质瘤生长到一定程度，肿瘤根部的胃黏膜出现糜烂，开始向消化道内出血，通常患者无明显症状，或者仅表现为黑便，长期的慢性失血会导致贫血。

胃肠道间质瘤是胃肠道最常见的间叶源性肿瘤，也是迄今为止靶向药物治疗最成功的实体肿瘤。超声胃镜提示来源于固有肌层的肿物大多是胃间质瘤。

一、良性？恶性？

胃癌是众所周知的常见恶性肿瘤之一，但胃肠道间质瘤却不容易被发现，近年来，其发病率有逐渐增高的趋势，临床上并不少见。曾有专家形容过："尽管它不是癌，却一样可以夺人性命。"

学术上通常把直径小于2 cm的间质瘤称为小间质瘤。尽管多半的微小间质瘤表现为良性肿瘤特性，但是随着胃肠道间质瘤的增大，部分可发生恶变并转移。首次就诊的胃肠道间质瘤患者中，有50%以上的患者已发生肝转移和腹腔转移。其中，65%的患者都会发生肝脏转移。

二、胃肠道间质瘤总爱"躲猫猫"

胃肠道间质瘤有"三易"，易忽视、易混淆、易误诊。胃肠道间质瘤生长在腹盆腔内，而腹盆腔的空间很大，所以在早期肿瘤体积较小时常无明显症状，随着瘤体的增大，患者常会出现腹胀、腹痛、黑便和贫血等临床症状，但这些症状也多为非特异性，容易和大肠癌、胃癌、胃溃疡等混淆，这就导致患者往往不能及时对症治疗。

胃肠镜及内镜超声检查都是早期发现胃肠道间质瘤的手段，尤其是低于2 cm

的肿瘤。很多人都是在进行肿瘤普查、常规体检或做其他手术时发现患有胃肠道间质瘤。

三、胃肠道间质瘤的治疗

目前,外科手术切除仍是胃肠道间质瘤最主要和最有效的治疗手段。除了手术治疗,还要结合靶向药物治疗。

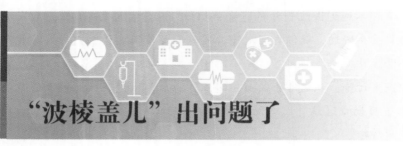

"波棱盖儿"出问题了

有位患者自诉在下楼时身体向内侧转身感觉"波棱盖儿"明显有错动感,伴有关节肿胀及活动障碍,这是典型复发性髌骨脱位。医生检查患者的"波棱盖儿",外推时患者有强烈的恐惧感。全科医生对患者的病情进行全面评估,制订手术方案,之后主治医生为患者实施了内侧髌骨韧带重建手术,术后患者"波棱盖儿"复位理想,恐惧感消失,膝关节活动满意。

一、髌骨脱位

"波棱盖儿"这块骨头,指的就是髌骨、膝盖骨,是在膝关节前方可触及可移动的籽骨。正常情况下,髌骨在股骨的凹槽内上下移动,当髌骨受到各种内在和外在的原因偏离了凹槽导致髌骨"出轨",即髌骨脱位。

髌骨脱位是骨科常见的疾病,致病因素多,治疗难度大,可由跌倒扭伤、直接暴力等因素导致。患者常常有膝关节局部疼痛、关节肿胀、活动障碍等,有些患者有较为特异性的描述,如"错动""脱出""出槽""别卡感"等。髌骨脱位并不是完全一样的,大致可分为急性创伤性髌骨脱位、复发性髌骨脱位、习惯性髌骨脱位、先天性髌骨脱位。外侧髌骨脱位常见,内侧髌骨脱位极少见。例如,进展为复发性髌骨脱位,则越来越容易频繁发生髌骨脱位,很小的外力即可引起脱位,常见于身体向内侧转身,小腿外旋等扭转用力时发生再脱位。患者有髌骨不稳定感、反复肿胀、容易摔倒、打软腿、上下楼困难等症状,伴有恐惧感,不敢做膝关节急停急转的动作。

二、髌骨脱位怎么办?

髌骨脱位时需要找专业的医生进行详尽的检查来明确诊断,给予针对性的治疗,否则不仅不能解决问题,而且可能带来更大的创伤和经济负担。

对于初次急性创伤性髌骨脱位,若无髌骨脱位高危病理因素存在,一般建议保守治疗,给予适当的制动及有效的肌力锻炼就可以取得比较理想的临床效果。遇到复发性髌骨脱位,一般需手术治疗,以恢复髌骨内侧软组织的稳定。

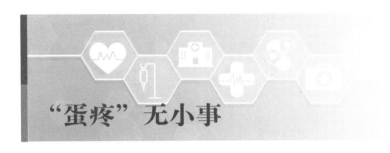

"蛋疼"无小事

"蛋疼"是当下青少年群体中较常见的流行词,常常用来调侃某人闲得做了无聊之事,然而在现实生活中男性真的有可能因为睾丸扭转而"蛋疼",甚至是失去"蛋蛋"。今天带大家一块儿来认识一下泌尿外科急症中的急症——睾丸扭转。

一、什么是睾丸扭转?

睾丸扭转是精索扭转引起睾丸和附睾的血液供给发生障碍。通俗来说,就是给睾丸供血的血管拧成了麻绳,使得血管不通畅,血液不能满足睾丸的需要。睾丸没有血供,就像人没有了氧气,自然不能存活。

二、为什么会发生睾丸扭转?

根据睾丸扭转的部位,可分为鞘膜内型、鞘膜外型。睾丸扭转的病因包括先天发育异常、运动过度等后天诱因以及外伤等。睾丸扭转可发生于任何年龄段,主要发生于10~30岁,高峰年龄在12~18岁。此外,左侧精索一般比右侧长,所以睾丸扭转以左侧为多见。

三、睾丸扭转有什么表现?

疼痛不适:刚开始的时候一侧的阴囊部或腹股沟区疼痛,也可以向下腹部放射,常在睡得正香的时候突然疼醒。初期可能是隐隐的痛,但后来疼痛会难以忍受,并且部分人还有恶心、呕吐的症状。

睾丸增大:检查的时候发现睾丸肿大、上移,并且相对固定。有时候能感觉到精索像麻绳一样扭曲、缩短，托起阴囊或移动睾丸时疼痛不减轻或者痛得更厉害。

四、永远记住，睾丸扭转的黄金 6 小时

睾丸扭转的预后取决于发病到复位时间的长短。如果睾丸扭转在 6 小时内进行手术治疗，并将对侧的睾丸固定，效果还是不错的，大约 70% 的"蛋蛋"可以被挽救。如果超过 6 小时可能会损害生殖上皮，引起睾丸萎缩。超过 10 小时可能导致睾丸间质细胞功能永久性损害。

因此，大家千万不要以为"蛋疼"这事儿忍一忍就没事了，一旦下体疼痛，一定要及时到医院进行检查，千万不要因为不好意思而延误最佳治疗时间。

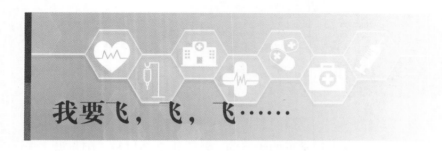

我要飞，飞，飞……

腰酸背痛如今已经是个普遍的问题，不管是久坐的上班族还是老年人都深有感触。治疗腰酸背痛有一种非常适合的锻炼姿势，那就是"小燕飞"。

一、为何选择"小燕飞"？

腰背肌是指腰背部后方的肌肉。腰背肌属于人体的核心力量区，对维持脊柱的稳定性起着十分重要的作用。

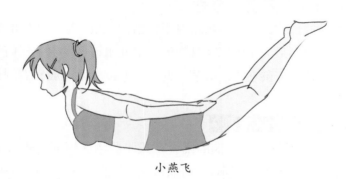

小燕飞

人体生物力学和起重机类似，脊柱相当于起重机的起重臂，而腰背肌相当于起重机的缆索。

腰背肌功能锻炼的常用形式主要包括"小燕飞"式锻炼、五点支撑锻炼、三点支撑锻炼、麦肯基疗法、传统练功疗法（易筋经、八段锦、太极拳等）。

"小燕飞"是人们模拟燕子飞行姿势进行的肢体运动，可锻炼腰背肌，缓解腰部、颈肩部劳损。"小燕飞"式腰背肌功能锻炼简单易学，便于控制强度，对腰背肌的锻炼效果较好，而且同时对颈、胸、背部肌肉进行合理锻炼（相对于三点支撑和五点支撑等锻炼方式而言，颈椎负担较小）。

二、谁能练"小燕飞"？

要回答这个问题，腰痛的朋友先要明确自己为什么腰痛，是不是适合练习"小燕飞"，还要注意练习"小燕飞"时练习的方法对不对。

（1）适合做"小燕飞"的人：慢性腰痛及腰肌劳损的患者；平背的患者：相对于正常脊柱曲度，平背的患者腰椎前凸变小，脊柱力线前移，应力集中于脊柱的前柱，这种体型的人更容易发生退变；脊柱术后病情已经稳定的患者。

（2）不适合做"小燕飞"的人：①脊柱疾病的急性期。急性期锻炼会加重局部水肿，使疼痛加重。②腰椎管狭窄症患者。后伸使椎管容积更加狭窄，容易加重神经压迫症状。③未经系统治疗的骨质疏松骨折患者。骨质疏松骨折患者病程较长，未经系统治疗容易再次骨折，应在骨折治愈并抗骨质疏松治疗后再进行功能锻炼。④脊柱肿瘤患者。脊柱肿瘤患者椎体破坏，容易发生病理性骨折。⑤腰椎过度前凸及骨盆前倾（"前凸后翘"）造成的腰椎曲度过大的人也是不适用的。

三、锻炼方法

"小燕飞"在训练的时候最忌讳两件事：动作幅度过大，动作速度过快。要像小燕一样舒缓而轻盈，缓缓升起并维持一段时间，而不能练成"愤怒的小鸟"。在练习时要保持骨盆中立位，身体尽量水平，手和腿不要过高，飞不起来的"小燕飞"才是正确的"小燕飞"。

（1）每天一般做两组，每组做 10~12 次，每个动作要求根据自己的实际情况（参照第 4 条）坚持适当的一个或几个呼吸周期。

（2）锻炼时间选择以午睡和晚睡前为佳，锻炼结束后不再起床活动，直接翻身开始睡眠。因为锻炼后腰背肌处于疲劳状态，此时活动容易发生肌肉损伤。

（3）锻炼时着重注意动作柔缓，一般吸气时缓缓达到燕飞姿势，然后坚持一个或几个呼吸周期，最后在呼气时缓缓恢复俯卧姿势。在俯卧姿势下休息合适的一个或几个呼吸周期，进行下一次锻炼。

（4）动作的幅度应根据各人腰背肌力量的具体情况来控制，燕飞时可以达到完美姿势，也可以只是使上下身刚刚离开负重面。

（5）每组锻炼强度不宜过大，以锻炼结束后腰背部肌肉有温热感及略微酸胀感为宜，不可强度过大，否则容易拉伤肌肉。"腰酸背痛"是绝对不应该出现的，出现提示锻炼的时机、方式或者强度有错误。

（6）锻炼要循序渐进，持之以恒，要使之成为睡前的常规课程。浅尝辄止，腰痛缓解了就忘记或者放弃坚持锻炼的患者占很大的比例。腰背肌功能锻炼，既是一种治疗手段，更是一种预防和保健的措施，要坚持不懈。

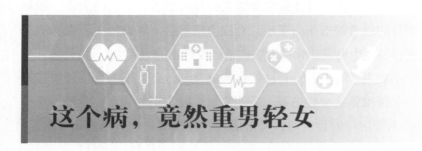

这个病，竟然重男轻女

强直性脊柱炎对于大家来说感觉是种少见病，但其患病率并不低，大约每一千人中就会有 2~3 人患病，并且偏爱"小鲜肉"，主要集中于 20~30 岁的青年男性，是脊柱的慢性进行性炎症，主要累及脊柱、髋关节，有时也侵犯外周手足关节。

一、症状

强直性脊柱炎的初期症状特殊又隐匿，腰背痛是强直性脊柱炎最典型的症状之一，所以经常被人忽视。可是一旦出现并不会像一般的肌肉疼痛那样休息一下就好转，它是一种炎症性疼痛，有以下特点：

（1）起病隐匿，夜间痛，伴晨僵（起床后改善），运动后可改善，休息后不能改善。

（2）关节肿痛，部分患者以下肢大关节肿痛为首发症状，如髋、膝、踝关节等，常为非对称性关节炎。

（3）30%的患者可出现反复发作的葡萄膜炎或虹膜炎，小部分患者可出现升主动脉、主动脉瓣病变等。

二、发展进程

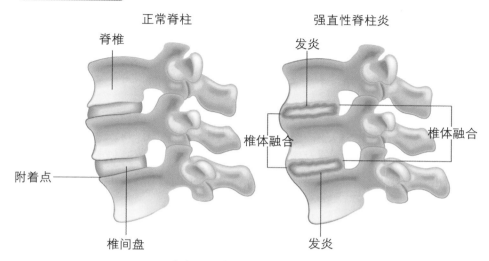

正常脊柱　　　　　　　强直性脊柱炎

脊椎

发炎

椎体融合　　　　椎体融合

附着点

椎间盘　　　　　　　发炎

正常脊柱和患强直性脊柱炎的脊柱

正常情况下，人体脊柱椎体由柔韧的韧带连接，帮助腰背部灵活运动。韧带与上下椎体骨的连接点被称为附着点；强直性脊柱炎患者的附着点处会反复发生炎症，生出病理性新骨；健康的韧带逐渐开始骨化，产生骨赘，连成骨桥；病理性新骨持续进展，最终导致脊柱融合强直和不同程度的残疾。

三、治疗

都说"头痛医头、脚痛医脚"，可如果碰到的是上面这种疼痛，风湿免疫科才是第一个要拜访的科室。因为强直性脊柱炎属于风湿免疫性疾病，第一时间排查、诊断的意义重大。

强直性脊柱炎的治疗包括一般治疗和药物治疗。一般治疗：鼓励患者科学锻炼，包括胸廓、腰部及肢体的运动，睡硬板床，用低枕。药物治疗：常用药物分为四大类，即非甾体抗炎药、改变病情的抗风湿药、糖皮质激素、生物制剂。生物制剂目前是治疗强直性脊柱炎的"先进武器"，针对性抑制某些"作乱"的炎症因子，按照靶点不同分成肿瘤坏死因子拮抗剂和白介素-17A抑制剂等药物，其疗效快、治疗彻底，能够控制强直性脊柱炎。生物制剂的出现使强直性脊柱炎的治疗迎来了新时代。

强直性脊柱炎的慢性炎症可能会导致脊柱固定及活动受限，只要规范治疗、积极锻炼，挺起腰并不是奢望。更为关键的是，正确认识到强直性脊柱炎是一个可控可治的慢性病，并不是传说中的"不治之症"，有信心，有态度，有行动，控制病情并不难。

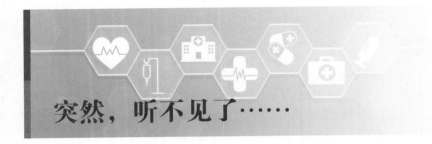

突然，听不见了……

突发性耳聋是一种突然发生的感音神经性耳聋，急性血管阻塞和病毒感染是引起本病的常见原因。病变可累及螺旋器，甚至前庭膜、蜗窗膜破裂。耳聋可在瞬间显现，也可在数小时、数天内迅速达到高峰，多为单侧患病，亦有双耳患病，伴耳鸣，有的可伴眩晕。

一、如何预防突发性耳聋？

预防措施如下：

（1）避免和减少与强噪声等物理因素的接触，若环境无法改变时，可佩戴耳塞降低噪音。

（2）尽量减少佩戴耳机的时间，必须使用耳机时，注意"60-60"原则，即音量不超过60%，每次时长不超过60分钟。

（3）张弛有度，防止过劳。调整生活节奏，避免熬夜，养成良好的作息时间，避免长时间刷视频、打游戏，睡前1小时应该远离手机。

（4）心情舒畅，避免忧郁、焦虑及恼怒等不良情绪刺激，提高机体免疫功能，这些都有助于防止突发性耳聋的发生。

（5）御寒保暖，预防病毒感染。避免冬日过早外出锻炼，特别是老年人，以免血管痉挛或栓塞，从而减少突发性耳聋和心脑血管意外的发生。

（6）警惕耳鸣。当耳内出现耳鸣，如蝉鸣、"嗡嗡"声时，这可能是突发性耳聋的先兆，应及早到医院就医，以避免突发性耳聋的发生。

（7）定期体检，防患于未然。

二、突发性耳聋的治疗

通过介入技术，将微导管置入供应内耳的小脑前下动脉内，注入尿激酶，患者耳聋就会明显缓解，效果良好。

便血最常见的八个原因

便血的原因很多，有可能是癌症导致的，因此出现便血一定要尽快到医院化验检查，对症治疗。

一、八个最常见的便血原因

1.上消化道出血

胃部或肠内壁溃疡等消化道溃疡可导致便血，常常是黑色柏油状便。上消化道出血可通过内镜检查诊断，如果是严重的上消化道出血，需要手术治疗。

2.肛裂

便秘时可能引起皮肤黏膜开裂出血，此时拉伸肛门皮肤可看到裂缝，血液通常呈鲜红色。肛裂是婴儿便血最常见的原因，在成人中也可能出现。肛裂通常可自行愈合，也可多喝水、多吃高纤维食物软化大便，或者使用凡士林改善疼痛不适症状。

3.肠道息肉

肠道息肉是肠道内壁的一个小肿块，通常生长在结肠或直肠的内层，25%~50%的成年人都有肠道息肉。其中，腺瘤性息肉可发展成结直肠癌，癌变风险约为5%。息肉通常没有症状，但有时可以引起便血，血液可能呈红色、黑色或柏油状。

有癌变风险的息肉可做切除处理，建议45岁以上人群定期接受结直肠癌筛查，包括结肠镜或粪便检查。

4.痔疮

痔疮是因肛管和直肠下端的静脉丛充血或瘀积肿大，带来疼痛、发痒症状，它引起的便血通常为鲜红色，慢性腹泻、经常便秘、精神压力大、久坐、怀孕等都是痔疮的高危因素。大多数痔疮可通过吃高纤维食物或使用痔疮膏缓解，较重的痔疮应手术。

5.肠胃炎

病毒、细菌或寄生虫感染可引起肠胃炎，有时会引起出血性腹泻，易引起肠胃炎的细菌包括弯曲杆菌属、大肠杆菌、李斯特菌、沙门氏菌等。多数情况下肠胃炎可自行好转，症状持续一两天以上应就医治疗。

6.炎症性肠病

炎症性肠病（Inflammatory Bowel Disease，IBD）是一种肠道自身免疫性疾病，自身免疫系统攻击肠道细胞导致肠道炎症和肠道损伤。IBD 最常见的两种类型是节段性回肠炎和溃疡性结肠炎，便血呈红色或黑色、柏油状。IBD 可采用类固醇、免疫调节剂、外科手术治疗。当前药物的发展让越来越多的 IBD 患者可以避免手术治疗。

7.假便血

有些"便血"只是食品颜色的体现，如某些果汁饮料、甜菜、红心火龙果等都可能导致大便变红。

8.癌症

结直肠癌可导致红色、黑色或柏油状的血便，多见于 50 岁以上人群，也是 50 岁以下成年人致死性癌症当中的第三位。目前，结直肠癌患者早期治疗后 5 年生存率正在稳步提高。因此，再强调一次，所有 45 岁以上的人都应定期接受结直肠癌筛查。

二、预防措施

要想胃肠道健康，可以采取以下措施：

（1）养成良好的生活习惯：减少高蛋白、高脂肪、精细、腌炸、烟熏食物的摄入；增加蔬菜、水果、粗粮的食用；减少吸烟和过量饮酒；加强运动，减少肥胖等。

（2）积极治疗癌前病变：积极防治大肠息肉、溃疡性大肠炎，对多发性息肉、腺瘤性息肉，尤其是大肠息肉，一旦诊断明确应早期手术切除，以减少癌变机会。

（3）定期健康检查：有临床征象者应该做胃肠镜检查，同时建议 40 岁以上人群，尤其是高危人群每 1~2 年检查一次。

总的来说，如果大便呈现血色，或者手纸、马桶上有血，应当尽快就诊。痔疮、肛裂导致的便血可以自行恢复，但如果是上消化道出血、炎症性肠病等疾病，需要尽快治疗。最危险的是结直肠癌，即使是中青年人，也不能忽视这一警报。

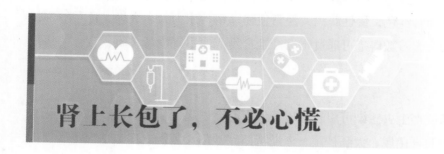

肾上长包了，不必心慌

不少人体检时发现自己得了肾囊肿，也就是俗称的"肾上长包了"，拿到报告之后，脑海中不禁会涌现出一系列问题：肾囊肿是怎么回事儿？严重吗？良性还是恶性？对身体有什么影响？该怎么治疗？带着这些疑问，我们来了解一下肾囊肿。

一、什么是肾囊肿？

肾囊肿是肾脏出现单个或多个数量不等、内含液体的良性囊肿的疾病。肾囊肿并非肿瘤，它是长在肾脏的一种囊状的良性包块，一般是孤立的球形，可以是一个，也可以是多个，可以只长在一侧肾脏，也可以双肾都有。

二、肾囊肿危害大吗？

单纯性肾囊肿：通常无症状，多数经查体发现，极少有不适感，属于良性疾病，发展很慢。

多囊肾：是一种基因遗传病，容易影响肾功能，若处理不当，可能出现高血压、感染、肾衰竭等。

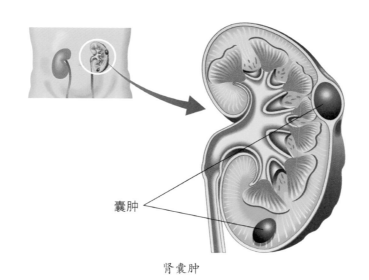

囊肿

肾囊肿

三、发现肾囊肿怎么办？

单纯性肾囊肿：直径 4 cm 以下，无其他症状，可 3~6 个月复查肾脏彩超；直径 4 cm 以上，腰痛明显，可以进行小手术，损伤小，效果好，安全性高。

多囊肾：应避免腰腹部撞击，控制感染，控制血压，若发展至肾衰竭，需要透析或肾移植。

囊性肾癌：CT 平扫可见囊内壁不光滑、有结节、分隔，增强 CT 有强化结节等情况，需要及时就医，避免漏诊、误诊。

脂肪瘤可不是只有胖子才会有

身上突然出现一个软软的包，不痒也不痛，而且这个"软包"还可以用手推得动，这是咋回事？出现这种情况，很可能是得了脂肪瘤。

一、什么是脂肪瘤？

脂肪瘤是一种常见的软组织良性肿瘤，是由多个成熟的脂肪细胞聚集而成的，生长非常缓慢，极少恶变，通常位于皮下脂肪层内，也可见于乳腺、腹腔等，多见于40~60岁中年人，部分患者可在全身多处形成脂肪瘤。

深部脂肪瘤多沿肌肉生长，可深达骨膜，但很少侵犯邻近骨骼。脂肪瘤的危害在于巨大的体积会压迫邻近组织，产生不适。

二、我这么瘦，怎么还得脂肪瘤？

目前，脂肪瘤的确切病因并不十分清楚，与个人胖瘦无关，可能与遗传、生活习惯有关，特别是多发性脂肪瘤，与遗传基因有一定的关系。平时需要注意尽量少熬夜，劳逸结合，均衡饮食，适当注意低胆固醇饮食，少吃辛辣食物，少饮酒精类饮品。

三、为什么会出现脂肪瘤？

1.脂肪瘤致瘤因子

脂肪瘤致瘤因子在各种内外环境的诱因影响作用下，使正常脂肪细胞与周围组织细胞发生异常增生，形成脂肪瘤。

2.饮食因素

过度饮酒，经常进食肥肉、动物内脏、无鳞鱼或蛋黄等，导致新生脂肪组织过多，使体内过多的脂肪细胞积聚、变硬。

3.压力因素

工作压力过大、心情烦躁，可造成正常的脂肪组织和淤血交织在一起，长时间可形成结缔组织包裹脂肪细胞，形成脂肪瘤。

四、脂肪瘤会自行消失吗？

脂肪瘤一旦发生，通常不会自行消失。脂肪瘤属于人体的良性肿瘤，一旦发生会逐渐增大，脂肪瘤的发生与脂肪代谢异常有关，长期的慢性炎症刺激也会导致患者出现脂肪瘤。如果患者没有明显的手术禁忌，建议进行积极的手术治疗。

五、长此以往，脂肪瘤会癌变吗？

通常情况下，脂肪瘤发生恶变的概率非常低，绝大部分脂肪瘤是非常安全的，不会引起恶变。少数脂肪瘤会突然增大或变得非常坚硬，这种情况下就值得高度注意，可能是脂肪瘤发生了恶变，需要及时做手术切除治疗并将肿瘤组织送去做病理学检查，明确诊断。

六、什么情况下需要做手术？

手术之前的检查和评估是非常有必要的，当符合以下任一条件时，应该考虑手术切除脂肪瘤：明显快速增大；直径大于 5 cm；明显影响外观或者功能；伴有疼痛，影响生活；深部脂肪瘤或脂肪瘤压迫周围器官。

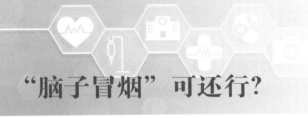

"脑子冒烟"可还行？

烟雾病，乍一听像是肺里进了烟，可是神经外科医生可以明确地告诉你，这个"烟雾"是在脑子里的。

一、什么是烟雾病？

烟雾病是一种病因不明、以双侧颈内动脉末端及大脑前动脉、大脑中动脉起始部慢性进行性狭窄或闭塞为特征，继发颅底异常血管网形成的一种脑血管疾病。由于这种颅底异常血管网在脑血管造影图像上形似"烟雾"，故称为"烟雾病"。

烟雾病常见的症状是头痛、肢体乏力、视力异常、视野改变、癫痫、失语等，可能会伴有意识障碍，主要是以短暂性脑缺血发作以及脑梗死、脑出血等症状为主。

二、烟雾病的治疗

很多医院的外科采用脑血管搭桥手术（颞浅动脉—大脑中动脉搭桥术）治疗烟雾病，疗效确切。

脑血管搭桥手术就是把颞浅动脉血管和颅内大脑中动脉吻合起来，让颞浅动脉向颅内供血，或者将颅内发生栓塞的血管通过重建侧支血管通路改善脑缺血，可大大提高患者的生存质量。

脑血管搭桥术治疗烟雾病在医学上属于高难度手术。需要对直径约 1 mm 左右的脑血管缝合 6~10 针，不仅需要精湛的显微外科技术、高超的血管吻合技术和配套的高精尖设备做支撑，还要进行复杂严格的围手术期①管理。

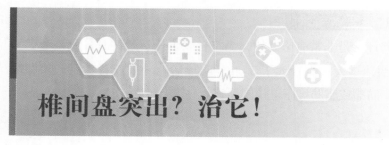

椎间盘突出？治它！

一、什么是椎间盘突出症？

椎间盘突出症是临床常见病，主要包括颈椎、胸椎、腰椎的椎间盘突出症，其致病因素主要为退变、劳损和外伤等，发病机制为椎间盘退变、纤维环破裂导致椎间盘髓核突出。突出的椎间盘会引起无菌性炎症、免疫性炎症，突出物压迫、刺激神经根，会产生疼痛和麻木感。

二、椎间盘突出症的治疗方法

目前针对椎间盘突出症的治疗方法较多，包括中医中药、物理治疗、药物治疗、微创介入治疗、外科开放性手术等。其中，微创介入治疗具有创伤小、术后恢复快的优点，已在临床上得到广泛应用。微创介入治疗通过物理、化学方法处理突出的椎间盘或受压迫导致水肿的神经根，达到治疗或缓解疼痛的目的。同时，在 X 射线、CT 及超声等引导下，提高穿刺的安全性和药物注射的准确性，减少穿刺并发症的发生。常见的微创治疗方法有经皮激光汽化减压术、低温等离子射频消融术、椎间盘镜髓核摘除术、椎间孔镜髓核摘除术。这里重点解释一下低温等离子射频消融术。

低温等离子射频消融术是利用等离子刀头通过射频电场产生等离子薄层，使组织中的钠离子获得动能，分解髓核蛋白，温度达到时具有融切效果，对刀头周围的组织产生汽化作用，并利用射频热凝使髓核内的胶原纤维汽化、浓缩，重塑椎间盘

---

①围手术期是指患者从接受手术治疗开始到手术治疗结束的全部时间段，一般可分为术前准备、术中操作和术后恢复三个阶段。

髓核组织，最后因纤维环的弹性回缩，使突出的椎间盘体积缩小，减轻椎间盘组织对神经根的压迫、刺激，从而达到治疗目的。

与传统的微创手术及外科开放性手术比较，低温等离子射频消融术具有操作简单、手术时间短、治疗费用低、创伤小、不破坏脊柱稳定性、术后恢复快的优点。

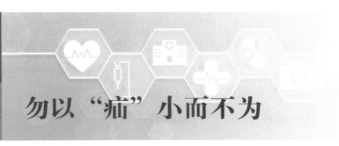

勿以"疝"小而不为

肚子上长了个"鼓包"，时隐时现，这是得了什么怪毛病吗？其实，这是一种常见的疾病——疝，俗称"疝气"。

疝是指人体内脏器官或器官的一部分通过先天或后天形成的薄弱点、缺损、孔隙等从原来的正常位置进入其他部位。最常见的部位是在腹部，被称为腹外疝。腹外疝中最常见的是腹股沟疝，其他还有脐疝、切口疝、腰疝、造口疝等。突出于疝内的脏器多为小肠，其他还有结肠、膀胱、卵巢等，疝突出于皮下，形成肿块，就像鼓出一个包。正是因为这些人体"漏洞"的存在，腹内脏器容易从"洞"里跑出来，从而导致疝的发生。

一、疝究竟有多可怕？

从大小上来说，疝最初可能只有小番茄那么大，但是到了后期它有可能大到篮球那么大。疝是普外科最常见的疾病之一，一旦发病不能自愈。以腹股沟疝为例，部分患者在疝气早期不痛不痒，不少人认为不需要治疗，或者认为保守治疗即可痊愈。殊不知"小洞不补，大洞吃苦"，如若耽误治疗，有可能导致肠梗阻、肠穿孔、急性腹膜炎等险情，重则危及生命。

二、如何治疗疝？

手术是目前治愈疝的唯一方法。目前，成人疝国际公认的手术方法是无张力疝修补技术，将医疗专用材料、人工生物材料作为补片，用以加强修补腹壁缺损区。

开放手术：部分患者可在局部麻醉下进行，复发率低、疼痛小，一般只需住院1~2天，缺点是伤口大，伤口愈合缓慢。

腹腔镜手术：微创切口小，需全身麻醉（心肺功能差者不宜进行），术中可同时探查双侧疝及并发疝，恢复更快、复发率低。

术后指导：腹腔镜疝气手术后2~3周可恢复一般家庭活动，如散步、做家务、轻量锻炼等；4周后可进行日常体力劳动；3个月内避免重体力劳动。若有咳嗽、便秘、小便困难等表现，要及时治疗。

三、疝治疗中的误区

1.疝可以不开刀？

除少数特殊情况外，一般应尽早进行手术治疗。疝发生的根本原因是腹壁组织有个"破洞"，当腹压增高时，小肠等腹内器官或组织从"破洞"中突出，在体表形成一个包块，好比是衣服上的破洞，必须用一块布打个补丁一样，任何疝都需要手术"打补丁"。特别注意：目前尚没有可以治疗疝的药物，不要轻信偏方。

2.老年疝患者不适宜手术？

随着人口的老龄化，老年疝患者越来越多，但并不是说年龄大了就不适宜手术。老年患者往往伴发多种慢性疾病，需详细评估心肺脏器功能后根据自身状态尽早手术。

3.年纪大了忍忍就行了？

不行！许多老年人自认为对生活质量的要求不高，还有对手术的恐惧感会延误治疗。疝看似小毛病，其实也有引发严重并发症的可能性，要避免发生嵌顿、绞窄后被迫急诊手术从而增加手术风险的情况，防患于未然相当重要。

早发现、早治疗，手术是根本治疗的唯一方法，不要延误病情。若出现腹痛、疝部位疼痛，要考虑疝嵌顿，立刻就诊，否则可能有生命危险。

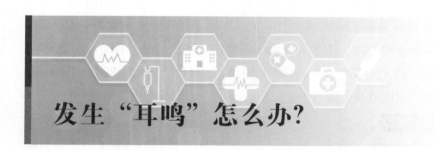

发生"耳鸣"怎么办？

一位女士因耳鸣到耳鼻喉科就诊，医生了解到患者深受右侧血管搏动性耳鸣之苦，考虑患者为静脉性血管搏动性耳鸣，耳鸣的产生与患者乙状窦骨质缺损有关，且伴有同侧优势偏向，经过详细的术前评估和充分的沟通交流，决定为患者实施乙状窦缩窄加固术。术后患者耳鸣消失，困扰多时的烦恼得到解决。

一、"耳鸣"知多少

耳鸣是指在无外界声源刺激下，患者感觉耳内或颅内有声音。

按照耳鸣声音的特点，可将其分为搏动性耳鸣和非搏动性耳鸣。搏动性耳鸣主要是由头颈部血管、肌肉或其他结构所产生的声音，通过血流、骨骼等传送到内耳而使患者感知到搏动性的声音。

根据病因不同，搏动性耳鸣又分为血管源性搏动性耳鸣和非血管源性搏动性耳鸣。其中，血管源性搏动性耳鸣占绝大多数，其耳鸣由血管或者血流异常引起，特点是耳鸣的节奏与心跳节律一致。

根据责任血管类型不同，搏动性耳鸣又分为动脉性搏动性耳鸣和静脉性搏动性耳鸣。动脉性搏动性耳鸣的病因主要有动脉粥样硬化、硬脑膜动静脉瘘、颈动脉海绵窦瘘、动脉瘤、动静脉畸形等。静脉性搏动性耳鸣的病因主要包括硬脑膜窦狭窄、硬脑膜窦血栓、颈静脉球异常（颈静脉球高位、颈静脉球憩室等）、导静脉走行异常、乙状窦憩室、乙状窦沟骨壁缺损等。其中，乙状窦相关病变引起的耳鸣是近年来发现的引起静脉性搏动性耳鸣的重要病因之一。

研究表明，4%~20%的搏动性耳鸣与乙状窦相关病变有关。乙状窦相关病变包括多种情况。常见的两种类型为乙状窦憩室和乙状窦骨壁缺损。乙状窦憩室是指乙状窦的血管壁局部突入乳突气房或乳突骨皮质，形成囊袋状结构；乙状窦骨壁缺损是指乙状窦的骨壁局部缺失，导致乙状窦的血管壁与乳突气房直接接触。上述两种病变多发生于静脉回流的优势侧。

二、治疗方法

乙状窦骨壁重建术主要是通过消除乙状窦憩室及修补缺损的乙状窦骨壁，重塑完整平滑的乙状窦，恢复血流的正常流动状态，从而减轻患者搏动性耳鸣，适用于乙状窦憩室或乙状窦骨壁缺损，但是对因横窦狭窄而引起的耳鸣无效。

血管内介入治疗主要是通过血管内置入线圈来消除憩室或者置入血管支架来解除乙状窦的血管狭窄（多见于乙状窦与横窦交界处），从而消除搏动性耳鸣，但介入治疗存在血栓形成等风险及并发症，且无法同时修补乙状窦骨壁缺损，术后患者还需长期服用抗凝药物，因此限制了介入治疗在乙状窦相关搏动性耳鸣中的广泛应用。

"移"路相伴，爱无止境

肾移植就是当两个肾脏肾功能彻底衰竭，不能把体内的水和毒素排出去以后做的肾脏替代治疗，也就是移植一个肾脏到患者身上，用这个新的肾脏替代不好的肾脏，帮助排出水和毒素。

一、肾移植术后要怎么做？

肾移植术后应对措施：

（1）注意饮食卫生，避免进食不洁食物，保持手卫生，饭前便后要洗手。

（2）发生腹泻后应进食高热量的食物，补充因腹泻而导致的营养失调，同时避免进食辛辣、刺激性食物以及海鲜类食物等。

（3）移植术后早期尽量避免摄入可致敏的食品，如坚果、蛋、奶等。

（4）对于需要长期服用抗生素的移友，建议避免长期反复使用同一种抗生素，尤其是广谱抗生素，可考虑交替使用不同种类的抗生素，同时补充肠道微生物生态制剂。

（5）日常注意补充水分，及时纠正水电解质紊乱。

二、发生腹泻如何做？

如果在饮食后发生腹泻，要记录发生的频率，及时观察有无体温增高，血压、心率变化，体重增加或减少，尿量减少等移植肾排斥反应。如果是严重的急性腹泻，应及时到医院就诊，在医生指导下调整免疫抑制剂药量。

三、健康活力动起来

从轻体力运动开始，循序渐进；推荐有氧运动；每次至少运动 20~30 分钟；每周 3 次有氧运动；强度要适度。

嗓子用不好也会废掉

随着生活节奏的加快，社会交流日益频繁，有关嗓音的疾病逐年增多，为加强人们对嗓音健康的了解与重视，国际上将每年的 4 月 16 日定为"世界嗓音日"，目的是呼吁大家重视和保护自己的嗓子。

一、嗓音是如何产生的？

嗓音的产生是肺内的气流经过气道，吹动闭合的声门，引起声带振动，再经过喉、咽、口鼻腔的共鸣以及唇舌齿的构音而形成的。

嗓音具有三种基本的物理声学特性：音色、音调和音强。声音中泛音的强度及数量决定音色，声带振动的频率决定音调，声带振动的幅度与音强有关。

嗓音好比人的第二张"脸"，由于每个人发音器官的形态结构及发音的方法、技巧不同，发音时气流动力、声带振动及共鸣效果亦有所不同，由此形成具有一定独特个性的嗓音。

二、声带疾病

常见的声带疾病有声带息肉、声带小结、声带囊肿、声带任克水肿、声带白斑、喉角化症、喉乳头状瘤、喉淀粉样变等。这些疾病会影响黏膜波的正常启动和传播，并伴有程度不等的声门上代偿及声门闭合不良，引起不同程度的发声困难，尤其多见于职业用嗓人群，如教师、歌手、销售人员等。

嗓音疾病的主要表现为声音嘶哑，发音费力、疲劳，甚至失声。这类增生性的声带疾病大多进展较为缓慢，一般不会突然出现。因此，在发现自己声音改变后，一定不能再过度使用，尽量注意休息，避免造成疾病加重。部分患者在改变了用声习惯后，声带息肉、小结等病变有完全恢复的可能性，可以辅助使用相应药物进行治疗。如果保守治疗效果不佳，或者出现声音嘶哑越来越重等情况，就需要及时就医，必要时采用手术的方式改善声音。

有一些声带疾病可能突然出现，并且进展很快。例如：急性喉炎可以导致患者突然失声，不能讲话；喉癌可导致短期内声音嘶哑明显加重，甚至出现呼吸困难、吞咽困难等情况；声带麻痹表现为突发的声音嘶哑、呛咳、呼吸困难等。这种情况下，需要患者及时就诊，早诊断、早治疗，不要延误病情。

三、护嗓小技巧

1.科学用嗓

（1）避免大喊大叫，减少长时间说话，注意休息，避免过度用嗓。

（2）避免频繁咳嗽清嗓的不良行为，当喉咙有痒感可适当饮用温水来进行缓解。

（3）注意呼吸和发声的协调，避免挤喉的情况出现，可采用腹式呼吸的方式来增强气流支持。

2.正确护嗓

（1）注意声带补水，随时保持声带的湿润，避免辛辣刺激饮食，少饮咖啡、浓茶，避免饮酒吸烟。

（2）保持口腔清洁，养成饭后漱口和睡前刷牙的习惯。

（3）采用简单地轻拍喉部、按摩喉头、大口咀嚼、拉伸肩颈等动作来放松喉肌，让发声更放松。

（4）加强锻炼，增强身体抵抗力，不要熬夜，保持心情愉悦。

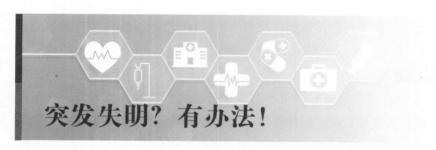

突发失明？有办法！

一位老人在晚上突发右眼失明，完全看不见了。神经外科的医生了解病情后，判断为视网膜中央动脉闭塞，做全脑血管造影术手术治疗，术中发现患者右眼动脉近端显影，视网膜中央动脉闭塞，进而行经微导管眼动脉超选择溶栓术。手术一小时后结束，微导管造影见视网膜中央动脉明显较术前显影，患者右眼视力明显改善。

一、什么是视网膜中央动脉闭塞？

视网膜中央动脉闭塞是致盲的眼科急症之一，视网膜中央动脉为终末动脉，它的阻塞可引起视网膜急性缺血、缺氧，视力急剧下降，甚至失明。

导致视网膜血管发生阻塞的直接原因主要为血管栓塞、血管痉挛、血管壁的改变和血栓形成，以及从外部压迫血管等。

二、视网膜中央动脉闭塞的表现

视网膜中央动脉闭塞常发病突然，表现为一眼无痛性视力急剧下降，至眼前指数①甚至无光感。部分患者发病前可有一过性黑蒙病史②。眼部检查发现瞳孔散大，直接对光反射消失，相对性传入性瞳孔反应缺陷阳性③；眼底的典型表现为眼后极部视网膜弥漫性灰白水肿，黄斑区呈樱桃红点；视神经乳头颜色较淡，动脉明显变细且管径不均匀，甚至呈串珠状，偶见红细胞在狭窄的管腔内滚动；若有栓子④，在视神经乳头表面或在动脉分叉处可见管腔内有白色斑块。眼底荧光血管造影检查可见阻塞的视网膜动脉、静脉充盈延迟，甚至动脉内无荧光素灌注。

三、视网膜中央动脉闭塞的治疗

1.传统疗法

实验研究发现，视网膜缺血超过90分钟，光感受器的死亡将不可逆转，故对发病时间较短者应按急诊处理，分秒必争。目前传统疗法有应用活血化瘀、改善微循环、静脉溶栓治疗等，不能从根本上解除血栓的阻塞作用，血管再通的机会很少，治疗效果甚微。

2.超选择性眼动脉局部溶栓新技术

迅速溶解血栓、再通血管、恢复视网膜血供是治疗视网膜中央动脉阻塞的重要手段，而全身应用抗凝药增加全身和眼部出血的危险，低剂量和局部注射能保证其安全性和有效性。因此，超选择性眼动脉局部溶栓为此类疾病的治疗带来了新的契机。

---

①视力眼前指数代表视力很低，不能看见视力表。

②眼睛一过性黑蒙是指眼前像被黑纱罩住，伴随眩晕、站立不稳等症状，一般在几秒或几分钟后恢复。

③这里指患眼的瞳孔传入纤维受损，导致直接对光反射减弱或消失，该眼的间接对光反射正常。

④栓子是指在循环血液中出现的不溶于血液的异常物质，可以随着血液流动，阻塞血管腔。

术前为什么要抽血化验检查?

一、什么是化验检查?

人体是一个复杂而精密的系统,如果出了问题,就需要检测问题的根源,这就需要化验检查。所谓的化验检查就是用物理或化学的方法检测人体的指标变化,将疾病变为清晰的数据和信息,再由专业的化验人员进行分析整合,为疾病的鉴别诊断提供帮助。

二、术前抽血检查的内容和目的

术前抽血检查包括最常见的血常规、凝血常规、术前四项、血型鉴定、大生化等项目。

(1)血常规:判断患者是否出现了贫血或者局部感染发炎的症状。

(2)凝血常规:可以有效判断是否有凝血功能的障碍。有些人凝血时间长,有些人凝血时间短,医生要根据手术大小及凝血指标的情况评估手术的风险,确定是否术前或者术后用药来调节凝血时间,保证手术及术后康复顺利进行。

(3)术前四项:乙肝两对半(乙肝五项)和病毒三项(即艾滋、梅毒、丙肝)主要目的是了解患者有没有传染性疾病。若有相关疾病,医务人员需要做好防护,手术后用过的非一次性医疗器械要标记并进行相关处理。

(4)血型鉴定:主要是大手术备血、输血的需要,医院血库会提前准备同血型血液,防止手术输血时没有合适的血液。

三、常见误区

许多手术患者或家属往往难以理解,为什么要查梅毒、艾滋病呢?术前或者有创操作前进行梅毒、艾滋病检查,既是为了保护自己,也是为了保护他人,更是为了医疗安全。患有传染病的患者手术时要安排到特殊感染手术室,手术用过的医疗器械都要经过特殊的消毒程序,除了一般的消毒流程外还要多次消毒,并进行相关指标的检测。

抽血前不能喝水吗?空腹禁食,但不必严格禁水,少量饮水一般不会对化验结果产生明显的影响。口渴的时候,每次可以喝几口水(50~100 mL),只要不是猛灌水就没问题。

抽血前一天避免大量饮酒，血液中的乙醇会直接导致结果升高或降低；查血脂前，最好不要吃含油脂过高的食物，会造成"误判"。抽血前不宜太过劳累或受冷热剧烈刺激，剧烈的运动可致白细胞升高，使丙氨酸氨基转移酶（ALT）、天门冬氨酸氨基转移酶（AST）等短时升高，还可引起血液中钾、钠、血糖等成分的改变。

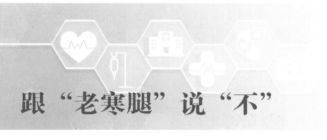

跟"老寒腿"说"不"

在秋意渐浓时，"一场秋雨一场寒"，与此同时，昼夜温差也逐渐加大。这种突变的天气极易诱发膝关节冷痛，俗称"老寒腿"。

一、得了"老寒腿"怎么办？

生活中常见的治疗方式有很多，主要分为保守治疗和手术治疗。提起手术，大家普遍害怕，可能会讳疾忌医，于是会采用各种"偏方"，有人歪打正着"好了"，而有人则花了大价钱却没看好病，甚至导致病情越来越严重。可见，对此病缺少足够认识，不能接受规范治疗会延误病情。

得了这种病，先要了解自己的症状。如果严重影响日常生活，给自己带来诸多不便，甚至需要他人照顾，那么手术是最好的治疗方式。建议不要再尝试"偏方"了，否则得不偿失。如果病情没有严重困扰生活，则可以进行保守治疗。

二、老年人膝关节常见的保守治疗方法

常见保守治疗方法如下，如果这些方法都不行，那么就该考虑手术了。

（1）适度活动，痛了就休息。

（2）注意膝关节保暖，尽量不要局部热敷、烤电、针灸（很可能会促进局部炎症愈发严重），可以多晒太阳、适度活动，促进全身血液循环。

（3）可以贴膏药，尽量减少关节内打激素（所谓的打"封闭"），可以注射玻璃酸钠。

（4）若痛得严重，可口服止痛消炎药（非甾体抗炎药均可，选取其中一种即可）。

（5）可以适度吃点儿保养软骨的药物。

（6）运动时注意少蹲起、少爬山、少爬楼梯等，可以走走平路、骑骑自行车等。

常见的利于膝关节的运动排序：游泳＞骑自行车＞走平路＞跑步＞爬山＞爬楼梯＞下楼梯。

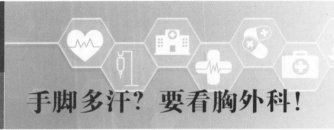

手脚多汗？要看胸外科！

你是否因为手掌出汗多而不敢与心仪的她牵手？你是否因为手心出汗将考卷弄湿导致字迹模糊影响考试？

手汗症，这个词可能对大多数人来说比较陌生，但一说起"汗手""汗脚"，相信很多人都深有体会。出汗是人体自主调节体温的手段，当人在心情紧张、感到有压力的时候，自然会出汗多一些，但若出的汗超出了调温所需的量，那就属于多汗了。多汗患者经常会因为这双湿漉漉的手给学习、工作、生活等方面带来各种不便，严重甚至会诱发心理问题。今天就来了解一下手足多汗的问题。

一、什么是手汗症？

原发性手汗症是胸外科常见病，好发于年轻人，是指体表外分泌腺过度分泌的功能性疾病，主要由人体交感神经系统过度亢奋所致。继发性局部多汗常由局部炎症或损伤影响自主神经系统所致，比如甲亢、更年期综合征、精神障碍，还有在做某些内分泌治疗的时候，都会发生手汗增多现象。

二、怎么确定是不是得了手汗症？

手汗症的临床表现多以手掌多汗为主，或合并足底、腋窝处多汗。睡眠时不发作，每次发作的时间长短、程度、次数不一。发作时常伴有掌温过低，重者可见汗珠流淌，与季节无关，在天热、激动、紧张等情况下可诱发或加重。手汗症患者的手掌因长期潮湿容易造成脱皮、开裂，又痒又痛，更是对生理与心理的双重折磨。

手汗症的诊断标准如下：双侧出汗部位对称；一周至少发作一次；有阳性家族史；睡眠时停止出汗；影响日常的工作生活。

三、手汗症选择什么治疗方案呢？

回顾20年来我国有关手汗症微创治疗临床与基础系列的研究，胸腔镜下胸交感神经切断术是当前治疗手汗症最有效且值得推广的方法，《中国手汗症微创治疗指南（2021年版)》也明确指出了这种治疗方案的优势和实用性。

目前，这种治疗方案主要是交感神经干切断术。阻断交感干的方法有电凝灼断、钛夹夹闭等，简单有效的电凝灼断是首选，手术切断位置以单根神经为主（R3或R4，R指肋骨），不提倡多根切断，严禁切断R2。

经腋窝单孔胸交感神经切断术是胸外科见效快、美容效果好的典型微创手术，手汗症的治愈率几乎百分之百，而且部分腋汗和足汗也减轻或消失，几乎无严重并发症，住院费用少，术后次日便可出院。

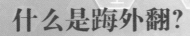

什么是跚外翻？

一、什么叫跚外翻？

跚外翻又叫"大脚骨"，跚趾在第一跖趾关节处向外侧偏斜移位。跚外翻是累及跚趾的最常见的病变，多见于中老年妇女，常发生在有遗传倾向、长时间穿不合适鞋子的人，不合适的鞋子会对跚趾施加异常压力。

二、什么会导致跚外翻？

导致跚外翻的因素包括先天因素和后天因素：①先天因素：遗传（主要原因）、扁平足、足内肌功能不全。②后天因素：穿不合适的鞋（高跟鞋、尖头皮鞋等）。

三、跚外翻的常见表现

跚外翻的常见表现：跚囊炎；跚趾外翻畸形，第二趾"骑跨"，锤状趾畸形；足底形成"老茧"。

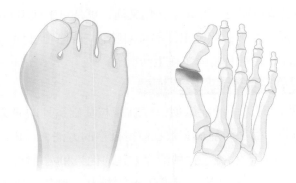

蹬外翻体征和症状

四、得了蹬外翻怎么办?

释放你的双脚，穿宽松的鞋；带矫形器，分日用和夜用两种；足内肌锻炼；症状明显，保守治疗不能缓解，可以进行手术来矫正蹬外翻，轻度蹬外翻可进行软组织手术，中度、重度蹬外翻需进行骨性手术。

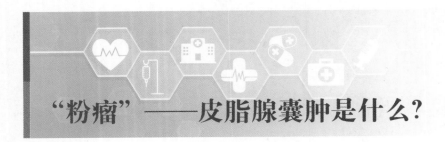

"粉瘤"——皮脂腺囊肿是什么?

皮脂腺囊肿俗称"粉瘤"，主要是由于皮脂腺排泄管阻塞、皮脂腺囊状上皮被逐渐增多的内容物膨胀所形成的潴留性囊肿。中等硬度，有弹性，高出皮面，与皮肤有粘连，不易推动，表面光滑，无波动感，一般中心部位有针头大小、脐孔样凹陷开口。

皮脂腺囊肿的特点为缓慢增长的良性病变。可发生于任何年龄，但以青壮年多见，好发于头面、颈项和胸背部。皮脂腺囊肿突出于皮肤表面，一般无自觉症状，如继发感染时可有疼痛、化脓。

一、皮脂腺囊肿会不会恶变? 不做手术可不可以?

皮脂腺囊肿癌变极为罕见，但易继发感染，若并发感染可出现红、肿、热、痛炎性反应。囊肿在外力作用下可以破裂并暂时消退，但会形成瘢痕，且易于复发。

二、皮脂腺囊肿需要做哪些检查？

超声检查：必要时可进行超声检查，了解囊肿性质及其与周围组织的关系；组织病理学检查：术前一般不需要活检，术后可送病理检查；实验室检查：全身多发性皮脂腺囊肿者应进行有关代谢和内分泌功能的检查。

三、如何治疗皮脂腺囊肿？

最常用的根治方法是局麻下手术切除。皮脂腺囊肿是体表小肿物，手术简单，在门诊即可进行。应当尽量完整地摘除，不残留囊壁，否则易复发；对于局部感染不能控制或已经合并脓肿者，应切开引流；对于已合并感染的皮脂腺囊肿，应在感染控制后再手术切除病灶。皮脂腺囊肿类似皮肤下面埋藏了个小"包子"，皮脂腺囊肿手术的目的是把"包子"整体消灭。切开引流手术相当于只是将"包子"开个口，挤出馅儿，"包子"皮还在，还会复发。切除手术是整体将"包子"全部取出。

四、如何预防皮脂腺囊肿的发生？

保持清洁：保持皮肤清洁，使皮脂腺开口通畅，有利于分泌物排泄；减少挤压抓挠刺激：面部皮肤瘙痒时，不能任意抓挠，不挤面部皮肤疖等，以免引起面部皮肤感染，破坏皮脂腺开口，导致皮脂腺分泌物聚集停留，促使皮脂腺囊肿形成。

专业医生谈肩周炎

肩关节周围炎简称"肩周炎"，俗称"凝肩""五十肩"。肩周炎在我国的发病率比较高，发病年龄为 40~60 岁，女性发病率略高于男性，且多因体力劳动引起。肩周炎是肩关节囊、滑液囊、肌腱及肩周肌肉等软组织慢性无菌性炎症的结果，使肩关节内外粘连，阻碍关节活动。

一、肩周炎有什么症状？

肩周炎起病缓慢，疼痛部位多以肩前、肩后、肩外侧疼痛为主，可向颈部及上肢放射，夜间疼痛加重，最初多为背手痛、后伸痛，然后出现肩关节外旋受限、疼痛，也可为突然活动肩关节时剧烈疼痛，呈刀割样疼痛。肩关节全方位的主被动活动范围受限，肩后伸、外展、外旋受限较为明显。

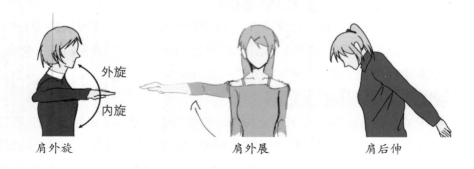

肩外旋　　　　　　　　肩外展　　　　　　　　肩后伸

二、导致肩周炎的因素有哪些?

1.年龄因素

肩周炎好发于50岁左右的中年人,且女性居多。中医中称为"五十肩"源于此因。研究发现,部分经激素替代治疗而痊愈的肩周炎与蛋白多糖成分改变有关。蛋白多糖的变化可继发引起骨赘生长和关节周围的无菌性炎症,造成韧带和肌腱变性、粘连、钙化而产生疼痛和功能障碍。蛋白多糖的组成成分改变和代谢变化在人的50岁左右时比较明显。

2.风、寒、湿侵袭

由于肩部的特殊位置,睡眠时很难做到始终保暖良好,从而反复感受"风寒"之邪,引起局部组织的血液循环障碍和组织代谢异常,致使肩关节周围软组织发生无菌性炎症和组织粘连,最终导致肩部出现疼痛和功能障碍。因此,有时候又将肩周炎称之为"冻结肩"。

3.肩部急慢性损伤

排球和体操运动员、厨师、教师、司机和计算机操作人员,由于反复进行或长时间维持上臂的外展、上举和内旋等动作而发生肩部组织的劳损。在以上人群中,肩周炎的发病率较多。当肩关节发生急性损伤后,若早期治疗不当,也可诱发肩周炎。上肢骨折内固定后肩关节长期缺乏运动,导致肩关节粘连的也不在少数。

4 肩部活动减少

随着年龄增大,肩关节活动逐渐减少,造成局部代谢障碍,使关节囊、肩袖肌腱、肱二头肌肌腱及喙肱韧带发生退变,组织液渗出及细胞浸润,最终造成组织细胞变性而引发肩周炎。

5.解剖学因素

肩关节结构复杂且功能灵活,在活动中非常容易损伤,特别是存在于肩前部的喙肱间隙,当肱骨内旋时喙肱间隙缩小,间隙内软组织受压,若持续时间过久,可出现缺血性改变，引起周围组织无菌性炎症，导致疼痛和继发的肌纤维在肌节水平上不自主地持续收缩和缩短，并引起恶性循环，最终使局部软组织变性、坏死。以上病因在睡眠侧卧时较易发生。另外，冈上肌几乎呈90°附着于肱骨大结节近端，在上臂外展和上举动作时产生巨大的摩擦力，久之则可引起慢性损伤，继发炎症反应。

6.其他病因

颈椎病、冠状动脉粥样硬化性心脏病、肺炎、胆囊炎、上臂创伤、偏瘫、长期静脉输液和肩周围手术等可引起肩关节活动减少，造成关节内囊性纤维组织收缩与粘连而形成关节僵硬，也会诱发肩周炎。早期肩周炎患者害怕疼痛而不敢活动，更加剧了组织的病理改变，使肩周炎向更深层次发展。

三、如何预防肩周炎

1.避免经常受凉

很多人都知道，脖子、肚子、脚踝等处应该注重保暖。其实，肩部保暖也很重要。肩部如果受了风寒，很可能导致肩部经络不通畅，久而久之容易诱发肩周炎。因此，建议冷天和夜间注意肩部保暖，睡前多按摩肩部肌肉。

2.保证正确的睡姿、坐姿

久坐或睡眠时身体处于静止状态，这期间如果坐姿不当或是睡姿不正确，很容易导致肩部肌肉过度劳累或紧张。当肌肉长期处于紧张状态，会提高肩周炎的发病概率。因此，建议每天多活动肩部，适当做一些肩部运动，让肩膀处于放松状态。

3.中年以后尽量少受累

研究发现，人到中老年之后，骨密度慢慢变小，过度的体力劳动很容易弄伤肩部。肩部过度劳累是肩周炎发病的主要原因之一。因此，建议降低劳动强度和劳动量，合理安排劳动可以起到强健身心的作用。但是如果过度劳累，则对身体和肩部不利。

4.控制血糖水平

血糖和肩周炎看似毫无关系，但研究表明，高血糖患者患有肩周炎疾病的概率高达19%以上，这是由于血糖增高影响血流速度和血管通透性，肩部周围软组织受到影响后很容易患上肩部疾病。

四、如何治疗肩周炎？

1.耸肩

两脚分开，与肩同宽，然后两肩用力缓慢上提，达到极限时停留片刻，再缓慢下落。耸肩能够放松肩部以及周围肌肉，缓解肩部的不适，防止肌肉疲劳。

2.前推

十指交叉于胸前，两手用力缓慢往前推。这类动作可以拉伸肩部以及上肢肌肉组织。

3.后伸

在勤前推练习的同时，不要忘了后伸练习，双手往后，两手交叉，用力后伸，也可以拉伸肩部以及上肢肌肉组织。

4.爬墙

双手交替上举呈爬墙状，也可以站在墙壁面前进行爬墙练习，手指沿墙缓缓向上爬动，使双侧上肢尽量高举，达到最大限度时在墙上作一记号，然后再徐徐向下返回原处。

5.画圈

可以垂臂画圈。以肩为中心，用臂的甩动带动肩关节活动，先做顺时针，再做逆时针，幅度由小到大，动作缓慢轻柔。

6.药物治疗

肩周炎的治疗可口服非甾体抗炎药，常用药物包括依托考昔、布洛芬、美洛昔康、利培酮等。起效迅速，能够减轻组织炎症、肿胀，进而缓解疼痛、改善肩关节功能。需要注意的是：长期服用此类药物会给胃肠道和肾脏带来副作用，因此不宜长期使用。

7.手术治疗

手术治疗创伤较大，对于该病，一般在各种保守治疗方法均无效或疗效有限时，才考虑实施松解手术[①]。手术方式包括开放手术和关节镜微创手术。随着近年来关节镜微创技术的成熟，关节镜下松解逐渐成为治疗该病的一种重要手段。

肩关节疼痛还可能是因为肩袖损伤、类风湿、肩关节结核、肩关节肿瘤、颈椎病等疾病引起的，如果典型症状不明显或伴随其他症状，建议去正规医院就医。

---

①松解手术是对患者关节以及腱鞘等粘连处进行相应的松解，可以解除粘连，改善患者活动受限的症状。

胃里肠化是什么？会变成胃癌吗？

"医生，我的活检报告出来了，有点轻度肠化。是不是不好？马上要癌变?!"

一、胃里肠化究竟是什么？

胃黏膜中出现类似小肠或大肠黏膜的上皮细胞，通俗理解就是胃通过改变自己来适应环境的变化，这种改变就叫作"肠化"（肠化生）。

二、哪些原因会出现肠化？

肠化的原因如下：

（1）幽门螺杆菌感染：幽门螺杆菌和肠化的关系非常好，毕竟这个菌是胃里发生炎症、萎缩的最大元凶。科学家发现，如果有长期的幽门螺杆菌感染，那么出现肠化的概率会增加9倍。

（2）胆汁反流：胆汁不仅可以让胃出现炎症，而且可以让胃出现肠道的环境，从而肠化也容易出现。

（3）吃得不对：长期吃含亚硝酸盐多的东西（蜜饯、腌腊、烟熏）、吃得很咸、吃得辛辣、缺乏维生素都会让肠化容易出现。科学家发现，长期吃得辛辣会导致出现肠化的概率增加2.28倍。

（4）年龄、性别：大于50岁的人群和男性更容易出现肠化。

（5）有胃癌家族史的人出现肠化的概率增大。

三、肠化和胃癌到底是什么关系，会马上变癌吗？

肠化只有很少会变成胃癌，大部分都是伴随一生，而且从肠化变成的胃癌大部分并不可怕，从肠化到胃癌的过程很长，这类肠癌叫作"肠型胃癌"，是可以通过胃镜早期发现的，早期治疗效果也好。是不是容易变癌，重点不看肠化，看异型增生。因此，肠化并不可怕，离癌很远，很少变癌，即使变成癌，也是"好癌"。

四、有了肠化怎么治？能逆转吗？

肠化的治疗主要是阻止它变坏：

（1）杀死幽门螺杆菌：尽管肠化不能逆转，但是可以让它变得慢点或者不变坏，不出现异型增生。

（2）定期复查胃镜：如果病理结果只有肠化，一般一年1次就够了，做的时候再做个活检，了解有什么变化。

（3）其他：补充叶酸、B 族维生素可能有用。

五、胃不舒服怎么办？

胃不舒服和肠化没啥关系，吃什么药主要看为什么不舒服。吃饭以后严重：促动力药，如莫沙必利；吃饭以后好点：质子泵抑制剂，如奥美拉唑；烧心胃痛为主：质子泵抑制剂；胃胀、吃一点儿就饱：促动力药；胃胀、不想吃东西：消化酶和益生菌，如双歧杆菌，但这个是辅助的，不能只吃这个；如果有胆汁反流：铝碳酸镁片……

肠化基本不用治，定期复查最重要，先要治的是不舒服的胃。

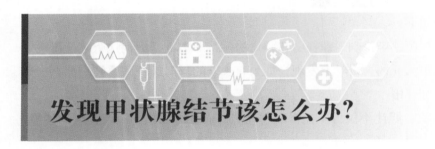

发现甲状腺结节该怎么办？

许多人在健康体检的时候检查出来有甲状腺结节，顿时惊慌失措、坐立不安。甲状腺是人体内的分泌腺之一，就像一只小蝴蝶躺在气管的前面，而它上面长着一些"小疙瘩"，就是甲状腺结节。

一、甲状腺结节是什么？

甲状腺结节是一种非常温和的小东西。95%以上的甲状腺结节是良性的，剩下 5%的恶性结节中 90%是乳头状癌。甲状腺乳头状癌的治疗效果相对而言是非常好的，大部分患者经过积极治疗，该吃吃该喝喝，能够安然度日。

目前，甲状腺疾病体检检出率高达 22%，也就是说，每 10 个人中就有 2 人中招，多提示甲状腺结节及结节待定。

甲状腺异常检出率女性高于男性，跟年龄呈正比，年龄越大，检出率越高，60 岁以上的女性近半数检查出甲状腺异常，但并不是所有的甲状腺疾病都需要进行外科手术，因此发现甲状腺结节后不要慌。

二、甲状腺结节的治疗

良性结节以结节性甲状腺肿和甲状腺腺瘤居多，大多比较安全，一般可以观察，大的腺瘤手术可以根治，恶性结节需手术，大部分也可以得到根治。

甲状腺结节的手术方式分为开刀、腔镜微创手术和微创消融手术。

开刀和腔镜手术，简而言之就是将甲状腺的病灶切下来拿出体外。

消融治疗是指不将病灶切下来拿出体外，而是让它保持在原有的解剖位置上，通过微波、射频或者激光等生热技术让病灶发生坏死。消融治疗的优点在于微创，皮肤没有瘢痕，治疗后恢复极快，患者住院时间短，具有极高的康复指数。它不仅能够彻底灭活病灶，而且能够保护患者正常的甲状腺功能，使其免受长期服用药物——优甲乐所带来的不便与麻烦。目前消融治疗可以治疗良性结节和微小乳头状癌及颈部转移性淋巴结，均获得良好的治疗效果。

当发现甲状腺结节后不要慌张，先到正规医院进行确诊，听从医生治疗建议。关键还是纠正心态，保证情绪愉悦，要有适当的运动和充足的休息时间。

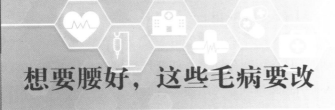

想要腰好，这些毛病要改

腰椎是人体非常重要的器官，起着承上启下的作用，腰椎一旦出现异常，会让人痛苦不堪，有些坏习惯容易导致腰椎疾病。

一、站姿或坐姿不对

人平躺时，腰椎间盘承受的压力最小；站着时次之，此时头、躯干、上肢的重量最终传到脚弓；坐姿前倾时，头、躯干和上肢的重量集中在腰椎，此时腰椎间盘承受的压力最大。长期伏案工作或坐姿不正确，很容易出现腰部肌肉酸痛。

建议：坐、站都要挺直腰背，尽可能保持自然站立和端坐，令脊柱正直。坐着时可选择一个好的靠垫，即中间突出，上下为圆弧过渡，并要有一定的硬度。没有靠垫时，臀部要把椅面坐满，让腰椎有依靠，不要悬空。伏案工作的人最好每一两个小时就站起来走走。

二、半躺着玩手机

半卧位时，腰椎会因缺乏足够的支撑导致原有的弧度发生改变，让椎间盘所受重力不断增大，诱发椎间盘退变突出。

建议：如果在床上看书，应端坐。最好不要躺着看书，不仅伤眼睛，颈椎也会受到一定的牵拉，引发颈椎不适。

三、穿错鞋

穿细高跟鞋走路时，身体前倾，背部弧度增加；完全无跟的平底鞋没有减震缓冲或对足弓足够的支撑，会使步态非常不稳，体重无法均匀地分布在脊柱上，可能导致椎间盘受损。

建议：穿着没有鞋跟的平底鞋时，应在鞋内侧加厚鞋垫，中间凸起正好贴合脚中间的凹陷部。需要长时间行走或站立时，最好选择有 2 cm 跟的鞋子。

四、吃太多

若每餐吃得过饱，多余的体重会增加脊椎的负荷。此外，如果上腹部周围脂肪太多，当身体要保持平衡时，会使骨盆向前倾斜，脊柱则要向后倾，不能成为一条直线，可能导致下背部过度紧张，出现疼痛。

建议：每餐控制在七分饱，胃肠道才有足够的动力切碎、消化、吸收、排泄食物。将体重控制在合理范围内，可减轻腰椎负担。

五、运动不当

运动时间过长，每天运动时间超过 60 分钟，会使脊柱过度屈伸，腹部也会承受过大压力，使脊椎劳损，从而引起腰椎间盘突出症。

建议：每天运动时间最好控制在 30 分钟左右，并加强背部拉伸运动。跳舞、步行、游泳都是锻炼背部的理想运动。对于需要猛然转身和扭身的运动，注意保护腰椎，佩戴护腰是理想选择。

六、腰部受凉

寒冷或潮湿可引起腰部小血管收缩、肌肉痉挛，使椎间盘压力增加。对于"久坐族"而言，腰部血液循环差，稍微一受凉可能就会引发腰痛。

建议：冬天一定要加强腰部保暖，多活动。对于已经患有腰椎疾病的患者，还要注意保护腰部。

七、过度按摩

按摩的确能对腰部疾患有所缓解，但频繁按摩会加速腰关节磨损，令其变得异常脆弱。

建议：最好采取"轻按摩"方式，不仅要手法轻，更重要的是减少按摩次数，按照个人腰部的具体健康状况确定按摩周期。

八、床垫太软

床垫过软会让脊柱在睡眠过程中凹陷变形，使腰部肌肉时刻处于紧张状态，拉伸能力变弱。床垫太硬，同样会导致腰椎间盘突出。

建议：床垫的软硬度，以躺在上面腰部没有明显下陷最为适宜，而且床垫要有一定弹力，翻身时可辅助腰部力量，缓解腰椎的磨损度。

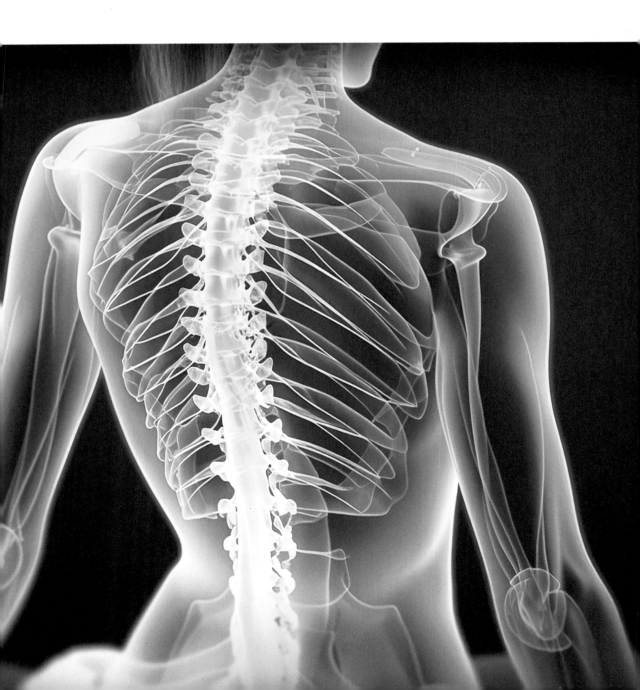

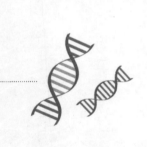

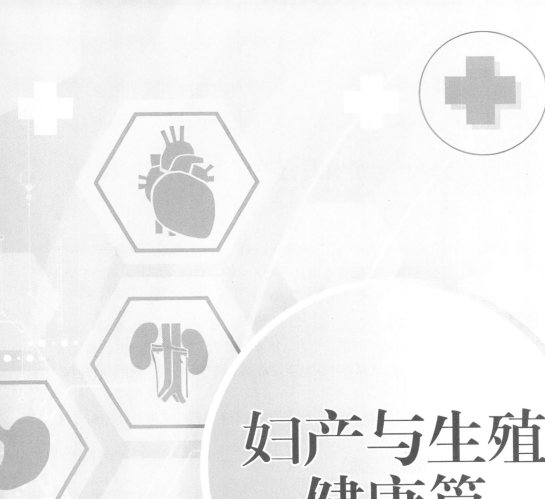

妇产与生殖
健康篇

夏天如何科学"坐月子"?

夏天炎热，愁坏了在夏天"坐月子"的准妈妈们。老人们常说"坐月子"不能洗澡，不能洗头，不能刷牙，不能吹电扇，不能开空调，要躺在床上，不能下地。啊？那岂不是要"长毛"了？夏天"坐月子"真的有这么"可怕"吗？

一、什么叫"月子"？

"月子"，俗话说就是分娩后的第一个月，医学术语为"产褥期"，也就是从胎盘娩出至产妇全身各器官（除乳腺外）恢复至正常未孕状态所需的一段时期，通常为 42 天。

"产褥期"产妇各器官、系统变化很大，虽然属于生理范畴，但是处理和保健不当可转变为病理情况。

二、如何科学地"坐月子"？

1.合理饮食

产后要注重营养的正确摄入，避免造成营养不良或营养过剩。传统的观念中，产妇每餐都要喝大量鱼汤、肉汤，并且吃数个鸡蛋，这是不科学的。

2.保持身体清洁

产后 1 周内皮肤排泄功能旺盛，排出大量汗液，如不及时洗澡，容易滋生细菌，导致产褥感染，尤其是在炎热的夏季，是可以每天洗澡的。但是，洗澡要用温水，及时擦干身体，注意不要着凉，建议淋浴，避免盆浴。

3.预防产褥中暑

由于旧风俗习惯不让产妇开窗通风，使产妇身体处于高温状态，体内余热不能及时散发，处理不及时可导致产妇中暑，严重时在数小时内危及产妇生命。正确的做法是：经常开窗通风，可用电风扇加速空气流动，在高温天气可打开空调调节室内温度，保持室温在 26 ℃左右即可，注意不要让空调风向正对产妇。

4.保持口腔清洁

产褥期牙龈充血，每天坚持用软毛牙刷刷牙，可有效避免口腔内细菌滋生，预防牙龈炎、牙周炎等牙齿疾病的发生，刷牙时尽量用温水。

5.产褥期适当活动，并进行产后康复锻炼

产妇产后血液系统处于高凝状态，适当活动可以避免或减少栓塞性疾病的发生，同时，康复锻炼能使盆底肌肉尽快恢复。

6.坚持母乳喂养

母乳喂养有增进母婴感情、提高婴儿抵抗力、促进产妇恢复、降低母体乳腺癌及卵巢癌风险等优点。母体有特殊情况不适宜哺乳的要听从专科医生的意见。

"坐月子"是不分季节的，千万不能图一时舒服伤害自己的身体。

再好的奶粉也不如母乳

你知道吗？母乳喂养是帮助孩子开启健康的生命旅程的最佳方法之一。下面就来了解一下关于母乳的知识。

一、母乳喂养的好处

母乳喂养的好处如下：

（1）对孩子的好处：母乳是婴儿的最佳食物，能够满足 6 个月内婴儿的全部营养需求。

（2）对母亲的好处：促进子宫收缩，减少产后出血和贫血；能够帮助产妇恢复体型；减少乳腺癌和卵巢癌发病的概率。

（3）对家庭的好处：方便、经济，增进家庭和睦。

（4）对社会的好处：有利于提高全民族身体素质，有助于小儿智能、社交能力的发育。

二、母乳喂养的优点

纯母乳喂养是指婴儿除了母乳外不应有任何其他食物或饮料，甚至是水。母乳喂养可以增进母子之间的感情，预防涨奶，减少乳头错觉及婴儿过敏，避免因添加了非母乳以外的食品减少婴儿吸吮次数而引起母亲乳汁分泌不足，增加婴儿的免疫力，预防感染。

母乳喂养是胎儿宫内营养供给的延续，乳汁如血液般重要，具有保证后代在各种环境中生存的特性。婴儿在出生时各个器官远未成熟，需要从母乳中获得各种营养物质。6个月内纯母乳喂养和继续母乳喂养到 2 岁或以上非常重要。

三、分娩后皮肤早接触、早开奶的重要性

母婴早期皮肤接触和新生儿早吸吮可促进催产素的分泌，刺激母亲早下奶，同时促进母亲子宫收缩，减少产后出血。

新生儿与生俱来的觅食和吸吮反射在刚出生后 1 小时内最强烈，是新生儿吃奶本能得以强化的最佳时期。

刚出生 1~2 小时是母婴情感联系最强烈的时期，母亲的体温、心跳、味道和目光是新生儿安全感的重要来源，对新生儿心理的健康成长至关重要。

母亲乳房的微生物和初乳共同促进新生儿肠道微生态系统的形成，对新生儿提供了非常重要的保护。

四、24 小时母婴同室的必要性

24 小时母婴同室，可以充分保证按需哺乳，促进乳汁分泌；可以加强亲子依附关系，增进母子感情及适当的开始哺乳的机会，提升产妇母乳喂养婴儿的信心，使产妇和婴儿建立成功的母乳喂养关系；产妇可以学到母乳喂养及新生儿护理知识；减少新生儿交叉感染的机会。

五、产妇喂奶的姿势和婴儿含接的姿势

正确的喂奶姿势：孩子的头和身体呈一条直线；孩子的脸对着乳房，鼻子对着

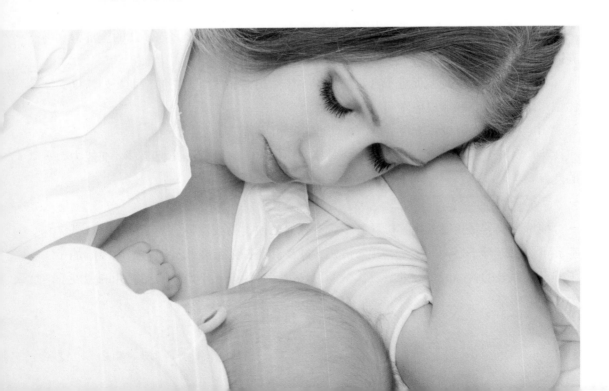

乳头；母亲抱着孩子贴近自己（"胸贴胸、腹贴腹、下颌贴乳房"三贴）；若是新生儿，母亲不只托他的头部，还应托着他的臀部。

正确的婴儿含接姿势：嘴张大，下唇外翻，舌头呈勺状环绕乳晕，面颊鼓起呈圆形，婴儿口腔上方可见更多的乳晕，婴儿慢而深的吸吮，能看到或听到吞咽。

六、按需哺乳的重要性

按需哺乳，即婴儿饿了或者母亲觉得乳房胀了就应该喂哺，哺乳的时间、哺乳的次数和间隔时间不受限制。频繁、有效的吸吮乳房可以刺激泌乳素分泌，促进泌乳，保证产妇有充足的乳汁，预防涨奶，提升喂养信心。

七、如何保证产妇有充足的乳汁？

母婴同室；按需哺乳和夜间哺乳；掌握正确的喂哺技巧，频繁有效的吸吮；多给产妇一些良性刺激，建立支持系统；合理营养和休息，不过早添加辅食；吸乳的次数比吸乳的时间重要。

八、特殊情况的母乳喂养

特殊情况下，如艾滋病、病毒性肝炎患者等如何进行母乳喂养？

（1）乙肝患者的母乳喂养：如果母亲 HBeAg（乙肝病毒 e 抗原）阳性，则母婴垂直传播发生率为 85%~90%，如果母亲 HBeAg 阴性而 HBsAg（乙肝表面抗原）阳性，则母婴垂直传播发生率为 32%。哺乳期母婴传播可以通过接种乙型肝炎疫苗预防是最有效的方法。

（2）艾滋病患者的母乳喂养：艾滋病的母婴传播主要发生在妊娠、分娩和哺乳三个阶段（宫内传播、产程传播和产后传播）。产后哺乳也是母婴传播的重要传播途径，因为艾滋病感染母亲乳汁中含有艾滋病病毒。

我国提出的 HIV 感染母亲所生婴儿的喂养政策是：提倡人工喂养，避免母乳喂养，杜绝混合喂养。

九、生完宝宝的妈妈上班后如何坚持母乳喂养？

生完宝宝的妈妈上班前的一段时间要学会挤奶和存储乳汁，等到上班后自己不在婴儿身边的时候婴儿就吃储存的母乳。

要学会挤奶，了解母乳的储存方法：上班前一周开始挤奶，挤出的奶放至消毒容器中保存，≤4 ℃保存 24 小时，−18 ℃保存 6 个月。注意存奶的冷冻室不能放置其他物品，解冻后可保存 24 小时，取出后快速复温至 38~39 ℃，切不可重复加热。

母乳喂养，宝宝的"粮仓"呵护好了吗？

母乳是婴儿最合适的天然食品，世界卫生组织建议纯母乳喂养 6 个月，提倡并建议母乳喂养持续到 2 岁或 2 岁以上，作为准备母乳喂养的妈妈们，宝宝的"粮仓"也需要精心呵护。

一、妊娠期乳房会有哪些变化？

怀孕后，乳房会发生很大的变化。孕妇自觉乳房发胀是妊娠早期的常见表现，妊娠期乳房体积增大，乳头、乳晕颜色加深。妊娠末期，尤其是在接近分娩期时挤压乳房，可有少量淡黄色乳汁溢出。

二、妊娠期如何呵护乳房？

妊娠期，孕妇应该选择棉质、有支撑功能的孕妇胸罩。孕 37 周前避免牵拉和摩擦乳头，以免诱发宫缩，孕 37 周后可使用柔软毛巾轻轻擦拭乳头，清除乳头表面的分泌物。

三、乳头扁平或轻度内陷怎么办？

孕 37 周后，通过手法牵拉、乳头矫正器或吸奶器吸引可以使乳头突出，但该方法只适用于乳头扁平和轻度内陷者，对于中度、重度乳头内陷，则应采用手术治疗。

四、预防哺乳期乳腺炎

尽早开奶，分娩后 1 小时内尽早母乳喂养。按需哺乳，排空乳汁，无论是乳房胀了，还是宝宝饿了，都需要哺乳。

五、哺乳期乳房肿胀怎么办？

哺乳期乳腺炎是由于乳汁淤积伴有细菌感染导致的，乳汁淤积是细菌感染的前奏和基础。乳汁过多、排乳不畅，乳汁可淤积成块，而淤积的乳汁恰好是细菌最好的培养基。

哺乳期一旦发现乳房又胀又硬，可以热敷乳房，并按摩肿胀的部位，及时通过哺乳或者用吸奶器排空乳汁。如果伴有乳房的胀痛，就需要冷敷，可以用冷毛巾、土豆片、圆白菜进行冷敷，缓解胀痛的症状。如果伴有全身发热，需要警惕乳腺炎的发生。当体温超过 38.5 ℃时，不建议继续哺乳，并且应该及时就医，通过化验和彩超检查做进一步的诊断，必要的时候需要应用抗生素治疗，避免延误治疗而发生化脓性乳腺炎，若发生化脓性乳腺炎则需要手术治疗。

除了母乳，早产宝宝还要喝这个……

母乳是宝宝天然的食物，在营养、免疫和代谢等方面的优势是任何配方奶都不能替代的。但是，对于早产宝宝来说，纯母乳喂养会出现生长发育落后及代谢性骨病，因为随着泌乳时间的延长，母乳中一些营养素的水平明显降低。不能满足早产儿的生长发育需求，这就需要在母乳喂养的同时使用母乳强化剂，使早产儿受益于母乳喂养的好处，满足其快速生长的营养需求。

一、什么是母乳强化剂？

母乳强化剂（Human Milk Fortifier，HMF）又称母乳营养补充剂，是一种包含蛋白质、碳水化合物、矿物质（钙、磷、铁、锌、锰、镁、铜）、微量元素以及维生素和电解质等多种营养素的一种营养强化剂，针对早产儿母乳中营养素成分的动态变化和不足，考虑早产儿特殊的营养需求，根据早产儿相关营养指南推荐的营养素要求而设计。

二、母乳强化剂的使用原则

添加母乳强化剂是补偿母乳营养素不足的方法，有指征者也需要在医生指导下使用，无指征者切勿盲目使用，以免造成不良后果。

（1）推荐出生体重<1 800 g 的早产儿使用母乳强化剂。

（2）宫外生长发育迟缓的早产儿、尚未完成追赶生长的小于胎龄早产儿、因疾病状况限制液体入量的早产儿、出院后早期生长落后的早产儿，需个体化评估体格生长或生化指标，在医务人员指导及监测下使用母乳强化剂。

对于有指征早产儿，建议母乳喂养量达 50~80 mL/（kg·d）时开始使用母乳强化剂，同时需要注意早产儿个体差异。母乳强化从半量强化（指 25 mL 母乳添加 1/2 袋强化剂）开始，若耐受良好，3~5 天应达标准足量强化（指 25 mL 母乳添加一袋强化剂）；若耐受差，可适当延长到达足量强化的时间。

（3）出生早期不具备母乳强化剂使用指征的早产儿，若后期出现生长落后或因疾病限制液体量而需要使用相对高能量密度喂养时，可在医生指导下择时使用。

（4）使用母乳强化剂期间，应对早产儿体格生长及生化水平进行检测，对营养素进行差额补充，避免强化不足或过度。

母乳强化的目的是保证低出生体重早产儿适度健康成长，强化不足会导致早产儿生长受限，尤其是影响神经系统发育；过度强化则会导致早产儿生长过快，部分早产儿可能会发生脂肪堆积，增加成年后发生肥胖、心血管疾病和代谢性疾病的风险。为了保证早产儿健康地成长，需要在母乳强化过程中进行监测，包括体格生长监测和血生化监测。

三、母乳强化剂的使用方法

使用母乳强化剂时的注意事项：

（1）母乳强化剂的使用必须遵医嘱，必须加入母乳中使用。

（2）添加母乳强化剂会使母乳渗透压增高，并呈剂量—效应关系。为保证母乳强化剂使用的安全性，常规添加时按母乳强化剂使用说明进行。

（3）母乳强化剂用量需遵医嘱，添加剂量要准确，使用前需充分溶解、混匀。

（4）在医院里添加母乳强化剂需按无菌操作原则在配奶间进行，家庭中添加母乳强化剂遵循清洁操作原则。

（5）建议使用母乳强化剂时现配现用。停用母乳强化剂的标准通常为体重、身长和头围达到相同校正月龄、同性别婴儿测定值的第25~50百分位数水平，同时还需考虑个体生长指标增长速率，注意避免身长别体重（体重/身长）>第90百分位数。小于胎龄早产儿各指标达到第10百分位数水平即可，继续追赶生长在后期逐渐完成。

应对产后缺乳，中医有妙招

母乳是婴儿最理想的食品，母乳中含有新生儿发育所必需的营养物质和免疫抗体，是宝宝健康的天然守护神。但是由各种原因引起的产后缺乳导致有些新晋宝妈奶水不足，无法及时满足宝宝生长发育的需求。

对于产后缺乳，中医在催乳方面具有显著优势，操作简便，不良反应小，我们一起来学习下。

中医认为乳汁由气血化生，受阴阳所调控，又与冲、任、心、肝、肾、脾、胃等经脉有关。产后缺乳的原因一般有两个：一是乳汁源头不足，二是乳汁排出困难。中医治疗产后缺乳的方法包括通乳中药、针灸推拿、耳穴压豆以及药膳食疗等。

一、中医辨证论治

对产后缺乳的辨证论治如下：

（1）气血虚弱证：表现为产后乳少，甚或全无，乳汁清稀，乳房柔软，无胀感；面部皮肤少光泽或无光泽，倦怠乏力，神疲食少。

代表方——通乳丹

（2）肝郁气滞证：表现为产后乳少，甚或全无，乳汁浓稠，乳房胀硬、疼痛；胸肋部胀满不适，情志抑郁，食欲不振。

代表方——下乳涌泉散

（3）痰湿壅阻证：表现为形体肥胖，产后乳汁不行，乳房胀痛，胸闷不舒，食不知味，毫无食欲，厌油腻厚味，嗜卧倦怠，头晕头重。

代表方——苍附导痰丸合漏芦散

二、针灸

治法：补气益血，疏通乳络。

处方配穴：膻中、乳根、少泽。气血虚弱者加足三里、脾俞，肝气郁滞者加内关、太冲。每日1次，5日为1疗程。

三、耳针

选胸、内分泌、交感、脾、肝，每次取2~3穴，毫针刺中等刺激强度，每日1次，每次留针15~20分钟，或用王不留行籽贴压，每3日更换1次。

对于产后缺乳患者而言，给予适当的催乳方式，帮助其选择母乳喂养具有重要意义。

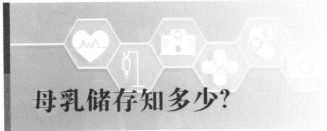

母乳储存知多少?

许多妈妈休完产假准备上班，与宝宝分离而不能亲自喂养，这时就应该做好母乳储存的准备。关于母乳储存你知道多少呢?

一、准备工作

准备上班的哺乳期妈妈先要准备好一个吸奶器及储奶用具。储奶用具最好适宜冷冻、密封性良好，如一次性母乳保鲜袋或储奶瓶，尽量不要使用玻璃瓶。吸奶前要注意做好手卫生及乳房清洁。

二、挤奶时间

每天定时吸奶，8~10 次/天，每次 10~15 分钟，夜间也需 3~4 小时吸奶一次，一侧乳房吸 3~5 分钟换另一侧，反复进行。每次吸完奶放入母乳保鲜袋后，一定要在保鲜袋外面贴好标签，标明吸奶的日期和时间，使用时按照时间顺序拿取。

三、储存方法

吸出奶后，应立即置于冰箱保存。25~37 ℃室温下可保存 4 小时，15~25 ℃室温下可保存 8 小时，冷藏室（2~4 ℃）可保存 24 小时，冷冻室（-18 ℃以下）可冰冻保存母乳 3 个月。值得注意的是：不能保存在 37 ℃以上的条件下。

四、注意事项

母乳保存和使用注意事项：

（1）若条件允许，最好将母乳放在专用冰箱里，或者单独一层放置，不可与其他食物混放。

（2）从冰箱冷冻室取出的母乳可先放于冷藏室解冻，使用前可在 38~40 ℃温水中加温，不要使用微波炉加热或煮沸加热。

（3）每次取出的母乳不要重复加热，复温后没有吃完的不可再用。

（4）建议使用一次性储奶袋或储奶瓶，不要重复利用，减少母乳污染变质的可能性。

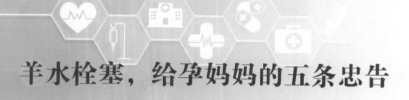

羊水栓塞，给孕妈妈的五条忠告

羊水栓塞是指产妇在分娩前后羊水及其中的有形成分（上皮鳞屑、黏液、毳毛①、胎粪、皮脂等）突然从子宫创口进入母体血液循环，引起以过敏反应为主的类肺栓

———————————

①胎儿体表白色柔软而纤细的毛发称为毳毛。

塞样表现，并可伴发循环衰竭、凝血功能障碍等一系列症状的综合征。羊水栓塞也可发生于中期妊娠引产。发生率报道不一致，为 1:30 000~1:5 000，但病死率高达50%~86%。羊水栓塞占孕产妇死亡总数的 5.4%。羊水栓塞起病急、无先兆，发生率虽低，但死亡率高，猝死型患者中的 25%~50%可在 1 小时内死亡。

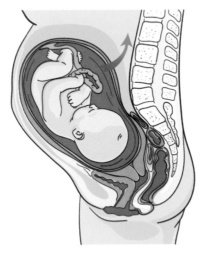

羊水栓塞

一、易发生羊水栓塞的五类高危人群

尽管羊水栓塞病情没有前期征兆，但它的发生还是更倾向于高危人群，哪些人群易发生羊水栓塞呢？

（1）高龄产妇：年龄超过 35 岁的产妇，年龄越大，发生羊水栓塞的可能性越大。

（2）生产次数多的产妇：生产的胎数越多，发生羊水栓塞的概率就越高。

（3）胎盘早期剥离的产妇：在分娩的过程中，如果发生胎盘早期剥离，羊水里的胎儿细胞、胎脂或胎便经由胎盘静脉进入母体血液的可能性会增加。

（4）胎死宫内的孕妇：胎儿死在子宫内的时间越久，发生羊水栓塞的概率就越高。

（5）有胎儿窘迫的情况：这种状况下发生羊水栓塞的概率也比较高。因为胎儿发生窘迫时羊水内常有胎便，此时产痛通常都很强烈，较易发生羊水栓塞。

二、五条忠告

防止发生羊水栓塞的五条忠告：

（1）不宜将宝贝计划过度推迟，准备妊娠前最好进行孕前咨询，以保证在最好的身体状态下妊娠。定时做产前检查，及时发现并治疗妊娠合并症和并发症。

（2）高龄产妇、早产或过期妊娠及经产妇，尤其是胎膜早破、子宫体或子宫颈发育不良的孕妈妈容易发生羊水栓塞，要积极配合医生处理。

（3）在分娩过程中，如果出现胸闷、烦躁、寒战等不舒服的感觉，要及时告诉医生，以便医生及早发现。

（4）合理控制宝贝体重，产程中减少不必要的干预措施，减少不必要的剖宫产。

（5）若条件允许，尽可能选择在医疗条件好尤其是具备危急重症救治的医院分娩，选择之后就要相信医生，若发生危险，积极配合治疗。

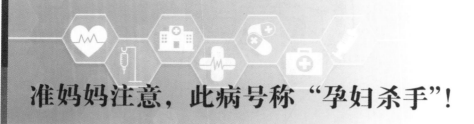

准妈妈注意，此病号称"孕妇杀手"！

提到脂肪肝，大家脑海中浮现出的往往是大腹便便的老板形象，在大家眼中是一种富贵病，但是妊娠期急性脂肪肝却与富贵没有多大关系，它是位"阴险、可怕"的孕妇杀手，平时"其貌不扬"且"异常低调"，但一旦出手，那绝对是致命的，其母婴病死率高达 85%。

妊娠期急性脂肪肝是一种罕见、原因未明、发生于妊娠晚期的急性肝脂肪变性，近年来发病率有所上升，发生率为 1/20 000~1/7 000。其临床症状与体征都缺乏特异性，确诊又相当困难，如果不及时确诊、治疗，会严重危及孕妇和胎儿生命。

孕期如何养肝护肝？

孕妇这种特殊群体无论患上什么疾病都可能是大麻烦，更不要说急性妊娠脂肪肝这种急症了。那么，孕期如何养肝护肝呢？

（1）准妈妈在妊娠期间可以多吃一些豆类食品，因为这些食物含有优质的高蛋白，高蛋白的食物有养肝护肝的功效，促进肝脏细胞的修复，促使肝脏的肝细胞得以再生，高蛋白食物还有瘦肉、鱼肉、脱脂牛奶，等等。

（2）准妈妈在日常饮食中可以多吃一些保护肝脏的蔬菜和水果，因为蔬菜和水果当中富含大量的维生素，对肝脏起到很好的保护作用，但是要注意：含糖量过高的蔬菜和水果尽量少吃，避免因为糖分影响肝脏的健康。

（3）准妈妈要注意不能吃太咸，每天注意控制盐分的摄入量，多吃一些粗粮和谷物有利于孕妇的消化，每天应该适当喝水，促进身体体液的代谢，使身体的一些毒素排出，避免因为病症的原因导致便秘的发生，可以多吃一些富含粗纤维的食物（如燕麦）。

（4）准妈妈在妊娠期间一定要少吃高脂肪、高胆固醇食物，有的孕妇食欲比较好，经常吃一些高脂肪的食物，容易加重肝脏的负担，不利于疾病的治疗和调理。

温馨提示：孕前检查是非常重要的一步，它不仅能评估夫妻双方的孕育能力，而且对于孕期的一些突发疾病也能起到一定的防范作用。孕期定期产检更是必不可少的，它能监测胎儿的发育情况，及早发现不良因素，做好调整，降低危险的发生。

孕早期阴道流血一定会发生自然流产吗？

无论是自然怀孕还是试管婴儿助孕的准妈妈，在孕早期都可能会发生阴道流血的情况，千辛万苦怀孕后又遇到阴道流血，经常让准妈妈为之惊恐，不知所措，现在就来了解一下孕早期阴道流血的常见原因。

一、胚胎染色体异常

胚胎染色体异常往往会导致胚胎发育异常，着床失败，不能怀孕。但有时候机体未能及时纠错，在胚胎成功着床后，子宫内膜就会发挥纠错功能，将异常的胚胎排出体外。此时孕妇会发生阴道流血，呈褐色或鲜红色，继而阴道流血增多，发生自然流产，这种情况不能靠药物保胎。这类自然流产是胚胎优胜劣汰的自我选择，是机体自我保护的结果。

二、绒毛膜下血肿

绒毛膜下血肿是通过 B 超检查后才能进行的诊断，发病机制不明确，目前普遍认为这种疾病与自身免疫因素及凝血功能异常、辅助生殖技术及不良嗜好有关。有不良孕产史、自身抗体阳性的孕妇常伴有凝血功能异常，易发生宫内血肿、血栓栓塞症等。也有研究认为，辅助生殖技术助孕的患者更容易发生绒毛膜下血肿，可能与体外受精或冻胚移植操作有关。另外，吸烟孕妇发生绒毛下血肿的概率明显大于非吸烟者，且更容易发生胎盘早剥。此时孕妇会有阴道出血，呈褐色或鲜红色，时多时少，也有部分孕妇没有明显症状，只是 B 超图像显示有宫腔积血。

绒毛膜下血肿可能与不良妊娠结果有一定关系，积极用药治疗后也可能得到良好的妊娠结果。

三、异位妊娠

异位妊娠也叫"宫外孕"，是指胚胎没有在宫腔内着床，95%以上的宫外孕发生在输卵管。宫外孕的诊断需要借助超声检查，在妊娠极早期（即孕 5 周前）B 超无法进行判断，此时阴道流血就要更加警惕宫外孕的可能性，需要结合患者既往有无盆腔手术史及有无腹痛等症状，密切随访监测。

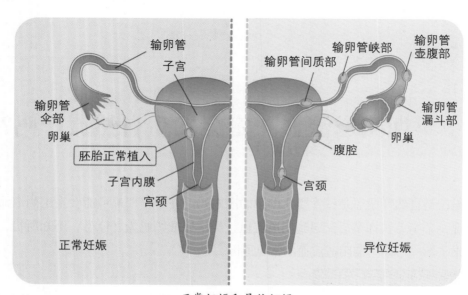

正常妊娠和异位妊娠

四、葡萄胎

葡萄胎是一种良性绒毛膜病变，发生率约2/1 000，典型症状就是停经后阴道不规则出血，排出水泡样组织，大部分患者症状不典型，仅表现为阴道流血，开始量少，之后逐渐增多，偶有下腹疼痛。诊断需要结合 B 超检查及病理结果。由于症状不典型，容易被忽视漏诊。

五、宫颈异常

很多孕妈妈妊娠期有反复阴道出血现象，各种保胎药物治疗效果欠佳，这个时候要积极给予妇科查体，这是在妊娠期最容易被忽略的检查。有些宫颈异常通过 B 超检查往往难以发现，如宫颈息肉、宫颈糜烂，常需要进行妇科查体才能发现病变。因此，阴道出血的时候不要忽视妇科查体，排除因宫颈异常引起的反复阴道出血。一旦确诊，可待妊娠稳定后进行宫颈的相关处理。

很多孕妈妈会在孕早期出现阴道流血的情况，但并不是所有的阴道流血均会导致自然流产，一部分原因是胚胎自身质量异常，无法保胎，还有些原因需要我们谨慎筛查，经过对症处理后很大机会可以得到良好的妊娠结果。

坠入人间的"蜜糖"

唐氏综合征（DOWN）即先天愚型，又称21—三体综合征，是最常见的严重出生缺陷病之一，是因21号染色体数目异常导致的染色体病。

多出来的这一条21号染色体给"蜜糖"们带来了明显的智力落后、特殊面容、生长发育障碍和多发畸形。目前尚无明确有效的治疗方法，预防的主要措施就是产前筛查、产前诊断，根据孕妈的意愿决定是否及时终止妊娠。

一、唐氏综合征的发病率

唐氏综合征的发病率约为 1/700，约占出生染色体病的 80%。在家族中有过"蜜糖"儿的人群，其发生率更高。唐氏综合征的发生亦与母亲年龄有关，孕妇30岁以后，随着年龄段增加，胎儿发生唐氏综合征的概率增加。例如：孕妇年龄在35~39 岁，概率为 1/50；孕妇年龄超过 40 岁，概率高达 1/20。

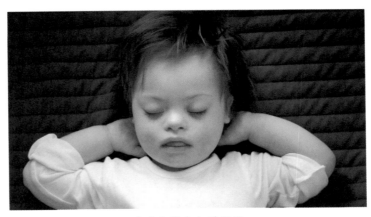

患唐氏综合征的孩子

二、筛查方法

在我国，唐筛是每个孕妇必做的一项重要检查。检查会根据相应的数值来估计胎儿患唐氏综合征的风险。目前筛查方法有两种：

（1）血清学筛查是通过检测母体血清中甲胎蛋白（AFP）、绒毛促性腺激素（β-HCG）和游离雌三醇（E3）的浓度，并结合孕妇的年龄、体重、是否吸烟、是否患有疾病等临床信息综合计算胎儿先天缺陷的风险。

（2）无创 DNA 抽取孕妇外周血，提取胎儿游离 DNA，采用高通量测序技术，结合生物信息分析，得出胎儿患染色体异常的风险，可同时检测 21、18、13 三体等常见染色体异常。当唐氏筛查结果显示为"高风险"时，孕妈妈也不必过于紧张，这时能表明胎儿患唐氏综合征的概率较高，并不一定表示胎儿就是唐氏儿。当出现高风险情况时，孕妈接下来要做的是通过产前诊断来确认。

诊断唐氏综合征需要做介入性产前诊断，常用方法为羊膜腔穿刺术，即在超声波探头的引导下，用一根细长的穿刺针穿过腹壁、子宫肌层及羊膜进入羊膜腔，抽取 20~30 mL 羊水。穿刺术最合适的孕周是 18~24 周，此时羊水量相对多，胎儿较小，用针穿刺抽取羊水时不易刺伤胎儿，且羊水中活细胞比例比较高。

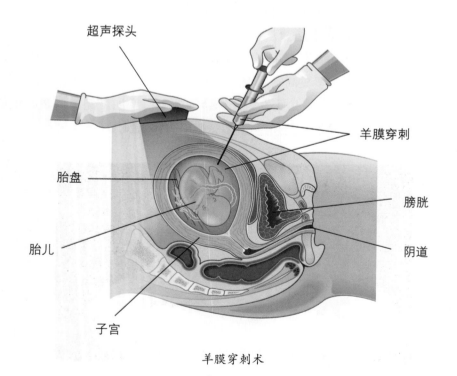

超声探头
羊膜穿刺
胎盘
膀胱
胎儿
阴道
子宫

羊膜穿刺术

抽取的羊水样本进一步化验，根据检测方法不同分为细胞遗传学诊断和分子遗传学诊断。细胞遗传学诊断即为传统的染色体核型分析，能诊断胎儿23对染色体的数量异常及大片段结构异常；分子遗传学诊断，如基因芯片检查或特殊基因检查，基因芯片检查能发现染色体核型分析发现不了的染色体微缺失或微重复等微小异常，特殊基因检查可进行部分遗传综合征及单基因疾病的诊断。

巧用"乾坤大挪移"，助力孕妈顺利生娃

"大夫，我都已经足月了，宝宝还是臀位，我想顺产，有什么办法吗？"孕妈张女士即将临盆，可是宝宝在妈妈肚子里却头朝上、屁股朝下，也就是人们俗话说的"坐生"，这样的胎位经阴道分娩风险极大。考虑到张女士的诉求，综合评估了产妇的情况后产科医生为孕37周的张女士顺利实施了"乾坤大挪移"——臀位外倒转术。转胎的过程不到1分钟，且张女士没有觉察到一丝疼痛和不适。返回病房后，胎儿监护提示胎儿安全，胎位始终为头位，次日出院。

一、什么是臀位外倒转术？

臀位外倒转术是用医生的双手从体外将胎位转正的方法。臀位是孕晚期常见的胎位异常，直接经阴道分娩风险大，易出现后出头困难、脐带脱垂、新生儿窒息、新生儿骨折等并发症，几乎成为剖宫产的指征之一。臀位外倒转术是足月臀位孕妇纠正胎位最有效的方法之一。

二、臀位外倒转术的时机

目前最佳推荐时机为37周，37周后胎儿自发性倒转的可能性很小。若外倒转失败或出现并发症，需要急诊剖宫产终止妊娠，可以避免早产的风险，降低新生儿并发症。随着孕周进一步增加，胎儿体重增加、羊水量减少，施行臀位外倒转术的难度增大，成功率也降低，故一般39周后不推荐实行臀位外倒转术。

三、臀位外倒转术适应证

臀位外倒转术可以施行的条件：胎儿经产科超声等检查正常，且为单胎妊娠；胎膜未破，有适量羊水；子宫无畸形。

四、臀位外倒转术禁忌证

有下列状况时禁止使用臀位外倒转术：

（1）孕妇自身因素：子宫或骨盆畸形、子痫前期、胎膜早破、异常阴道流血、胎盘早剥病史、多胎妊娠、心脏疾病、肥胖、甲功异常等。

（2）胎儿因素：巨大儿、胎监异常、胎儿窘迫等。

（3）其他：前置胎盘或胎盘植入等。

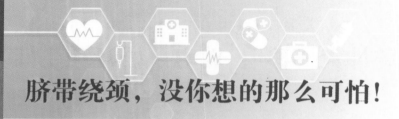

脐带绕颈，没你想的那么可怕！

产检的时候，准妈妈一看到彩超上写着"脐带绕颈"，立马就坐不住了："这是不是很危险？怎么做能让它不绕？"莫慌，莫慌！脐带绕颈，没你想的那么可怕！

一、为什么会出现脐带绕颈？

宝宝在子宫里不停地运动，尤其到了孕中后期，"花样舞蹈"、拳打脚踢样样来，有时就会给自己制造一种麻烦——脐带绕颈。脐带过长、胎儿偏小、羊水过多、胎动频繁等都是导致脐带绕颈的原因。怀孕晚期脐带绕颈的发生率为20%~25%，多数绕颈1周，少数绕颈2周，3周以上的很少见。脐带富有弹性，脐带绕颈后，只要不过分拉扯脐带，不会影响脐带的血流，也不会危及胎儿。

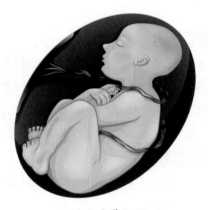

胎儿脐带绕颈

二、出现脐带绕颈怎么办?

脐带绕颈并不意味着高危妊娠,不要过于恐慌,做好孕期监护即可:①规律产检,学会自数胎动。在妊娠 28 周后,准妈妈一定要认真数胎动。可以在每天晚上 6~10 点,自己数腹中宝宝动静。每 2 小时胎动次数应该大于 6 次,如果小于 6 次,或者比之前减少一半以上,可能是宝宝有缺氧的情况,应及早去医院检查。②减少震动,保持睡眠左侧位,可以更好地增加胎盘的血流,给宝宝提供更多营养,还能够有效促进身体的血液循环,减少身体水肿现象的发生。采取左侧卧的睡姿有助于让宝宝自行将脐带绕回来。

三、脐带绕颈能顺产吗?

脐带绕颈对分娩的影响主要有两个方面:①由于脐带缠绕使脐带相对变短,影响胎儿入盆,可使产程延长或停滞。②引起胎儿宫内缺氧。当脐带缠绕周数过多、过紧或宫缩时,脐带受到牵拉,可使胎儿血循环受阻,导致胎儿宫内缺氧。因此,妊娠期应该密切监测胎心率,一旦发生胎儿窘迫应立即终止分娩,进行阴道助产或剖宫产,分娩时脐带绕颈 3 周以上最好进行剖宫产。脐带绕颈不是剖宫产指征,只要能够发现及时,脐带绕颈不超过 3 周,就不需要太惊慌。

家中有孕妇,还能撸猫吗?

"女生不能养猫""怀孕了,这猫就得送走呀""备孕要先做个 TORCH 检查",等等。这些从老一辈儿传下来的"经验之谈",真是让许多年轻人和猫无所适从。

一、TORCH 检查

TORCH 检查是优生检查,TORCH 检查作为女性怀孕期生殖道感染的常规检查项目之一,对有备孕计划的夫妇而言一定不陌生,这个稳坐前排的"T"是关键点,"T"指的就是弓形虫。

弓形虫是一种专门在活细胞内寄生的寄生虫,能够感染包括人类在内的所有恒温动物,并能在所有的有核细胞内复制产生子代,被称为地球上"最成功"的寄生虫之一。弓形虫的一生分为两个阶段，即无性生殖阶段和有性生殖阶段。前者广泛发生在中间宿主（恒温动物）体内，而后者常发生在猫的肠道上皮细胞中，产生具有感染性的卵囊，故猫被称为弓形虫的终宿主。

二、猫是如何感染弓形虫的？

猫主要通过感染猫的粪便和捕食老鼠被弓形虫感染，在室内圈养、不食活物、不饮生水的猫不易被传染。近年来，用生食喂养宠物呈现一定的流行趋势，尽管生食可以改善宠物肠道微生物组群和粪便质量，但是同时也必须认识到其中的风险。

三、人是如何感染弓形虫的？

在与猫接触的过程中，人类可接触猫宿主释放的卵囊后而感染弓形虫。但是不与猫科动物接触就可以完全避免弓形虫感染吗？答案是否定的，人类也可能由于误食受卵囊污染、未煮熟的肉制品而感染弓形虫。

四、感染弓形虫的症状

得益于我们的免疫系统，早期弓形虫感染通常是无症状的，仅有部分患者出现淋巴结病或眼弓形虫病，但是对于孕妇而言，弓形虫是孕期宫内感染导致胚胎畸形、流产的重要病原体之一，所以引起了更多人的关注。

这样说来，老一辈儿的"经验之谈"还是有道理的。可怀孕了还想养猫怎么办？鱼和熊掌就不能兼得么？

家中有猫科动物确实增加了感染弓形虫的概率，所以不建议怀孕后养猫。但是如果能够正确地认识弓形虫，并做到科学合理地养猫，也是可以考虑养猫的。例如：定期给猫驱虫；注意猫的喂养方式，避免生食喂养；将"铲屎官"的工作移交给准爸爸，避免孕妇换猫砂等。最稳妥的做法还是在孕期将猫咪送养，毕竟不怕一万，就怕万一。

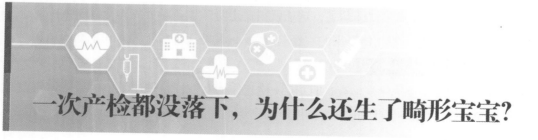

一次产检都没落下，为什么还生了畸形宝宝？

有的准妈妈在孕检时每次检查都一切正常，可是生产之后，却发现孩子有畸形

（如耳郭等）。为什么孕检时胎儿显示一切正常，最终却会生下畸形宝宝呢？

B超是检查胎儿畸形的常用方法，一般在怀孕20~24周进行。通过胎儿B超，可以看到胎儿的各个脏器，如果B超发现胎儿严重畸形，就应及时流产，以免拖延至妊娠晚期给孕妇造成更大的痛苦。但是，并不是所有的畸形胎儿都能用B超检出。例如：因染色体异常而导致的先天愚型儿或一些微小畸形（如耳郭畸形、多指、并指畸形等），B超就测不出来。B超也不能检测胎儿智力和评价胎儿生理功能。另外，还有一些畸形是一个动态形成的过程，随着孕周增加才能逐渐表现出来，因此这段时期的B超检测也查不出胎儿畸形，而且由于超声的分辨率有限以及技术的原因，有些畸形会在超声检查时漏诊。

一、B超查不出的7种胎儿畸形

由于超声波受限于妈妈肚皮和子宫的阻挡，无法调整胎儿的姿势和位置，因此无法获得某些特定角度的影像。

1.脑

有许多水脑或水肾的状况到了怀孕后期才会逐渐产生。

2.全盲

胎儿在子宫内没有受到光线的刺激，不会睁开眼睛，所以无法诊断出先天全盲或小眼症的状况。

3.听力

在5~6个月大时，胎儿听力已经发育，但目前没有任何方式可以得知胎儿是否有先天性听障的问题。

4.先天性心脏病

心脏的心房中隔（即卵圆孔）和动静脉导管都是在出生后才会逐渐关闭。因此，在出生后可轻易诊断出的心脏病却无法在出生前就得知。

5.肢端异常

因为胎儿常处于握拳状态，因此手脚内翻或外翻、多指（趾）、并指或指节缺失等异常状况几乎无法由超声波确切诊断。

6.侏儒症

因为子宫内的胎儿在6~7个月大的时候就会逐渐停止骨头的生长发育，所以部分侏儒症状无法在早期诊断出来。

7.先天性代谢异常

大部分的生化代谢异常疾病（如黏多糖病）要等到宝宝出生进食后才会逐渐发病，因此许多生化代谢异常在产前无法辨认。

二、导致胎儿畸形的因素有哪些？

1.发烧

感染流感病毒多可导致高热，而高热可导致胎儿先天性畸形，甚至出现流产或死胎。如果母亲在怀孕早期有过高热史，会影响胎儿脑组织发育，表现为智力低下，学习和反应能力较差。

2.养宠物

猫的粪便是弓形虫进行传播的主要途径。若孕妇感染猫粪中的弓形虫，生下来的婴儿有可能患先天性失明、癫痫、脑积水等疾病。孕妇染上此病后可能会出现与流感相似的反应，或出现淋巴肿大。

3.患过风疹

风疹是一种由风疹病毒引起的急性呼吸道传染病。妇女怀孕初期感染风疹病毒易引起流产、死产或婴儿先天性畸形。风疹病毒造成的损害可累及心血管、眼、神经、听觉及骨骼等系统。这些疾病在胎儿出生时不明显，但在出生后数周、数月，或者数年后却会明显地表现出来。据统计，在妊娠的头三个月内感染风疹的产妇，其胎儿约有70%到4岁时才显示出异常。

4.饮食习惯

叶酸缺乏可导致神经管畸形。因此，怀孕妇女应至少在孕前1个月开始服用叶酸至妊娠3个月。另外，偏食、挑食、厌食会使各种维生素或者微量元素缺乏，也可导致神经管畸形等多种畸形的发生。如果营养不良导致中重度贫血时间较长，亦可造成胎儿畸形的发生。

5.吸烟

吸烟或被动吸烟都会影响胎儿发育。尼古丁有降低性激素分泌量和杀灭精子的作用，丈夫吸烟可使妻子受孕的可能性减少一半。妇女被动吸烟可导致不孕、出生缺陷、死胎和流产。

6.生育年龄

妇女以25~29岁为最佳生育年龄，如果生育时间过晚，则唐氏综合征的发生率较正常情况下增加。如果怀孕年龄大于35岁，危险性则更高。

几乎所有胎儿的内脏器官在出生前都会持续不断地成长变化，在早期检查时为正常状况的器官，在出生后并非一定正常。因此，定期到正规医院产检，按时排查胎儿畸形是十分重要的。

多次怀孕，为啥一到孕中期就流产？

"医生，我已经怀孕 3 次了，每次怀孕到 4~6 个月的时候就会忽然发现宫口已经扩张，最后都流产了，经治的医生说我是宫颈机能不全，我这辈子还有机会当妈妈吗？""医生，我上次怀孕到 4 个月，忽然出现宫缩，并出现了胎膜早破，最后只能流产了。我这次又怀孕 2 个月了，是不是应该预防一下？"

在产科门诊，许多患者都会有类似的疑问。这些患者往往都经历了反反复复的怀孕，但最终都流产了。她们之所以一次次地失去做母亲的机会，可能是因为一种疾病——宫颈机能不全。

一、什么是宫颈机能不全？

宫颈机能不全（Cervical Incompetence，CIC）表现为宫颈解剖结构或功能异常，导致在足月妊娠前出现进行性、无痛性宫颈缩短、扩张、展平及漏斗状宫颈，妊娠中晚期无法维持妊娠。该病的发生率为 0.1%~1.0%，是复发性中晚期妊娠流产和早产的重要原因。

如果把怀孕的子宫比作气球，那么宫颈就是封住"气球"的"气球吹口"。在整个孕期，宫颈都应该保持一定的长度且闭合，直到临近分娩，宫颈才会逐渐缩短扩张。

宫颈机能不全的人就像是这个"气球"的"气球吹口"没有扎紧一样，随着胎儿越长越大，"气球吹口"撑不住了，羊膜囊甚至胎儿随之突出宫颈外口，造成流产。

二、宫颈机能不全如何诊断？

目前宫颈机能的临床诊断方法众多，包括子宫输卵管造影测定宫颈管宽度、9 号宫颈扩张棒无阻力通过宫颈管、经宫颈峡部牵拉球囊或 Foley 导尿管的施力评估等。经阴道超声也是诊断与早产风险相关的宫颈缩短、评估宫颈机能的有效手段。不过，以上诊断方法均不能作为客观诊断该病的"金标准"，还需要综合病史、典型临床表现及超声检查结果做出临床诊断。

1.病史和临床表现

3 次及以上妊娠中晚期无明显宫缩、进行性的宫颈缩短和颈管扩张，伴或不伴胎膜早破，最终导致流产或早产。

2.超声诊断

阴道超声测量宫颈长度是评估妊娠期宫颈机能的可靠方法，妊娠 24 周前宫颈长度<25 mm 时，提示有发生宫颈机能不全的风险。

三、宫颈机能不全的高危女性和中危女性

2022 年，英国皇家妇产科医师学院首次划分了宫颈机能不全的高危女性及中危女性，并且基于英国早产儿临床网络的专家共识推荐具体超声监测时间。

（1）高危女性：有过早产或妊娠中期流产史的孕妇（妊娠 16~34 周）；既往妊娠 34 周前胎膜早破的孕妇；既往宫颈环扎术者；子宫畸形者；宫腔粘连者；做过宫颈切除术者。

（2）中危女性：既往中转剖宫产史的孕妇；做过宫颈广泛切除术，如切除深度>1 cm 的转化区大环形切除，多次宫颈手术或宫颈锥切。

高危女性应在 12 周前接受预防早产的检查或尽早地初步筛查，在 16~24 周内每 2~4 周进行一次经阴道超声作为二次筛查；中危女性应至少在 18~22 周内进行一次经阴道超声检查。

四、发现宫颈机能不全怎么办？

目前，宫颈环扎术是治疗宫颈机能不全最主要的方法。宫颈环扎术有四类：

（1）预防性宫颈环扎术：以病史为指征，典型病史为有 3 次或 3 次以上的中孕自然流产史或早产史，一般建议于妊娠 12~14 周进行手术。

（2）应急宫颈环扎术：以超声为指征，既往有晚期流产或早产史患者，本次妊娠为单胎，妊娠 24 周前超声检查宫颈长度<2.5 cm，应用应急宫颈环扎术。对于多胎妊娠，推荐宫颈长度<15 mm 进行宫颈环扎术。

（3）紧急宫颈环扎术：以体格检查为指征，在妊娠中期排除临产及胎盘早剥的前提下，体格检查发现宫口已扩张，甚至羊膜囊已脱出宫颈外口，排除外感染、宫缩及其他禁忌证后可以进行这种环扎术。

（4）经腹环扎术：对于经阴道环扎术失败的女性，可以考虑于孕前采用经腹环扎术。

宫颈机能不全是中晚期妊娠流产及早产的重要原因，如果不及时诊断治疗，会一次次将怀孕的喜悦变成失望。

待产包攻略，快叫你们的老公来抄作业

宝宝要出生了，还不知道要提前准备点啥？第一次当家长没有经验，在医院很多东西用不到吧？莫慌，莫慌，现在我们就一次性讲清楚待产包里该放啥。

待产包，就是产妇在生产住院期间需要提前准备的各类物品的总称，一般包括入院重要物品、妈妈用品和宝宝用品。

一、入院重要物品

重要物品：夫妻双方的身份证原件，夫妻双方的身份证复印件，正反面需要复印在一页纸上；医保卡；孕期保健手册和产检检查报告。

二、妈妈用品

入院时产妇需要准备的物品：

（1）换洗衣物：根据季节选择适当的外套、帽子、睡衣、喂奶文胸、内裤（纯棉或一次性的）、袜子、宽松的裤子、防滑平底鞋、拖鞋。

（2）一次性坐便器套、便盆（顺产孕妇）。

（3）提前准备成人粘贴型纸尿裤 1 包，卫生巾，护理垫 2~3 包（1 包 150 cm x 80 cm，2 包 60 cm x 90 cm），合适的收腹带 1 条，胎心监护带，医用冰袋。

（4）防溢乳垫、吸奶器、卫生纸、湿巾。

（5）牙具、水盆、毛巾、吸管、水杯等生活必需品。

三、宝宝用品（建议提前消毒）

入院时需要给宝宝准备的物品：

（1）宝宝包被 2 个，大尿布 2~3 条（包裹新生儿用），常规尿布若干。

（2）宝宝衣服（可多准备几套），小毛巾 2~3 条，围嘴 2 个，婴儿帽和袜子。

（3）NB 号纸尿裤。

（4）婴儿专用勺、碗、盆、湿巾、抽纸等。

准备待产包并非多多益善，要合理规划，避免浪费，也不必过早准备，一般建议距预产期 3 个月做好准备即可。准妈妈要调节好自己的心情，适量运动，静待小宝宝的降生。

宝宝早"退房"，孕妈要预防

为倡导人们更多地关注早产儿的生存与发展，2012 年世界卫生组织将每年的 11 月 17 日定为"世界早产儿日"。据统计，全球每年出生 1 500 多万早产儿。其中，中国早产儿每年出生率约为 10%，位居世界第二位。

一、多早"退房"算早产？

在我国，早产是指发生在妊娠 28~37 周的分娩。晚期早产：胎龄为 34 周至未满 37 周；中期早产：胎龄为 32 周至未满 34 周；极早早产：28 周<胎龄<32 周；超早产：胎龄≤28 周。

根据出生体重，早产儿分为三类。低出生体重儿：出生体重<2 500 g；极低出生体重儿：出生体重<1 500 g；超低出生体重儿：出生体重<1 000 g。

二、早产对宝宝的危害有多大？

早产并发症是造成早产儿死亡率和并发症发病率高于足月儿的潜在原因。胎龄越小、出生体重越低，发生并发症的风险便越高。

并发症分为短期并发症和远期后遗症，前者发生于新生儿期，如呼吸系统和心血管并发症，后者表现为神经系统发育障碍，如脑性瘫痪等。

最常见的短期并发症包括低体温、呼吸系统异常、心血管异常、颅内出血、低血糖、坏死性小肠结肠炎、感染和早产儿视网膜病变。出现 1 种或多种上述并发症会增加死亡风险，在存活者中会增加发生远期并发症的可能性。

三、哪些孕妇是早产高危人群？

易发早产高危人群的孕妇有如下情况：

（1）有晚期流产或早产史者：有早产史的孕妇，其早产的再发风险是普通孕妇的 2 倍，前次早产孕周越小，再次早产风险越高。如果早产后有过足月分娩，再次单胎妊娠者不属于高危人群。

（2）阴道超声检查有问题者：孕中期阴道超声检查发现子宫颈长度<25 mm 的孕妇。

（3）有子宫颈手术史者：宫颈锥切术、环形电极切除术等手术治疗后发生早产的风险增加，子宫发育异常者早产风险也会增加。

（4）孕妇年龄过小或过大者：孕妇年龄≤17岁或孕妇年龄>35岁。

（5）妊娠间隔过短的孕妇：两次妊娠间隔控制在18~23个月早产的风险相对较低。

（6）过度消瘦的孕妇：体质指数<19 kg/m²，或者孕前体质量<50 kg，营养状况差，易发生早产。

（7）多胎妊娠者：双胎的早产率近50%，三胎的早产率高达90%。

（8）辅助生殖技术助孕者：采用辅助生殖技术的妊娠者早产发生风险较高。

（9）胎儿及羊水量异常者：胎儿身体结构畸形或染色体异常、羊水过多或过少者，早产风险增加。

（10）有妊娠并发症或合并症者：如并发重度子痫前期、子痫、产前出血、妊娠期肝内胆汁淤积症、妊娠期糖尿病、并发甲状腺疾患、严重心肺疾患、急性早产传染病等，早产风险增加。

（11）异常嗜好者：有烟酒嗜好或吸毒的孕妇，早产风险增加。

除了上面这些情况，口腔卫生问题也会导致早产，因此准妈妈怀孕时必须注意要早晚刷牙。需要注意的是：孕期身体新陈代谢旺盛，汗腺和皮脂腺分泌也会增加，因此准妈妈一定要注意卫生，勤换洗衣服，保持皮肤清爽干净，防止皮肤感染和尿路感染等情况出现。

四、怎样预防和避免早产？

1.定期产检

产检一定要一次不落，尤其是第一次产检。孕妈妈一定要在测试出怀孕后及时到医院做好检查，同时及时和医生同步自身身体状况，包括病史、服药史等。如果有早产史或出现类似早产的体征，可以增加监测的频率。

2.健康的生活方式

睡眠要充足，保证良好的休息，避免劳累和外界刺激，放松心情，减少压力，同时要注意均衡饮食，远离不良习惯。

3.积极治疗并发症

那些合并高血压、糖尿病的孕妈妈都需要进行积极的治疗，否则会因为病情加重导致医源性的早产。

4.宫颈环扎

在妊娠期，如果宫颈机能不全，则需进行宫颈环扎。

让宝宝在肚子里安安稳稳待到足月是每个准妈妈的希望。提前"退房"虽然对妈妈没有太大的伤害，但却给宝宝带来了很多风险。让我们用爱为早产儿张开一双温柔的大手，共同呵护他们健康成长。

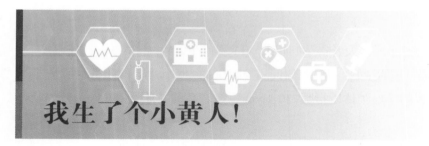

我生了个小黄人！

每个刚诞生的婴儿都是家庭的珍宝，宝宝的每一点儿变化，家人都非常重视。有些宝宝刚出生时白白嫩嫩的，但是几天过后就会出现皮肤发黄的情况，变成了一个"小黄人"，这会让很多新手爸妈异常紧张，其实这可能是新生儿黄疸导致的。

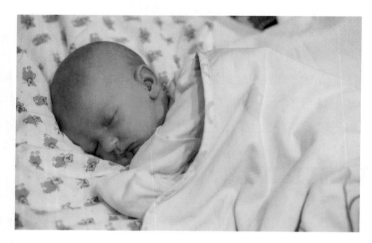

新生儿黄疸

一、什么是新生儿黄疸？

新生儿黄疸是指新生儿时期由于胆红素代谢异常，引起血中胆红素水平升高而出现皮肤、黏膜及巩膜黄染为特征的病症。

婴儿出现轻微的黄疸不会有什么危害，但是如果胆红素的值超过了病理值，就会成为一种严重的疾病。如果胆红素水平过高，没有及时发现，没有及时治疗，就有可能造成婴儿神经或者大脑损伤。这就是为什么病理性黄疸需要及时检查并合理治疗的原因。

二、如何区分生理性和病理性黄疸？

新生儿黄疸有生理性和病理性之分。生理性黄疸在出生后 2~3 天出现，4~6 天达到高峰，7~10 天消退。早产儿持续时间较长，除有轻微食欲不振外，无其他临床症状。病理性黄疸在出生后 24 小时即出现黄疸，持续时间长，足月儿>2 周，早产儿>4 周仍不退，甚至继续加深、加重或消退后重复出现或出生后一周至数周内才开始出现。

三、母乳性黄疸需要停母乳么？

母乳性黄疸目前缺乏诊断手段，往往在排除了其他引起新生儿黄疸的病因后才能确诊，多数预后良好，发生胆红素脑病的可能性比较低，所以确诊后不需要停母乳。如果黄疸的血清胆红素超过 12~15 mg/dL（205.2~265.5 ummol/L），应暂停母乳 3 天。

四、照蓝光有副作用么？

目前光照疗法是最理想的退黄方法，即照蓝光治疗新生儿黄疸，光照可能会出现发热、腹泻或者皮疹等副作用，但多数不严重，可继续治疗。光疗可使皮肤呈青铜色，即青铜症，停止光照后，青铜症可自行消退。

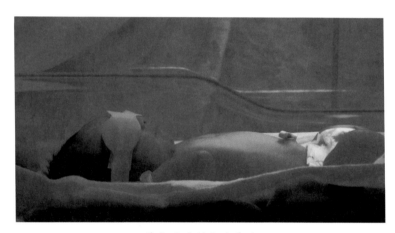

蓝光治疗新生儿黄疸

把我们带到这个世界上，妈妈经历了什么？

说起妈妈，我们都会联想到"伟大"这两个字，因为我们都知道，是妈妈怀胎十月把我们带到这个世界上。但是，我们却不知道，从爸爸、妈妈爱情的种子种到子宫这片"沃土"起，妈妈就开始了万里长征一般的征程。

一、早孕期（自怀孕至孕 13+6 周）

从发现怀孕，妈妈就开始倍加小心，因为早孕期是致畸敏感期，由不得半点马虎。她们对各种小零食"忍痛割爱"，每吃一点儿东西，都会慎重考虑对宝宝有益还是有害。大约从怀孕 6 周起，妈妈会经历早孕反应，有时闻到饭的味道就会恶心呕吐，"吃嘛嘛不香"说的就是这个时间段。严重的时候，妈妈还需要住院补充静脉营养。这个时候，只能尽量地少食多餐，不敢吃油腻的食物，以减少恶心呕吐的频率，确保宝宝的营养均衡。

早孕期有一个重要的检查，就是通过超声来测量胎儿的颈项透明层厚度（俗称 NT 检查）。当妈妈忐忑不安地躺在超声检查床上，等待医生宣布宝宝顺利通过第一关，才算拿到第一张通行证。

二、中孕期（孕 14 周至孕 27+6 周）

到了中孕期，妈妈的早孕反应终于缓解了。可是，随之而来的又是其他各种不适。随着宝宝的长大，增大的子宫向前凸起，妈妈躯体的重心后移，背部肌肉处于持续紧张状态，妈妈开始感到腰背疼痛，她们不得不放慢生活节奏，保持充足的休息才能使疼痛减轻。腿部抽筋也是妈妈经常出现的症状，深夜酣睡的时候，妈妈可能会因为腿部抽筋的剧烈疼痛而惊醒。这也是身体给妈妈的暗号——需要补充钙剂了。

虽然过了早孕期的致畸敏感期，妈妈也丝毫不敢懈怠，必须按时产检，完成孕中期重要的产前筛查、胎儿系统超声、糖耐量试验等检查项目，确保宝宝的发育正常和妈妈的身体状况良好。

三、晚孕期（孕 28 周至分娩）

与宝宝见面的日子越来越近了，妈妈的不适也越来越多，无论走到哪里，都像抱着一桶 10 斤重的水桶。弯腰受限、下肢水肿、痔疮、便秘等症状接连出现。妈妈虽然很辛苦，但依然不能停下工作的脚步，而且还得在工作之余继续到医院按时产检。

数胎动是妈妈每天的必修课，胎动是宝宝给妈妈报平安的一种方式，无论工作有多忙，妈妈都会每天按时数胎动，确保宝宝健康平安。

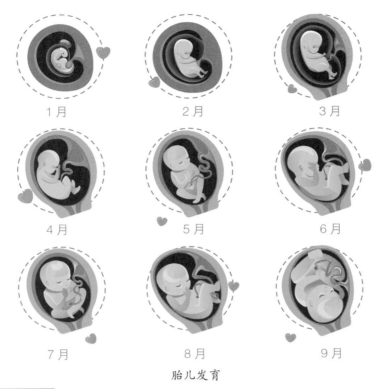

1月　　　2月　　　3月

4月　　　5月　　　6月

7月　　　8月　　　9月

胎儿发育

四、分娩期

盼望着，盼望着，宝宝终于要出生了。为了迎接宝宝出生，妈妈也迎来了人生最强烈的痛——宫缩痛。如果把可以感受到的疼痛分成 1~10 级，宫缩痛是最高的 10 级疼痛！妈妈没有因为疼痛而拒绝宝宝的到来，反而鼓足勇气、信心百倍地迎难而上，因为妈妈知道，经历过宫缩的宝宝出生后并发症少，并且对宝宝大脑和肢体的发育有很大的好处。

幸运的是，随着社会的发展，分娩镇痛技术出现了，只要没有分娩镇痛禁忌证，妈妈就可以选择让自己少一些宫缩痛。

五、产后

有人说，宝宝出生了，这下妈妈可以好好休息了。可是，妈妈卸下了肚子里的包袱，肩上的担子却更重了。母乳是妈妈送给宝宝的第一份礼物。妈妈再也没有"一觉睡到自然醒"的日子，不分白天、黑夜，只要宝宝饿了或者乳房胀了就进行哺乳，再苦再累，也要坚持纯母乳喂养宝宝 6 个月，并努力将母乳喂养持续到宝宝 2 岁。

产后妈妈的情绪可能还会出现异常，不是暴躁就是低落。这是因为产后妈妈的激素水平出现了急剧的变化，持续的低雌激素水平是导致情绪变化的原因之一。当然，妈妈过度担心、身体不适等也可导致情绪波动。这时候，家人对妈妈多一份关爱与包容就可以帮助妈妈尽快度过这个时期。

生个"大胖小子"真好吗？

一家医院产科的两位产妇同一天均经剖宫产喜得贵子，让大家惊叹的是，这两个婴儿的体重分别为 6 250 g（12.5 斤）和 5 100 g（10.2 斤）。更让人想不到的是，体重为 5 100 g 的婴儿竟然是未足月的早产儿，这可真是名副其实的"大胖小子"。

但是，两个大胖小子出生后不久，都不同程度地出现了呻吟、气促等症状，之后均因"呼吸窘迫综合征、低血糖"等原因不得不刚出生便母婴分离，转入新生儿科监护室治疗。

类似情况并不少见，"生个大胖小子"的期盼也常常被人说起，可是生个大胖小子真的好吗？上述两位母亲剖宫产指征不同，但是她们有两个相同的诊断，即妊娠期糖尿病、巨大儿。

在临床上，出生体重≥4 000 g 的新生儿称为巨大儿。20 世纪 80 年代，巨大儿的发生率仅为 3%左右。近年来，随着经济的快速发展，物质生活水平越来越高，特别是二胎政策放开，高龄产妇增加，巨大儿的发生率也在不断上升，到 21 世纪初已经达到 7%~8%，特别是东部沿海地区已经达到 10%。

一、产生巨大儿的原因是什么？有哪些危害呢？

发生巨大儿的相关因素很多，包括孕妇的营养状况、孕妇体重增加速度、多次妊娠、妊娠合并糖尿病、遗传等。其中，不科学、不合理的饮食是导致巨大儿发生的主要因素。孕妇在孕期摄入过多营养，加上运动少，若不进行合理控制，容易造成妊娠期糖尿病和妊娠期高血压等疾病。孕妇患妊娠期糖尿病，血糖若控制不好，血糖通过胎盘进入胎儿体内，胎儿胰腺组织分泌的胰岛素将这些糖转化为多余的脂肪和蛋白质，令胎儿加速发育为巨大儿，在分娩过程中容易出现难产、产道裂伤、大出血等情况，严重的会危及产妇的生命，剖宫产率也随之升高。

对新生儿而言，巨大儿在妈妈宫内的时候容易出现缺氧、缺血的问题，影响肺部和智力发育，畸形发生率高，出生后易出现呼吸窘迫、低血糖、脑瘫等。在未来的成长过程中，患糖尿病、高血压、高血脂、肥胖症等疾病的概率也会比同龄孩子高很多，而这些疾病也会影响他们的下一代。

二、如何预防巨大儿呢?

1.注意饮食

一般来说，因为胎儿的发育需求，孕妇往往容易摄入更多的高脂肪、高热量的食物，这些食物非常容易导致发胖，增加胎儿体重，同时高盐高油等都容易导致高血压、糖尿病。孕期饮食要清淡些，应按时吃饭，不要偏食。

2.适当运动

虽然怀孕了，但运动依然少不了，运动不但能消耗热量，锻炼身体，控制体重稳定增长，降低得糖尿病的风险，还能间接控制胎儿体重，不让胎儿发育成为巨大儿，有利于产妇分娩。

3.按时产检

除了平时的各种筛查，常规检查还包括测血糖、血压、血常规、尿常规、肝肾功能等，这几个项目都跟妊娠期糖尿病和高血压疾病有关，通过按时产检，能够做到对疾病的及时发现和预防。

4.及时干预

一旦检出血糖或血压升高，必须马上到医院治疗和干预，听从医生建议，避免出现更为严重的后果。

生宝宝该选择哪种方式?

自然分娩是人类繁衍的一个正常生理过程，正所谓"瓜熟蒂落""水到渠成"。自然分娩与剖宫产相比有其不可替代的优越性。没有需要接受剖宫产指征的准妈妈建议以自然分娩作为首选分娩方式。

一、两种分娩方式的利弊

1.自然分娩

对母亲而言，自然分娩对母体的创伤远小于剖宫产，产后出血相对少，母体恢复快，产后可立即进食，有利于乳汁分泌。缺点是产前阵痛时间长，可能发生顺转剖或其他一些不可预料的情况，会阴和阴道松弛是自然分娩特有的情况，现在基本可以通过产后运动改善恢复，准妈妈不必慌张。

对宝宝而言，自然分娩的宝宝相对更为健康，分娩过程也是胎儿不断学习适应的过程。子宫有规律的收缩能使宝宝的肺部得到充分锻炼，肺泡扩张促进肺的成熟。同时，有规律的子宫收缩及经过产道时的挤压作用可将胎儿呼吸道内的羊水和黏液排挤出来，减少新生儿湿肺、吸入性肺炎的发生。

2.剖宫产

对母亲而言，剖宫产的优点是生产时间短，也可避免自然分娩过程中可能发生的不利情况。缺点是手术后伤口的疼痛更为持久，创伤大，母体产后恢复慢。剖宫产并发症发生率高，如麻醉意外、相邻脏器的损伤、羊水栓塞、术后感染、腹部切口愈合不良、下肢静脉栓塞、肠粘连、腹腔器官粘连等。剖宫产手术会在子宫内留有疤痕，会增加二次妊娠发生瘢痕妊娠的概率。

对宝宝而言，新生儿湿肺、吸入性肺炎的发生率增高；由于缺乏刺激，宝宝的神经及呼吸系统发育也受影响；由于没有经过妈妈产道及分娩环境的细菌"考验"，宝宝发生过敏的风险也会增加。

二、什么情况下才应该考虑剖宫产？

骨盆明显狭小或畸形，阴道、软产道、盆腔、宫颈出现特殊病变或畸形，胎位异常（如横位、臀位），产前出血，子宫有瘢痕，妊娠合并症或并发症病情严重，先兆子宫破裂，做过生殖器修补，35岁以上的高龄初产妇同时诊断出妊娠合并症者，以及胎儿体重超过4 000 g或出现宫内缺氧、脐带脱垂等，前置胎盘，多胞胎等情况可以考虑剖宫产。

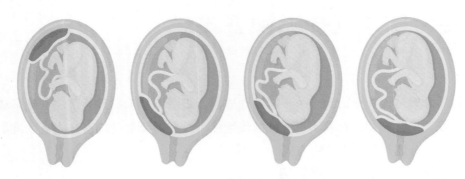

胎盘位置

总而言之，出现"特别情况"的准妈妈终究属于少数，准妈妈不要因为怕痛而放弃自然分娩，放松心情迎接新生命的到来吧！

不是"产后风"，是"妈妈手"呀！

刚当上妈妈的一位女士感到双手的手腕疼痛不已，到医院的风湿免疫科门诊就诊："大夫，我是不是得了'产后风'啊？"陪同就诊的母亲也在旁边搭腔："对啊，对啊，我也是生了孩子以后手关节痛，现在还痛呢，就是'风湿病'呀！"

看到这里，相信很多做了母亲的女性朋友深有体会。其实，这种病痛并不是"产后风"，而是患上了"妈妈手"。

一、什么是"妈妈手"？

"妈妈手"，学名是桡骨茎突狭窄性腱鞘炎，主要表现为手腕连着大拇指（桡骨茎突部）局限性或放射性疼痛，拇指活动时加重。手部工作较多的女性更为多见，所以被称为"妈妈手"。

二、为什么会得"妈妈手"？

大部分正常活动都需要拇指的参与，所以当拇指和腕关节用力长时间工作时，导致肌腱在腱鞘内过度来回摩擦，就可以引起损伤、充血、水肿、渗出等无菌性炎症，继而腱鞘壁增厚，肌腱在因炎症而变得狭窄的鞘管内强力滑动时导致疼痛。新手妈妈由于长时间抱孩子，或者抱孩子的姿势不正确，或者劳累，再加上哺乳期激素发生变化，非常容易出现上述情况，常被误以为得了"产后风"。

三、需要做什么检查？

"妈妈手"的自查方法很简单，将拇指放入四指中，握拳，向小拇指的方向压，如果靠近大拇指的手腕会痛，就有可能出现了"妈妈手"。此外，需要注意的是："妈妈手"在实验室检查和 X 线下没有特殊表现，肌骨超声可发现肌肉、肌腱等软组织异常，这种检查方式操作方便、价格经济，是该病诊断的首选方法。

四、如何预防"妈妈手"？

"妈妈手"防重于治，日常生活中要注意用正确的姿势进行家务劳动等手部工作，不要过度弯曲或后伸，避免长时间或反复提拉、搬抬重物，避免长时间寒冷刺激，减少拇指、腕部负荷，减少腱鞘损伤的机会，避免"妈妈手"的出现。

五、治疗"妈妈手"？

（1）减少或停止手腕部过度操作，去除致病因素。

（2）休息制动：可借助绷带、护腕等保护、固定，以限制拇指和腕关节的活动，减少肌腱在鞘管中的滑动摩擦。

（3）局部理疗：使用外用药物涂抹或贴敷对疼痛有一定的抑制作用。

（4）局部鞘管内注射药物：俗称的"封闭"，药物包括激素类药物及局部麻醉剂，可减轻腱鞘炎症，促进肿胀消退。值得一提的是：很多医院风湿免疫科开展的超声引导下行药物鞘管内注射能对病变位置准确定位，提高治疗效果，减少不良反应，并可对疗效进行动态观察。

（5）手术治疗：对于非手术治疗不能缓解或反复发作的，可选择手术治疗。

事实上，并不是只有妈妈才会患"妈妈手"，单一重复手部动作，比如长期使用手机、鼠标的人群，也有可能会患上"妈妈手"。另外，类风湿关节炎也常累及肌腱腱鞘而并发手腕部腱鞘炎。因此，如果出现"妈妈手"，可寻求风湿免疫科医师的帮助。

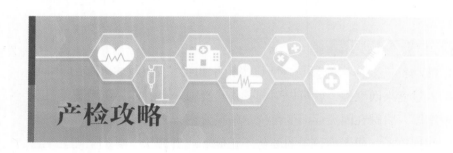

产检攻略

准妈妈到医院产检需要注意哪些事项呢？一起来做个攻略吧。

一、孕周必须要做的检查

准妈妈应该记住，以下几种特殊的检查不一定是在某一天进行，但是一定要在适宜的孕周进行：

（1）妊娠 11~13 周+6 天进行 NT 超声检查。

（2）妊娠 16~20 周进行产前筛查（指"唐筛"），也可以于 12~20 周进行无创 DNA 检测，替代产前筛查。

（3）妊娠 22~24 周胎儿系统超声检查（"四维彩超"，第一次排畸检查）。

（4）妊娠 24~28 周糖耐量试验。

（5）妊娠 26~28 周胎儿心脏彩超检查。

（6）妊娠 32 周左右产科彩超检查（第二次排畸检查）。

二、就诊注意事项

就诊时需要注意：

（1）常规产检的准妈妈先根据自己的时间进行网上实名预约挂号（有些医院原则上不接受现场挂号），门诊缴费尽量选择手机支付。

（2）挂号后，按照预约时间到医院就诊，就诊时，可由一名家属陪同，最好全程佩戴口罩。

（3）在候诊区等待就诊时尽量不要随意走动，减少与他人接触的机会，与他人保持一米以上的距离。等到叫号后，到相应诊室就诊，做到"一医一患一诊室"。

（4）准妈妈在没有洗手的情况下不要触摸口、眼、鼻等，就诊前后都应及时用随身携带或者医院准备的洗手液洗手。

三、产检小攻略

如果首次产检确定是宫内妊娠，无腹痛和阴道流血等不适反应，且无不良妊娠史，第二次产检可在妊娠 12~13 周+6 天进行，同时进行 NT 超声检查和无创 DNA 检查。

妊娠 20 周以后，要学会胎动计数。妊娠 28 周以后，胎动计数每 2 小时小于 10 次或者胎动减少 50% 提示胎儿有缺氧的可能性。若胎动正常，且无腹痛、阴道流血、阴道流液、水肿、头痛头晕等不适症状，妊娠 36 周之前可每 4 周产检一次，妊娠 37 周之后每 1~2 周产检一次。

产检时一定要遵从医嘱，预约下次产检的时间，若有异常，要随时就诊。

"妈妈救救我"，孕妈妈应该读懂的求救信号

孕妈妈虽然难以时时刻刻受到医疗监护，但是可以通过了解一些危险信号和胎儿缺氧的相关知识监测腹中宝宝的胎动情况，这样可以有效避免一些意外的发生。那么，孕妈妈如何读懂腹中宝宝的求救信号呢？

一、腹痛、阴道出血

妊娠早期，若发现有少量阴道流血，就应警惕宫外孕的可能性，及时做 B 超检查，确定胎儿的着床位置是否出现异常。此外，阴道出血也是先兆流产、前置胎盘最主要的症状之一，孕妈妈需尽快进行检查并卧床休息。假若妊娠晚期腹痛并伴有阴道流血，一定要先排除胎盘早剥。

二、胎动异常改变

胎动是胎儿正常的生理活动，胎动监测是孕妇自测评价胎儿宫内情况最简便有效的方法之一。胎儿急性宫内缺氧一般分为 5 个阶段：胎动频繁、胎动剧烈、胎动减少、胎动消失、胎儿死亡。刚发生缺氧时，胎儿会变得躁动不安，在缺氧初期胎动次数会增多；当宫内缺氧继续加重时，胎动会逐渐衰弱，次数减少，这就是胎儿危险的前兆了。妊娠 18~20 周的孕妇便可以感知，胎动情况因不同胎儿而有所区别，一般安静型胎儿胎动比较柔和、次数较少，兴奋型胎儿胎动动作大、次数多。胎动计数≥6 次/2 小时为正常，胎动计数<6 次/2 小时或减少 50%者提示胎儿缺氧可能性。如果在一段时间内胎动过频或过少，一定要引起重视，及时去医院检查。

三、胎心异常

正常的胎心是规律有力的，每分钟 110~160 次。胎动减少前，出现胎心过频，若超过 160 次/分，为胎儿早期缺氧的信号；胎动减少或停止，胎心少于 110 次/分，则为胎儿缺氧晚期。但是并非所有的胎心异常都是缺氧引起的，若孕妇发烧或患有甲状腺功能亢进或早产保胎时服用舒喘宁、安保等某些药物，除了产妇本身心率会加快外，也会影响胎儿的心率，胎心率常常会超过 160 次/分。

四、溢乳

有的准妈妈在怀孕早期就会有乳汁溢出来，这属于妊娠期的正常现象。如果溢乳明显且伴有腹痛或阴道流血等，就要提高警惕，尤其是以前有过不明原因流产史的准妈妈更要注意，有可能是高泌乳素血症。过高的催乳素水平会抑制下丘脑—垂体的激素分泌，影响胎盘功能和胎儿发育，应及时到医院进行内分泌检查。

五、瘙痒

如果妊娠期孕妇出现全身广泛性瘙痒，出现在腹部和手掌、趾部的瘙痒更加严重些，伴有轻度黄疸、肝功能检查 GPT 升高，有可能是妊娠期肝内胆汁淤积综合征，这种病症易引起胎儿窒息、早产、死胎、孕妇产后大出血等。因此，一旦出现以上瘙痒症状，应立即做相关化验检查，及时发现，尽早处理。

六、高血压和水肿

妊娠高血压综合征是妊娠期所特有的疾病，包括妊娠期高血压、子痫前期、子痫、慢性高血压病并发子痫前期以及慢性高血压病，是孕产妇和围生儿死亡的主要原因。该病发生于妊娠 20 周以后，临床表现为高血压、蛋白尿、水肿并伴有全身多脏器损伤。严重时可出现抽搐、昏迷、脑出血、心力衰竭、胎盘早剥和弥散性血管内凝血，甚至死亡。

七、宫高、腹围异常

宫高、腹围过大者，可能为多胎、巨大胎儿、羊水过多。羊水过多可能预示着胎儿中枢神经系统、心血管等方面的异常。

宫高、腹围过小者，可能为胎儿宫内生长受限、孕周推算错误、羊水过少。羊水过少，则可能是胎儿肾脏或肺部发育不完整。

孕期一定要按时产检，读懂宝宝出现的这些求救信号，或许能够早一些发现和处理，及时挽救这些尚未出生的小生命。

准妈妈频遇贫血，怎么办?

有的准妈妈产检拿到自己的血常规化验单时会有些疑问："平时体检都正常，怎么怀孕了就贫血了呢?"

贫血是孕期比较常见的并发症。由于孕期血容量增加，且血液内血浆增加多于红细胞增加，血液呈稀释状态，又称"生理性贫血"。孕期贫血的诊断标准不同于非孕期妇女。孕妇外周血血红蛋白<110 g/L 及血细胞比容<0.33 为孕期贫血。根据血红蛋白水平分为轻度贫血（100~109 g/L）、中度贫血（70~99 g/L）、重度贫血（40~69 g/L）和极重度贫血（<40 g/L）。

孕期最常见的贫血是缺铁性贫血，约占孕期贫血的95%。由于胎儿生长发育及妊娠期血容量增加，对铁的需求量增加，尤其是孕中晚期，孕妇对铁摄入不足或吸收不足均可引起贫血。

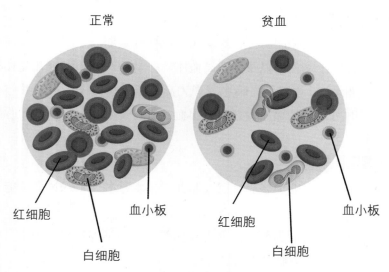

正常和贫血状态时的血液

一、贫血会有哪些症状?

轻度的贫血多无明显症状,中度包括中度以上的贫血可有疲乏、困倦、软弱无力、心悸、气短等症状,也有人表现为食欲减退、腹胀、腹泻、皮肤干燥、毛发枯干、指甲脆薄,以及口腔炎、舌炎等。

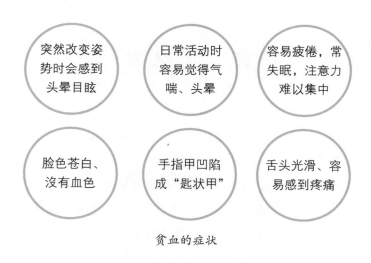

贫血的症状

贫血在孕期的各个阶段对孕妇和胎儿都会造成一定的危害。贫血孕妇对分娩、手术和麻醉的耐受能力差,对失血的耐受性低,对疾病的抵抗力也低。孕妇贫血时,经胎盘供氧和营养物质不足以满足胎儿生长所需,容易造成胎儿生长受限、胎儿窘迫、早产或者死胎,对胎儿远期也会造成一定的影响。

二、贫血的注意事项

贫血的危害这么多，准妈妈应该注意什么呢？

（1）孕前积极治疗失血性疾病，以增加铁的储备。

（2）孕期按时产检，定期检测血常规及血清铁蛋白。

（3）孕期加强营养，多进食含铁丰富的食物，如红色肉类、猪肝及鸡血等，每日增加 20~50 g 红肉。水果、土豆、绿叶蔬菜、菜花、胡萝卜和白菜等富含维生素 C 的食物可促进铁吸收。

（4）若叶酸缺乏，可多吃叶酸含量高的食物，如动物肝脏、肾脏、绿叶蔬菜及鱼类、蛋类、谷类、豆制品、坚果等。

（5）有指征者，听从医生建议，补充铁剂。多数缺铁性贫血孕妇通过补充铁剂后血常规都会有所改善，但是当血红蛋白<70g/L 时，建议输血治疗。

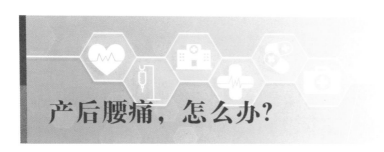

产后腰痛，怎么办？

很多准妈妈挺着大大的孕肚，期盼着赶紧卸货、赶紧解脱，谁知道生娃后才是更多问题的开始。其中，产后腰痛成为大部分女性的常见问题。

一、产后腰痛产生的原因

女性产后腰痛是个常见的现象，不少产妇分娩后为腰部疼痛而苦恼。产后腰痛的主要原因是女性在怀孕后期和分娩的时候，由于人体内分泌系统的改变导致骨盆的韧带松弛，这本来是有利于分娩的一种自然作用，但是由于产后这种改变尚未得到完全调整，骨盆还处于松弛状态，同时分娩后腹部肌肉变得松弛，减弱了对腰椎的保护作用，导致腰椎负担加重，成为产后腰痛的重要原因。

值得一提的是：经常有门诊患者咨询是否是因为无痛分娩腰部麻醉导致腰痛，这其实是没有道理的。

二、产后腰痛的治疗

患了产后腰痛，轻者可以通过休息、改变姿势等方式自行调理，也可以采用推拿、针灸、理疗等方法治疗。哺乳期应尽量避免使用消炎镇痛药物，因为这些药物可以通过乳汁进入婴儿体内，对婴儿的健康造成威胁。

出现产后腰痛，一定要足够重视，尽早治疗，下面是产后腰痛的一些治疗方法：

（1）要采取正确的哺乳姿势，以坐在低凳上为好，如果坐的位置较高，可把一只脚放在一个板凳或搁板上，最好在膝上放一个哺乳枕头，这样可以分担婴儿的部分重量。

（2）要避免经常弯腰或久站、久坐、久蹲，经常使用的尿布、纸尿裤、爽身粉、护臀油及其他常用物品都要做到不用弯腰即可伸手拿到，如果护理台能与婴儿床或摇篮相连，在旁边放上一把与之匹配的椅子就更好了。

（3）生活中注意保护腰部，避免受凉，避免过度负重，避免外伤，保持充分睡眠，不要过早过度运动，经常活动腰部使腰肌得以舒展。如果感到腰部不适，可按摩、热敷痛处或洗热水澡，促进血液循环，改善腰部不适感。

总之，一定要对产后腰痛给予足够重视，及时就诊，及时治疗，尽量消除产后腰痛的不利影响。

啥，"她"还会营养不良？

某位女士的外阴总是瘙痒无比，甚至影响到睡眠。她买了各种洗剂，效果均不佳，去了一家医院检查白带，却未见明显炎症，当作阴道炎治疗了很长时间，症状却始终得不到改善。直到有一天，她去另一家医院的妇科，结果被诊断为"外阴营养不良"。"我这么富态，外阴还会营养不良？"

需要吃点什么，给"她"补充一下营养呢？

一、什么是外阴营养不良？

外阴营养不良的规范名称为女性外阴硬化性苔藓，是一种常见的外阴慢性炎症性非瘤样皮肤病变，主要表现为外阴及肛周皮肤色素减退变白和局部皮肤瘙痒，常伴随着外阴萎缩变薄、外阴粘连、阴道狭窄、性交痛等病症，又被称作"外阴白斑""外阴干枯病"等。

此病是妇科常见病、难治病，疗程长且复发率高，晚期可能发生恶变，严重危害女性朋友的身心健康及家庭生活。

二、外阴营养不良的主要表现是什么？

外阴营养不良的具体表现：

（1）瘙痒：奇痒无比是大多数病人的感受，夜间明显，严重可影响睡眠，可伴随外阴疼痛、排尿困难、尿痛、性功能障碍、性交和排便疼痛等。

（2）变淡：早期表现为外阴颜色比正常女性的外阴要淡一些，加重后则为玻璃纸样白色斑片，也可伴有不规则的过度角化，表现为皮肤增厚、色素沉着，形似苔藓。皮损主要累及大小阴唇、阴蒂包皮、会阴体及肛周皮肤，多呈对称性分布，通常不累及大阴唇的毛发生长区域。

（3）萎缩：若不及时治疗，晚期表现为外阴以及阴蒂萎缩，皮肤变薄，脱屑皲裂，阴道口挛缩狭窄，性交困难。

三、如何治疗？

治疗外阴营养不良的措施：

（1）有炎症的患者需要先治疗炎症。

（2）药物治疗：鱼肝油软膏、维生素 E 外用保湿润滑，局部使用糖皮质激素类药物控制瘙痒，如丙酸氯倍他索软膏、糠酸莫米松乳膏等。此外，还可使用中药口服以及局部熏洗涂擦。

（3）物理治疗：光动力治疗、外阴聚焦超声、点阵式激光等。

（4）手术治疗：适用于保守治疗失败、外阴粘连和可疑恶变患者，一般术后仍需要配合药物治疗。

四、注意事项

女性减少外阴疾病的注意事项：

（1）穿宽松纯棉内衣裤，尽量少用护垫，避免外阴潮湿和摩擦。

（2）清淡饮食，少沾烟酒，不吃辛辣刺激、易过敏的食物。

（3）避免搔抓。

（4）每天用清水清洗外阴。由于女性的外阴皮肤非常娇嫩，清洗时禁用沐浴露或香皂，如果已经出现外阴瘙痒的症状，用香皂等清洗有加重的可能性。

（5）尿液能够诱导和加剧病情，尽量避免皮肤接触尿液，排尿后拭干，排尿前后或游泳前后使用保湿霜保护皮肤。

让大姨妈杀了个"回马枪"

"大姨妈"恐怕是成年女性不可言说的"痛"，每个月都要惦记着它，既怕它不来，又怕它乱来。

有不少女性发现，这个月刚来完"大姨妈"，怎么它还杀了个"回马枪"，没几天又回来了？这种现象叫作月经回潮。

一、什么是月经？

月经是伴随卵巢周期性变化而出现的子宫内膜周期性脱落及出血，月经的出现是生殖系统成熟的标志之一。

月经周期是指月经来潮的第一天到下次月经来潮的前一天。一般认为正常的月经周期为28±7天，即为21~35天。

二、正常的月经期情况如何？

正常的月经期平均为5天，范围为3~7天，失血量平均约35 mL，范围为20~60 mL，经期第2~3天量最多，经血色鲜红或稍暗，黏稠而不易凝固，可产生下腹坠胀、腰骶部酸胀感觉，一般可以耐受，不影响生活和工作。

三、常见的异常月经情况如何？

月经量异常：一般月经量>80 mL称为月经过多，月经量<5 mL称为月经过少。

经期异常：经期长度>7天称为经期过长，经期长度<3天称为经期过短。

周期异常：周期频率>35天称为月经稀发，周期频率<21天称为月经频发。

四、月经为什么会杀"回马枪"？

月经回潮是指女性月经干净几天后又出现回潮的现象，一般持续1~2天，量不会太多。但是如果流血时离月经时间较长了，那就不是月经回潮了，月经后再次出现阴道内出血，要想到以下几种常见原因。

1.宫颈疾病

常见的宫颈炎、宫颈息肉、宫颈癌及癌前病变都可能导致不正常的阴道出血，有些恰好也是在月经间期出现，就需要进行区分。此类病人多有同房后阴道内出血现象，可进行妇科检查以及宫颈癌筛查，包括TCT/LCT或HPV，必要时做阴道镜检查+宫颈活检。

2.子宫内膜息肉

内膜息肉经常会引起异常子宫出血，也喜欢在月经间期出血。通常做 B 超时发现有内膜息肉，又有出血，可以做宫腔镜手术切除息肉。

3.子宫肌瘤

黏膜下肌瘤或者影响宫腔的肌壁间肌瘤可能有类似表现，更多的是月经量增大。B 超可以帮助判断，宫腔镜手术可明确，也可进行治疗。

4.剖宫产切口憩室

有剖宫产手术史，月经淋漓不尽或不规则出血需要警惕，B 超和核磁共振有助于诊断。治疗相对复杂，可以用药调经，必要时需要手术修补。

5.子宫内膜癌

有子宫内膜癌或者内膜不典型增生过长等癌前病变。B 超可能仅提示内膜增厚，需做诊刮或者宫腔镜手术，病理检测后才能确诊。

6.内分泌疾病

黄体功能不好、无排卵子宫出血等，这样的出血可能不规律，可以通过监测基础体温、黄体中期的黄体酮水平或者借助诊断性刮宫术协助诊断。

7.节育环

节育环放置时间长，如果有移位、嵌顿或慢性炎症反应，也可能引起月经期间出血，可以取环再观察。

8.子宫内膜异位症或子宫腺肌病

多伴有痛经或月经量增多，通过妇科检查、B 超或腹腔镜手术可以诊断。

9.排卵期出血

排卵期出血其实并不罕见，之所以会出血是由于成熟的卵泡破裂排卵，之后雌激素水平急骤下降明显，引起子宫内膜表层局部溃破、脱落，从而发生突破性少量出血。如果确诊是排卵期出血，一般不用担心，对身体没有别的影响。假如出血较多、时间长，最好先做个诊刮诊断其他问题。可以用口服短效避孕药抑制排卵，自然不会有排卵期出血，或者使用黄体酮也可以达到类似的效果。

如果偶尔出现月经后阴道内流血，但时间短、量较少，不用特殊处理，多喝热水，多休息，观察下次月经情况；如果流血时间长、次数多，就要考虑排除上述所列原因，及早进行诊治。

小女娃也会得"阴道炎"?

妇科门诊可能会遇见家长代替孩子前来咨询的情况,反映自己家的小女孩老说"屁股疼"。细心的家长在给孩子洗屁股时会发现外阴红肿且触痛明显,有些患儿还伴有分泌物的异常,这让家长们很是担心。这是典型的幼女性外阴阴道炎,这种疾病多见于5岁以下幼女,大多为细菌性阴道炎,主要与不注意外阴卫生有关。此外,缺乏雌激素、外阴皮肤黏膜薄、阴道异物、外阴损伤的婴幼儿也容易诱发此病。

一、主要表现

1.外阴瘙痒和阴道分泌物异常

患儿阴部被触摸或坐下、站立时孩子哭闹,患儿还会自己抓挠阴部,致阴部出现抓痕;阴道分泌物增多时,患儿内裤受分泌物污染伴有异味,有时可以看到血丝。

2.外阴溃疡

可见外阴、阴蒂、尿道口、阴道口黏膜充血、水肿,有脓性分泌物自阴道口流出。病变严重者外阴表面可见溃疡,小阴唇可见粘连,粘连的小阴唇遮盖阴道口及尿道口,只留有一小孔,尿自小孔排出。

3.其他症状

因为尿液刺激局部,会导致婴幼儿出现尿频、尿急等症状,严重时出现排尿困难。排尿次数增多,但总尿量未增。

二、治疗期间的注意事项

抓住病因,预防为主。导致幼女外阴阴道炎的细菌有很多种,应先带孩子到医院就诊,由医生针对病原体选择最佳治疗方案。

(1)不要给孩子穿紧身裤、紧身裤袜。

(2)注意外阴卫生。每天清洗外阴,更换内裤,勤换床单,以防滋生病菌引起外阴炎。

(3)患有妇科炎症的家长不可以把孩子的内衣内裤放洗衣机一起洗。

(4)女婴可能因爽身粉残留聚积在阴唇沟内引起刺激或过敏性炎症。尼龙和人造纤维内裤也可能引起过敏性炎症。

(5)女宝宝尽量不要穿开裆裤,以免泥沙等异物污染,造成炎症。

（6）肥胖的女孩，外阴大腿间摩擦或潮湿受压或皮肤皱褶清洗不净，可发生皮损和感染。

（7）应单独给孩子准备毛巾、浴盆等物品，避免与家庭成员共用。

外阴阴道炎未治疗或治疗不彻底或可造成慢性炎症或反复加重，导致上行感染，以致出现内生殖器及盆腔感染，造成幼儿盆腔炎、附件炎、输卵管炎，最终发展成为成年婚后原发不孕或输卵管部分阻塞造成异位妊娠。

绝经后阴道流血，千万别不当回事

绝经一年以上再次出现阴道流血，民间俗称"倒开花"，这是咋回事呢？返老还童？今年20，明年18？

一、何为绝经呢？

绝经，通常是指卵巢功能衰退，生理性月经永久性终止。因为卵巢功能衰退，性激素不再有周期性变化，子宫内膜也不会发生周期性脱落、出血，因此不会再有月经。

二、为什么绝经后还会出血呢？

绝经后出血是中老年妇女常见的妇科症状之一，出血的原因很多，大部分是良性疾病，但也有一部分是一些恶性肿瘤的早期信号，常见原因如下：

（1）妇科炎症：老年性阴道炎、慢性宫颈炎、宫颈息肉、子宫内膜炎等均可以引起阴道流血。

（2）生殖器官肿瘤：子宫内膜癌最为常见，宫颈癌次之，其他为子宫内膜息肉、黏膜下肌瘤、功能性卵巢肿瘤等。

（3）宫内节育器：绝经后宫内节育器久置不取，因绝经后子宫萎缩而使节育器嵌入子宫肌层，子宫内膜及肌层受损也可致阴道流血。

（4）药物：服用预防衰老的保健品或含激素类的滋养补药也有引起阴道流血的可能性。

（5）血管病变导致的出血：高血压、心脏病、动脉粥样硬化者，有时内膜萎缩导致血管暴露、破裂出血。

因此，如果出现绝经后流血，绝不能粗心大意，务必及时就医，进行针对性治疗，以免延误病情。

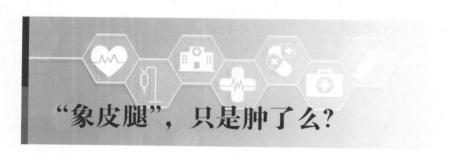

"象皮腿"，只是肿了么？

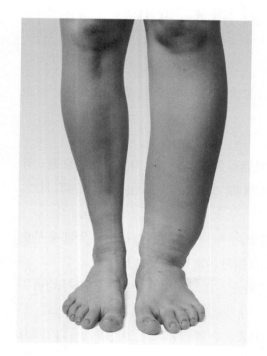

下肢淋巴水肿

"医生，我的两条腿怎么不一样粗了？"

在临床中，做完妇科恶性肿瘤手术后，有的患者会出现下肢"发胖"的情况，出现下肢肿胀、沉重等术后表现，会使患者紧张不安，甚至还会认为手术没有做好。其实，这是发生了下肢淋巴水肿。

一、什么是下肢淋巴水肿？

妇科恶性肿瘤手术后，由于盆腔淋巴结的手术操作切断了下肢的淋巴回流通路，使下肢的淋巴液不能充分回流，组织蛋白异常积聚引起肿胀，还可引起皮肤及皮下组织增厚及炎症和纤维化。另外，术后放疗也会导致局部组织纤维化和瘢痕形成，使淋巴循环受阻，影响下肢回流，引起下肢淋巴水肿。

二、下肢淋巴水肿的临床表现

下肢淋巴水肿表现为下肢凹陷性水肿、肢体周径或体积增粗增大，患者自觉肢体肿胀、皮肤紧绷感、患肢沉重感、僵硬、麻木，运动受限，严重影响术后生存质量。部分患者由于淋巴液淤积的长期刺激，致使皮肤和皮下组织增生，皮肤日渐增厚、粗糙，坚韧如大象皮，称为"象皮腿"。研究显示发生率约 25%，在某些特殊群体中可高达 70%。

三、如何预防下肢淋巴水肿？

具体措施如下：

（1）避免在没有穿着弹力袜的情况下做剧烈运动或长时间运动，尤其是坐飞机长途旅行、长时间行走时，有静脉曲张瓣膜功能不全病史者应长期穿着弹力袜。

（2）经常抬高下肢。坐位时，双腿避免交叉，避免长久坐姿，建议长时间坐位过程中应间断性站立行走，以免影响下肢血液和淋巴循环。

（3）关注肢体皮肤的护理。保持皮肤清洁，常换鞋袜，使用护肤用品，防止皮肤干燥。夏季注意避免蚊虫叮咬及动物抓伤。

（4）适当锻炼，保持理想的体重。肥胖会导致淋巴水肿加重，限制盐的摄入量、平常饮食宜清淡，避免吸烟、饮酒。

四、如何治疗下肢淋巴水肿？

治疗方式：

（1）保守治疗：主要方法包括病人自我防护教育、手法引流、皮肤护理、弹力绷带/袖套加压、物理治疗和运动康复锻炼。

（2）药物治疗：西药效果较为局限，主要用于对抗局部炎症反应、皮肤纤维化和其他并发症的发生。中药可以抑制皮肤纤维化和脂肪沉积，对抗炎和改善微循环有一定的作用。

（3）手术治疗：多用于重度淋巴水肿和保守治疗无效的淋巴水肿，主要方式有病变组织切除术、负压抽吸术、网膜引流术、淋巴管—静脉吻合、淋巴管移植术、静脉代替淋巴管移植术、淋巴结移植等。

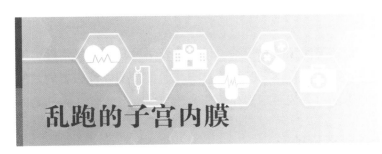

乱跑的子宫内膜

本来应该在子宫腔里生长、有活性的子宫内膜组织在某些条件的诱导下异位到子宫腔以外的部位……子宫内膜异位症在育龄期女性中发病率高达 10%~30%，近年来发病率明显增高，且患病年龄呈现低龄化的趋势。

一、什么是子宫内膜异位症？

子宫内膜异位症（简称内异症）是指在子宫腔以外的其他部位出现子宫内膜组织的综合性疾病。由于其发病隐匿，常引起盆腔疼痛和不孕，具有浸润性，被认为是妇科疑难病之一。

人体中异位的子宫内膜可以说是无处不在、无孔不入、防不胜防的，尽管其为良性疾病，但其侵袭、播散等生物学行为却和恶性肿瘤相似，所以也被称为"不死的良性癌症"。

二、子宫内膜异位症是如何发病的？

目前，子宫内膜异位症的发病机理并不十分清楚，临床上主要有几大学说，以经血逆流种植为主导理论。一级亲属中有子宫内膜异位症患者的妇女发生该病的风险高 7~10 倍。

三、子宫内膜异位症的临床表现

盆腔疼痛，包括痛经、慢性盆腔痛、性交痛、肛门坠痛；不孕：40%~50% 的患者可表现为不孕；月经异常：经量过多或月经紊乱；盆腔结节及包块，17%~44% 的患者合并盆腔包块、子宫内膜异位囊肿；侵犯特殊器官的内异症会伴有其他症状，如便血、血尿、咳血等。

四、如何诊断子宫内膜异位症？

子宫内膜异位症早期诊断困难，普遍存在诊断延迟，从而导致疾病加重，影响治疗效果，增加复发概率，因此此病的早期诊断尤为重要。

病史、临床表现及妇科查体在子宫内膜异位症的诊断中起着至关重要的作用，部分早期子宫内膜异位症患者虽辅助检查无阳性结果，但会有典型的体征，包括子宫固定、局部触痛、附件区包块且活动差，甚至会有典型的盆腔触痛结节。

五、如何治疗？

虽然子宫内膜异位症目前还无法预防和根治，但是要及早发现、尽早治疗，要根据患者的年龄、生育要求、症状严重性、既往治疗史、病变范围以及患者的意愿选择个体化治疗方案。治疗方法可分为手术治疗、药物治疗、介入治疗、中药治疗和辅助治疗。

六、如何预防子宫内膜异位症？

注意妇科卫生，检点两性生活，避免经期性交，减少经血逆流的机会；调节情绪，注意保暖，月经期间注意个人卫生，禁止激烈体育运动及重体力劳动；尽量避免做人工流产和刮宫，做好计划生育；子宫内膜异位症可能有遗传倾向，妈妈或姐妹有严重痛经或疑似子宫内膜异位症的女性应该主动去正规医院检查。

鉴于子宫内膜异位症的侵袭性和破坏性，女性朋友如出现类似症状，一定要引起重视，才能做到早期诊断、精准治疗、辅助用药、适时助孕、减少复发。

别让"沉默杀手"盯上你

一位女士发现腰围粗了整整一圈儿，她以为是自己吃得多、发胖了。直到吃不下饭，甚至无法平躺，才到医院妇科就医。经过检查，发现她的腹部有巨大的卵巢肿瘤，已是卵巢癌晚期，还有大量的腹水，需要进行化疗，做根治性手术。这个结果让她及其家人感到难以接受，明明之前感觉身体很健康，也没有任何不适，怎么一下子就肿瘤晚期了呢？

卵巢癌是严重危害女性健康且死亡率极高的一种妇科肿瘤。卵巢深居盆腔，早期发病较为隐匿，难以发现。一旦发病，多为晚期，号称"沉默杀手"。

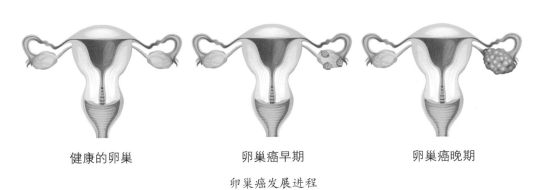

健康的卵巢　　　　卵巢癌早期　　　　卵巢癌晚期

卵巢癌发展进程

一、如何保养卵巢，防治卵巢癌？

养成良好的生活习惯，坚持锻炼，避免熬夜，增强体质；避免消极化情绪，保持心情舒畅，不要给自己太大的精神压力；注意调理饮食、摄入足够的营养成分；

卵巢囊肿要定期复查，如果需要手术须及时处理，防止恶变；有卵巢癌、乳腺癌家族史的女性朋友，卵巢癌发病率较高。如果需要做遗传咨询，可以到医院妇科做BRCA基因检测，指导预防性的卵巢手术。

二、遇见卵巢恶性肿瘤怎么办？

卵巢癌诊治专业性极强，是妇科领域的"专业制高点"。对于卵巢癌的治疗来讲，彻底的手术、规范的化疗和维持治疗是卵巢癌患者全程管理体系的"三驾马车"。

规范彻底的手术是卵巢癌患者治疗的基石。手术要尽量达到"R0"，通俗地讲，就是要做到"切干净"；规范化的化疗是捍卫手术治疗效果的保障，正确的临床决策至关重要。选择什么化疗方案，对于容易复发的卵巢癌，特别是对于一些特殊类型、晚期卵巢癌的治疗有重大意义；手术和化疗后应用PARP抑制剂[①]已经成为卵巢癌公认的标准疗法。近年来，随着维持治疗概念的出现，特别是PARP抑制剂的问世，多种PARP抑制剂陆续进入医保，为广大卵巢癌患者带来了福音。

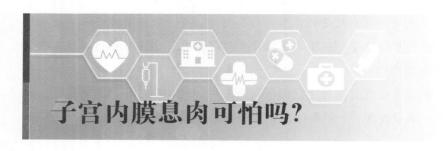

子宫内膜息肉可怕吗？

子宫里长了个息肉，严重么？是不是要马上手术？会不会发展成肿瘤？……

一、什么是子宫内膜息肉？

子宫内膜息肉是一种常见的妇科疾病，可发生于青春期后任何年龄，好发年龄为40~49岁。子宫内膜息肉是子宫内膜局部过度生长形成的结节状突起，小的只有几毫米，大的可以达到2~3 cm，可以单发，也可以多发，占据整个宫腔。多表现为月经过多、经期延长、不规则阴道流血、绝经后子宫异常出血、白带异常、不孕等。小的息肉一般没有明显临床症状，多数是通过B超或宫腔镜检查发现的。

---

①PARP抑制剂是一种能够影响癌细胞的自我复制方式的医学用剂。

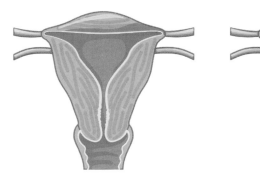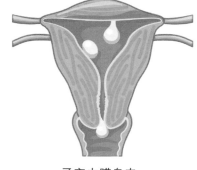

正常子宫　　　　　　　　子宫内膜息肉

正常子宫与子宫内膜息肉

二、子宫为什么会长息肉？

子宫内膜息肉的形成原因尚不清楚，可能与子宫内膜慢性炎症及局部高雌激素环境有关，也可能与子宫肌瘤、宫颈息肉及子宫内膜异位症有关。高危因素包括高龄、不孕、高血压、肥胖、糖尿病、激素替代治疗、长期妇科炎症刺激，以及乳腺癌术后药物他莫昔芬的使用等。

三、子宫内膜息肉会不会发生癌变？

子宫内膜息肉的恶变率较低。数据显示，95%以上的子宫内膜息肉为良性病变。高龄、异常子宫出血、息肉直径过大、多囊卵巢综合征、肥胖、糖尿病、服用他莫昔芬、绝经晚、绝经后阴道流血常为发生恶变的预警。

四、哪些情况需要做手术？

绝大多数息肉都是良性的，并且息肉越小越容易自然消退。对于体积较小、无症状的息肉，不必进行特殊治疗，定期随访即可；对于直径较大，或者有明显月经过多、经期延长、不规则阴道流血等症状的，建议手术治疗。有生育要求者，如果息肉较大，直径超过 10 mm，建议手术后再试孕，可提高自然受孕能力。同时，绝经后，也需警惕息肉恶变可能，应积极进行筛查治疗。

五、子宫内膜息肉术后易复发吗？

子宫内膜息肉术后总体的复发率约 2.5%~43.6%，主要因素：病因没有去除；息肉根部未切干净；阴道炎症和宫颈炎的发生，使细菌等微生物上行感染，作用于宫腔引起炎症反应，刺激子宫内膜形成息肉；服用含雌激素的保健品等。

六、如何预防子宫内膜息肉术后复发？

子宫内膜息肉切除术后需要进行药物管理，以改善症状、降低术后复发率。对于有生育要求的女性，可采用孕激素治疗；对于无生育要求的女性可口服避孕药，既能够避孕又能够预防息肉复发。

子宫内膜息肉不可怕，因为大多数都是良性病变，特别是对于直径小于 10 mm、无症状的息肉，可以先观察、定期复查。但是对于有息肉恶变的高危因素、直径较大、有明显月经改变的女性，建议积极治疗，预防恶变。

不想和妇科医生见面，可以这样做

如果一日之间早晚温差很大，可能导致人体的抵抗力减弱，许多细菌还会滋生繁殖，容易引发一些妇科疾病，让很多人苦不堪言。要想不用去医院和妇科医生见面，女性朋友得多了解点儿妇科那些事儿。

一、常见的妇科疾病及其表现

1.阴道炎

阴道炎是导致外阴阴道症状（如瘙痒、灼痛、刺激和异常流液）的一组病症。正常女性的阴道对病原体有天然的防御功能，一般不会出现炎症。随着天气逐渐变冷，许多女性喜欢穿紧身的保暖内衣裤，分泌物和汗液不易散发，极易感染细菌并导致细菌滋生，从而引发阴道炎。症状多表现为外阴瘙痒、灼痛、分泌物增多等情况。

2.宫颈炎

宫颈炎为宫颈受损伤和病原体侵袭而致。若私处卫生护理不当，当抵抗力下降时，一些常见病菌，如葡萄球菌、大肠杆菌、链球菌、绿脓杆菌、滴虫等容易入侵，诱发宫颈炎。宫颈炎的主要表现为白带增多、色黄、宫颈充血、腰骶部疼痛、小腹下坠感等。

3.尿道炎

尿道炎就是尿道黏膜的炎症。久坐，尿道和膀胱容易充血、肿胀，若饮水减少，尿液变少且浓，不能及时将入侵的细菌冲洗出去，就增加了细菌感染的机会。尿道炎的表现为尿频、尿急、尿痛、发热、腰痛等症状。

4.盆腔炎

盆腔炎是指女性生殖器官、子宫周围结缔组织及盆腔腹膜的炎症。寒气入侵人体，造成女性子宫平滑肌痉挛收缩，进而出现宫寒、痛经、经血颜色加深、出现血块等症状。如果盆腔由于宫寒而长期淤血，就很容易引起盆腔炎，情况严重的甚至会影响受孕。盆腔炎全身症状不明显，有时会有低热、下腹部坠胀、疼痛及腰骶部酸痛、白带增多、月经不调等症状。

二、如何预防妇科疾病

1.养成良好的卫生习惯

保持外阴清洁，每日至少清洗外阴一次，清洗时用温水，不需要刻意用沐浴露、香皂或阴道清洗液对阴道进行冲洗，这样会杀死对身体有益的阴道杆菌，使局部抵抗力下降，增加感染机会。同房前双方应注意清洗外阴。

2.勤换衣裤、内裤

要以透气性、吸湿性较好的棉麻织品为主；每天勤换内裤，换下的内裤一定要单独清洗并将内侧朝外晾晒；少用护垫，不要穿过紧的裤子。千万不要穿还没有晒干的内裤，容易滋生细菌。

3.多喝水，均衡饮食

多吃蛋白质丰富和富含维生素的新鲜蔬菜、水果等，如鱼蛋类、豆制品等食物，少吃油腻及辛辣高脂、高糖食物。

4.增强体质，早睡早起

劳逸结合，适当运动，增强自身的抵抗力，每天要有充足的睡眠，切忌熬夜。

女性朋友在做好预防的同时，也要定期进行妇科健康体检，尽早发现疾病，及时到正规专业医院进行科学诊治，以免贻误病情。

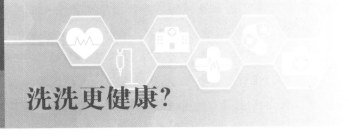

洗洗更健康？

不少女性朋友为了卫生经常使用洗液清洁私处，真的会洗洗更健康吗？专家告诉你，你被误导了，小心越洗病越多。

一、正常阴道微环境

健康女性的阴道有正常的微生物群，如乳杆菌、加德纳菌、大肠埃希菌（大肠杆菌）等，形成一个微酸性环境（pH≤4.5，多在3.8~4.4），有强大的自洁作用，能够抑制其他病原体生长，保持阴道的良好卫生状态。

如果明明很健康，为了预防妇科疾病，频繁使用外洗剂、消毒剂等来冲洗阴道，过度清洁反而会适得其反，破坏了阴道正常的微环境，也就是医生口中的"菌群失调"，反而会促进异常菌群生长，从而引发阴道炎症。

二、正确的操作

身体健康的女性阴道也有一定量的分泌物，但分泌物清亮、透明、无味，不会引起外阴刺激症状。如果是这种情况，正确的私处清洗是用清水，不需要任何洗液，也不需要冲洗阴道，清洗前洗净双手，再清洗会阴，最后清洗肛周。洗后保持干燥，然后再穿干净的内裤即可。

如果发现阴道分泌物异常，如白带量多、颜色异常或私处瘙痒等情况，建议到正规医院进行妇科检查，及早发现炎症的类型，对症治疗，不能盲目"洗洗"了事。

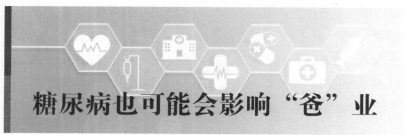

糖尿病也可能会影响"爸"业

一听到"糖尿病"三个字，第一反应就是血糖升高，导致糖尿病肾病、视网膜病变、周围神经病变等，殊不知糖尿病同样会影响男士们的"爸"业。

有一对夫妇身边同龄的同事、朋友们的肚子一个个都表现出了"幸福"，可他们结婚两年了依旧没有动静。在家人的催促下，夫妇俩来到医院的生殖医学中心。在问诊过程中男士显得十分扭捏，但在医生耐心的开导和询问下，他说出了实情："医生，我最近一年感觉力不从心，而且精液量也逐渐减少，最近两三个月基本射不出来了。我得糖尿病4年多了，一开始吃药，后来效果不好，最近两年打胰岛素了，同房以后排尿好像有些浑浊。"

此时，医生的心里已经有了答案——逆行射精，只需要做个检查验证一下即可。检查后，精液化验室报告单提示射精后尿液可见大量精子，部分为活动精子，"逆行射精"诊断成立。

诊断明确后，夫妇俩在专家的指导下进行人工授精助孕治疗。幸运的是，人工授精后 14 天查血绒毛膜促性腺激素（Human Chorionic Gonadotophin，HCG）报告阳性，28 天后彩超提示宫内可见胎心搏动。小两口喜笑颜开，终于可以体验准爸妈的幸福了。

一、什么是逆行射精？

正常来讲，男性性高潮后精液顺行射出体外，但是由于膀胱颈病变、糖尿病等各种原因导致精液不能射出体外，反而进入膀胱内，这种情况叫作逆行射精，也有一部分人会存在部分逆行射精，一部分射出体外，另一部分进入膀胱。

二、糖尿病是如何导致逆行射精的？

一般来讲，男性射精时身体会伴随一系列复杂的神经反射，射精时膀胱颈口会产生强烈的肌肉收缩，目的就是关闭膀胱"出口"，增加尿道内压力，这样就能保证精液不会"走错路"，顺利射出体外。糖尿病患者容易诱发周围神经和自主射精病变，导致射精时肌肉收缩配合不协调，膀胱颈部出现关闭障碍，精液逆流进入膀胱，形成逆行射精。

三、出现了逆行射精，该如何治疗？

逆行射精患者可以考虑使用伪麻黄碱、米维、溴苯吡胺或者中药等药物进行治疗，但大部分人效果欠佳。药物治疗无效，就只能考虑人类辅助生殖技术来助孕了。

如果发现射精后尿液检查可见大量活动精子，精子优化处理后质量较好，可以考虑人工授精助孕治疗；如果处理后活动精子较少，那就需要试管婴儿来助孕治疗。

日常生活中，建议大家平常保持科学的饮食作息习惯，定期健康查体，做到早发现、早诊断、早治疗，早日成就"爸"业。

精液发黄是病吗？有 5 种颜色要注意

精液的颜色是由组成精液的成分决定的，正常的精液应该是灰白色的液体，部分含有透明凝块，约 10~30 分钟后凝块自行液化。如果精液颜色改变了，很有可能是出现了某些疾病。

一、黄色

黄色的精液是灰白色之外最常见的颜色。最常见的原因是长时间未射精导致的。隔个十天半个月不射一次，那么射出来的液体就可能是偏黄的。除此之外，如果服用了某些维生素或者药物，吃完之后不但精液会变黄，尿液也会变黄。

以上这两种情况都是正常的生理现象，不用担心。但是如果精液长期发黄，那么就有可能是患有前列腺炎或者存在生殖系统的感染，从而引起精液里的白细胞数量大大增多，导致精液颜色变黄。

二、红色

精液呈红色，提示精液中含有红细胞，也称为"血精"。红色的精液可以进一步分为粉红、鲜红和暗红。不同部位出血会呈现不同的红色，情况比较复杂，通常是由于精囊炎、精囊结石、前列腺炎等疾病引发的，如果出现"血精"，请及时就医。

三、绿色

精液出现了黄绿色，应该予以重视，因为这表明是男人的生殖道内有炎症，很有可能是因为精囊和前列腺的化脓性感染。

四、黑色

黑色精液一般见于非常严重的出血，或者是铅、锰等重金属中毒的情况，一定要及时到医院就诊。

五、透明

精液颜色比较透明，像水一样稀，这往往意味着精液里的精子含量非常少，浓度极低，常见于极度少精症或无精症的患者。

俗话说得好，生娃要趁早

很多人经常听见老人们催生娃，"早点生，不然过了年龄就不好生了，以后等你想要了都不一定能要得上！"要孩子真的要趁早吗？俗话说得好，生娃要"趁早"。当然也不是越早越好，25~28 岁是女性生育的最好时期。

一、年龄大对生育有什么影响呢?

女性超过 35 周岁即属于高龄孕产妇。35 岁以上的女性生育出现异常的概率会明显增加:一是不容易怀孕,怀不上;二是容易流产,保不住;三是容易出现出生缺陷,怀不好。这是什么原因引起的呢?

随着年龄增长,男性和女性的生育力都会逐渐下降,尤其是女性。女性每周期的妊娠可能性随着年龄的增长呈下降趋势:25 岁为 25%,到 35 岁下降至 12%,到 42 岁下降至 6%。对于男性,一般认为其生殖能力也受年龄影响,超过 40 岁也是生育的危险因素,后代的健康风险相应增加。

辅助生殖技术时,女性在 35 岁以下的体外受精—胚胎移植 (IVF–ET) 的临床妊娠率可达 60%~70%,但是 40 岁以上的临床妊娠率只有 8%~10%,甚至更低。目前,引起生育能力下降的原因很多,但高龄导致的配子质量下降是其关键因素。

二、高龄对女性卵子的影响

1.高龄女性卵子的受精率及优质胚胎率下降

卵母细胞的胞浆老化,导致胞浆蛋白及 mRNA 改变,影响受精后胚胎的继续发育。另外,高龄女性卵母细胞纺锤体①异常增加,导致在减数分裂中形成染色体异常的概率增加,从而导致胚胎种植率降低,增加了种植后流产的风险。

2.高龄女性卵子的染色体非整倍体比例增加

除卵巢储备下降外,卵子的质量也随年龄的增加而逐渐下降。在 40~45 岁女性中,79%的卵母细胞存在减数分裂纺锤体异常,而 20~25 岁女性只有 17%,年龄 40 岁以上的女性卵母细胞大部分染色体异常。

3.高龄女性卵子的线粒体变化及凋亡

线粒体是细胞的"能量工厂",产生的 ATP 是细胞生命活动主要的能量来源,为卵母细胞的成熟、受精及胚胎发育提供能量,随着女性年龄的增长,卵子中的线粒体功能逐渐下降,ATP 减少,影响胚胎的正常发育。同时卵子中的线粒体数量与受精率及胚胎发育关系紧密。辅助生殖过程中体外受精反复失败的女性常常伴有卵子的线粒体功能异常。

三、高龄男性精子的变化

1.高龄男性精液参数的变化

随着男性年龄的增长,精子浓度、活力及正常形态比例呈下降趋势。

---

①纺锤体,形似纺锤,是产生于细胞分裂前初期到末期的一种特殊细胞器。

2.高龄对男性精子非整倍体及 DNA 突变的影响

正常男性中约 10% 的精子为非整倍体精子，主要为 21、22 号染色体非整倍体。研究显示，随着年龄的增加，非整倍体精子比例增加。与年轻人相比，年龄>50 岁的人精子的性染色体异常比例增加。

3.高龄男性精子 DNA 完整性改变

精子 DNA 的完整性是正常受精和胚胎发育的重要因素之一，精子 DNA 的损伤包括 DNA 碎片、组蛋白/鱼精蛋白比例失调等，都对自然受孕及辅助生殖技术的治疗结局有负面影响。精子 DNA 完整性也是影响体外受精成功率及胚胎发育的重要因素。

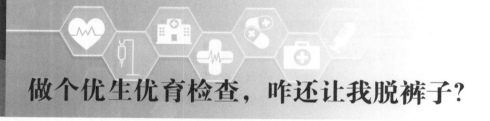

做个优生优育检查，咋还让我脱裤子?

男士们，你们是否也经历过，明明到医院做个优生优育检查，就想查个精子正常不正常，咋还被要求脱裤子呢?

在门诊工作中，经常会遇见生殖男科医生让男性患者脱裤子查体的情况，让人感到大大的"尴尬"和"意外"。其实，这只是医生诊疗工作中不可缺少的一部分。

男科医生不是透视眼，隔着裤子，真的无法了解你的"小弟弟"，也就是第二性征发育是否正常。

为何需要脱裤子检查呢?

如果发现下面一些情况的异常，为了"小弟弟"的健康，请及时就诊，避免出现更严重的后果。

（1）了解"丁丁"有无异常，看看有没有包茎、包皮过长，有没有尿道下裂、尿道畸形，以及有无硬结和异常弯曲等。

（2）了解"蛋蛋"是否正常。一般来讲"蛋蛋"左右各 1 个，不能多也不能少，大小如核桃（正常人睾丸体积≥15 mL），如果太小如花生米或者黄豆大小，那么可能是睾丸发育不良，需要鉴别下丘脑垂体的病变或染色体异常等；如果阴囊内空空如也，啥也没有，可能是隐睾。这些情况严重影响男性的生育能力。如果阴囊特别肿大，那么需要进一步鉴别是否是腹股沟疝或者鞘膜积液等。

（3）检查是否有睾丸肿瘤，这是男科医生最不愿看到的一种情况。这个种肿瘤一般质地比较硬，感觉较重，部分人可能存在疼痛不适。

（4）如果阴囊内存在蚯蚓状的团块，而且伴有阴囊坠胀疼痛不适，这种情况很可能是精索静脉曲张，如果触摸到输精管呈串珠样改变，要警惕输精管结核的风险。

（5）睾丸剧烈疼痛的鉴别，睾丸扭转或睾丸附睾炎。这种情况主要是睾丸存在剧烈疼痛，对于非医学人员而言较难鉴别。用手轻轻抬高睾丸，如果疼痛加重很可能是睾丸扭转，这也是医学上的 Prehn 征——阴囊抬高试验，这种方式用来鉴别是否存在睾丸扭转。如果疼痛没有明显加重甚至减轻，那么可能是睾丸附睾炎。

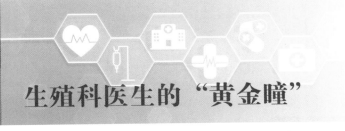

生殖科医生的"黄金瞳"

　　宫腔是胚胎宝宝扎根的温床，也是他们的"房子"，想知道胚胎宝宝的房子长啥样儿？生殖医学中心的医生们有一件法宝——宫腔镜检查。

　　宫腔镜检查是生殖医学中心医生的"黄金瞳"，它是一种特殊的纤维光源内窥镜，包括宫腔镜镜头、能源系统、光源系统、灌流系统和成像系统。原理是通过一根光学镜，经宫颈管进入宫腔，冷光源可以将宫腔照亮，并通过光学镜的放大效应，将宫腔图像显示在监视屏幕上，这样，狭小的宫腔便会一览无遗。医生通过监视屏幕，可以清楚了解到宫腔内的形态结构及子宫内膜等情况。因其特有的直观性和准确性，现已成为宫腔内病变的首选检查方法。

一、为什么要做宫腔镜检查？

　　在不孕不育患者的诊断治疗中，经常需要宫腔镜检查的帮助。具体说来，下列不孕不育患者可考虑行宫腔镜检查：

　　超声检查内膜厚度或形态异常，如怀疑子宫内膜息肉、宫腔粘连、子宫纵隔畸形等超声异常表现；试管助孕过程中，反复胚胎种植失败，根据内膜情况，必要时在胚胎移植前进行宫腔镜检查；有复发性流产史、多次人工流产史、月经量少、盆腔结核史等患者；因输卵管粘连梗阻需要进行腹腔镜下输卵管粘连分离手术时，可酌情做宫腔镜检查，并配合腹腔镜下的输卵管通畅试验等。

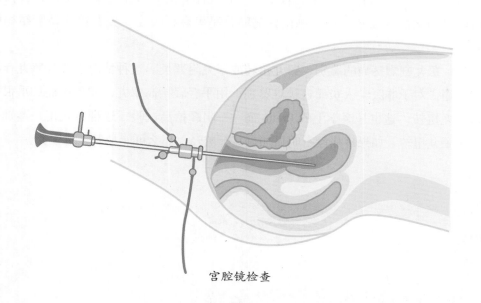

宫腔镜检查

二、宫腔镜检查有疼痛感吗？

很多患者担心进行宫腔镜检查的时候会不会有明显的疼痛感。宫腔镜检查的过程是不需要麻醉的，检查时，一般只会有轻微的坠胀感，但有的患者对疼痛较为敏感，所以在检查过程中会有轻微疼痛的感觉，通常这种疼痛是可以接受的。

三、做宫腔镜检查的最佳时间

最好选择在月经干净后的 2~7 天来做，因为这个时间段月经刚结束，子宫内膜脱落后生长的时间还不长，相对比较薄，此时进行宫腔镜检查视野清楚，并且能最大限度地避免内膜碎片造成的假象；对于需要做宫腔镜检查，但时由于各种原因无法在最佳时间段预约到检查的患者，建议当月口服避孕药来抑制内膜生长且避孕，这样在整个服药期间的任何一天检查都可以达到同样的效果；其他特殊情况的宫腔镜检查需要遵医嘱确定时间。

四、宫腔镜检查后的注意事项

无须卧床，但不宜劳累；禁止性生活及盆浴两周；检查后需用抗生素预防感染；若检查中留取标本行病理检查，之后需要及时取病理报告并按时复诊。

还没怀孕，咋就"下奶"了呢？

还没有怀孕，为什么乳房冒出了"乳汁"，面对这样的问题，医生会告诉你，有一种"泌乳"叫作"高泌乳素血症"。

一、什么是高泌乳素血症？

高泌乳素血症是一类由多种原因引起、以血清泌乳素升高及其相关临床表现为主的下丘脑—垂体轴生殖内分泌紊乱综合征，是临床上常见可累及生殖、内分泌和神经系统的一类疾患的统称。

二、什么是泌乳素？

泌乳素也叫催乳素（Prolactin，PRL），是大脑分泌激素中的一种。女性在怀孕后及哺乳期，泌乳素分泌旺盛，可促进乳腺发育，帮助泌乳。非孕期泌乳素一般不超过 30 ng/mL。

三、高泌乳素血症有哪些表现？

异常泌乳，但分泌乳汁量与泌乳素值的高低无关；月经异常，表现月经紊乱和不孕；出现肿瘤压迫症状，如视野缺损、视力下降、头痛、嗜睡等。

四、导致泌乳素升高的原因

导致泌乳素升高的最常见的原因就是脑部异常，如脑内肿瘤压迫垂体或垂体腺瘤等，需要磁共振（MRI）检查进行鉴别。内分泌疾病也会引起泌乳素升高，如原发性甲状腺功能低下、多发性内分泌瘤Ⅰ型、多囊卵巢综合征等，可通过内分泌检查进行判断。有一部分人找不到泌乳素升高的原因，属于"特发性高泌乳素血症"，需要进行排除性诊断。

PRL≥30 ng/mL，就是高泌乳素血症吗？这还真不一定，首先要看你是否有以下状况：情绪紧张、寒冷、麻醉、手术、低血糖、性生活、运动时都伴有即时、短暂性的泌乳素升高；进餐 30 分钟内泌乳素也会增加 50%~100%，尤其是高蛋白、高脂饮食；口服某些药物也会引起泌乳素水平升高，如抗结核病药物（异烟肼）、利尿剂（螺内酯）、避孕药等。如果排除以上问题后泌乳素仍表现为持续性增高状态，那就可以给予"高泌乳素血症"的诊断了。

如果 PRL<100 ng/mL，临床症状不明显，月经规律，无生育要求，可定期随诊观察，不需要药物治疗；如果有腺瘤压迫症状或溢乳、月经异常等临床表现，建议给予多巴胺受体激动剂——溴隐亭药物治疗，一般从小剂量开始，逐渐增加剂量，维持血泌乳素水平正常，临床症状消失后，可考虑逐渐减量至最小有效量，长期维持；如果有生育要求，可在口服溴隐亭的同时给予促排卵药物治疗，一旦确定妊娠后即停药。

需要注意的是：溴隐亭对早期妊娠无副作用，因此对于高泌乳素血症伴有生育要求的患者给予溴隐亭治疗是安全、可靠、有效的。但是由于溴隐亭可以通过胎盘，不推荐整个妊娠期服用，除非因大腺瘤伴有临床症状时可考虑在医生指导下整个孕期使用。

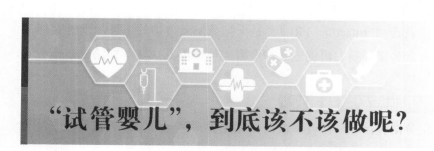

"试管婴儿"，到底该不该做呢？

"医生建议我做试管，需要做吗？只能做试管怀孕吗？我难道不能自己怀孕了吗？""'试管婴儿'技术生育的孩子会有问题吗？"

很多不孕夫妇在经过系统检查后听到医生提出做"试管婴儿"的建议时都会有上述疑问。

一、什么是"试管婴儿"？

我们平时所说的"试管婴儿"，更专业的名称是体外受精—胚胎移植技术。需要经历促排卵、取卵、体外受精形成胚胎、胚胎移植的过程。与自然受孕不同的是，这个过程会促进女性多个卵泡发育，待卵泡成熟后取出体外，在体外完成受精过程，等胚胎发育到一定阶段，选取优质胚胎移植回体内。

"试管婴儿"技术明显提高了怀孕率，自然试孕每月的怀孕率在 10% 左右，而此技术可以达到 50% 以上。可能有人会问，让多个卵泡发育会不会让卵泡提前排完，提前衰老呢？这就不用担心了，女性自然周期虽然只会排一个卵泡，但每个月都会有一批卵泡发育，只是很多卵泡因机体的调节机制都萎缩了，而促排卵就是让那些要萎缩的卵泡继续生长发育起来，并没有提前消耗卵泡。

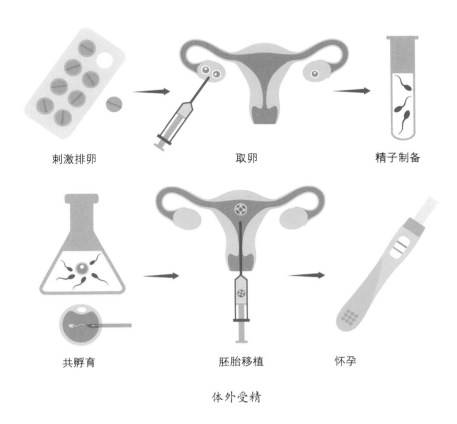

刺激排卵　　　　　　取卵　　　　　　精子制备

共孵育　　　　　　胚胎移植　　　　　怀孕

体外受精

二、什么情况下需要做"试管婴儿"?

"试管婴儿"技术要有严格指征，通俗地讲，只有符合条件才能做，不是想做就能做的。一般有以下几种情况：输卵管因素、排卵障碍、子宫内膜异位症、子宫腺肌病、男方精液质量差等导致的不孕，不明原因不孕症等。

三、做了"试管婴儿"，就一定能怀孕吗?

很多夫妇可能会有误解，认为"试管婴儿"是解决不孕的最后保底办法，必须把所有能试的方法试遍，都失败了才会迫不得已选择该技术。这种想法可能会让怀孕变得很难。

"试管婴儿"技术只是会增加妊娠率，但不能保证100%成功。它的成功与很多因素有关，尤其是女性年龄，超过35岁就是生育高龄，随着年龄增加，卵子数目和卵巢功能均会显著下降，这时即使是做试管，成功率也会很低。因此，一定要在合适的时间做合适的事情。

"试管婴儿"技术与自然怀孕生育的孩子是一样的，无论是采用哪种方式怀孕的，孕期定期产检都非常重要。

　　生育健康、聪明的宝宝是所有家庭的最大心愿，到正规医院得到医生的合理建议，会让怀孕之路更加轻松。

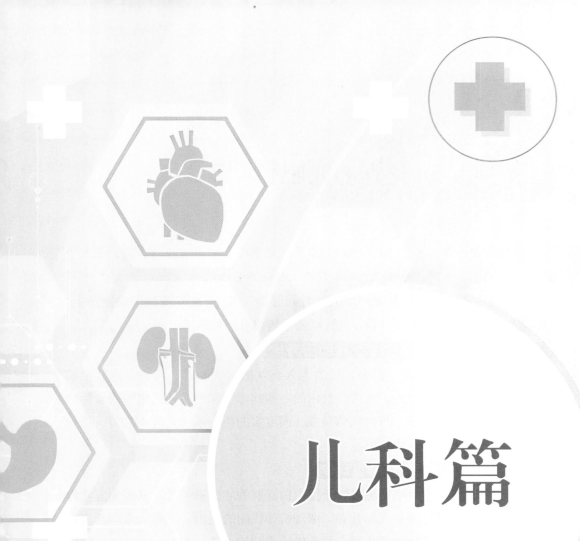

儿科篇

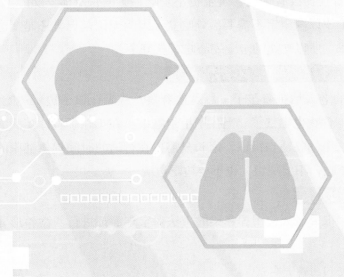

家长们，可长点心儿吧！

"孩子饭里要加点儿盐，吃得才有劲儿！""没事给咱家宝贝捏捏鼻梁，长大了鼻梁高。""孩子白天别让他睡觉，要不到晚上就睡不着啦……"

类似的说法常常被称作是老一辈的"育儿经验"，甚至被实践到了宝宝身上。殊不知这些"育儿经验"并不可信，这些坑新手妈妈可别再踩了。

一、食物嚼碎了再喂宝宝，有助于消化

在宝宝添加辅食的阶段，很多家里的老人喜欢把食物嚼碎，再一点点儿喂孩子，这种方式是非常不可取的。大人口腔内的一些病毒或细菌会通过咀嚼的食物传染给孩子，大人的抵抗力强，可对病菌免疫，而宝宝的免疫系统发育不完善，抵抗力差，病菌进入体内就会导致发病。

二、多吃是福，白白胖胖更健康

老人们大都认为，宝宝吃得越多，长得白白胖胖的才健康可爱。其实宝宝吃得过多，肝肾就需要处理过多摄入的营养，增加机体代谢的负担。吃得太多的话，机体就需要大量的血液优先供给消化道，导致供给大脑的血液相对减少，从而影响宝宝智力发育。

三、宝宝吃饭加点盐才更有力气

盐是人体获得钠的一个重要途径，而钠是人体必需的元素，因此有些老人就觉得宝宝不能缺了盐，而且若食物没有味道，宝宝也不爱吃，影响长身体。实际上，根据中国居民膳食指南，1 岁以内宝宝不需要额外吃盐，因为无论是母乳还是配方奶粉都能满足宝宝钠的需求，所以吃奶的宝宝安心吃奶就好了。

四、孩子不爱吃饭，得追着喂，不然饿着娃

孩子不爱吃饭，家里的老人怕饿着孩子，总是追着喂，或者让孩子边玩边吃。其实现在的生活条件好了，食物也丰富了。当孩子拒绝吃饭，在排除了身体疾病方面的因素外，我们可以让孩子体验适当饥饿，家长只需要在合适的时间提供健康的食物就行，不需要强迫孩子吃，不要喂饭，也不要边吃边玩。

五、宝宝的鼻梁越捏越高

为了拥有挺拔的鼻梁，很多老人会用捏鼻梁的方法对宝宝面部进行"微整形"。

实际上，这种方式危害很大，因为宝宝的鼻腔非常脆弱，捏鼻梁很容易造成鼻腔损伤，引起炎症。最重要的是，这种做法根本就不能形成高鼻梁。

六、孩子发烧，给"叫叫魂儿"就好

很多老人觉得孩子生病去医院不是抽血就是打针，孩子太遭罪了，所以就到处寻找各种偏方、土方，甚至找一些"巫医、神婆"叫一叫魂儿。

现代社会，我们需要相信科学的力量，相信医院和医生的专业技术，不要盲目自行治疗，导致孩子病情延误。

七、宝宝白天不能睡太多

很多老人都认为宝宝白天如果睡太多，晚上就会"闹觉"不睡了。其实，宝宝每天的睡眠时间和年龄有很大关系，一般刚出生的新生儿睡眠的时间比较长，平均每天达到 20 小时左右，有的甚至达到 22 小时。睡眠不足会影响宝宝生长发育，因此我们认为睡太多了，可能对宝宝来说还远远不够。

八、家里就一个宝贝疙瘩，迁就一下怎么了？

隔辈亲是生活中一种非常常见的现象，老人对宝宝的要求无限满足，就怕委屈了宝宝，而且对一些不合理的要求也要满足，这样做的后果就是很容易使宝宝养成以自我为中心的意识，形成自私、任性的性格。

医生，为什么我家娃只有一个蛋蛋?

有些家长在给孩子洗澡时会发现，自家孩子一边的阴囊是空虚的。不要掉以轻心，这大概率是隐睾。那么，消失的"蛋蛋"去哪儿了？

一、什么叫作隐睾？

隐睾包括睾丸下降不全、睾丸异位和睾丸缺如。睾丸下降不全占大多数，它是指睾丸未能下降至阴囊内，表现为阴囊空虚、塌陷等症状。

二、为什么会出现隐睾？

睾丸最开始是在胎儿腹内长大的，然后在怀孕 6~7 个月的时候婴儿的睾丸觉得

自己有必要出去闯荡一番了，会慢慢沿腹股沟管下降到胎儿的阴囊中，如果一直到出生了还下降失败就会成为隐睾。

三、隐睾需要处理吗？

这就要说到隐睾的危害了，因为睾丸只有在阴囊中才能正常发育。首先，隐睾会导致不孕不育。这是因为阴囊温度比腹股沟和腹腔低，睾丸在腹腔内高温的状态下会导致生精细胞的凋亡，使其不能产生成熟的精子，导致男性失去生育能力。值得注意的是：即使只是单侧隐睾也会影响到对侧正常睾丸的生精作用。其次，如果隐睾不处理，长期处于高温环境下，睾丸恶变的概率是正常人的2~8倍。睾丸恶变的表现就是短时间内变大、胀痛。如果不及时手术，恶变出现转移是会威胁到生命的。

四、怎么确定是不是隐睾？

想要检查自己家宝宝是不是隐睾非常简单，如果一侧阴囊是空虚的，里面没有摸到睾丸，那就要趁早就医。

出生后6个月内睾丸还有自行下降的可能，1岁已无可能自行下降。所以1岁以前，如果下降的位置比较低，可以选择保守治疗，如果效果不好，就要手术治疗，对于1岁以后的隐睾，推荐手术治疗。为了避免影响发育，手术最好在2岁前完成。经过正规医院的规范治疗能大大降低不孕不育和睾丸恶变的可能性。

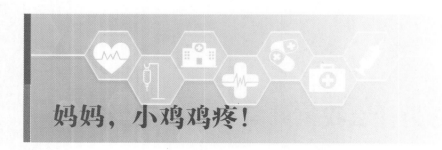

妈妈，小鸡鸡疼！

"大夫，大夫，俺家孩子的小鸡鸡突然变得既红又肿还疼，疼得都不敢撒尿了，怎么办呀？"

当小儿外科医生听到这样的描述，直觉就是包皮炎无疑了。平时在门诊、急诊上遇到这样的小病号还是挺多的，出现这种情况，家长们不要太过着急，现在先来了解一下包皮炎的有关知识。

一、包皮炎产生的原因

包皮炎是小儿外科最常见的疾病之一，引起包皮炎的常见原因有以下三种：

（1）患有包皮过长或包茎。在这种情况下，包皮内更易积存包皮垢，而且难以清除，因此包皮过长或包茎患儿经常发生包皮炎是不足为奇的。

（2）不注意外生殖器卫生。如果不注意经常清洗外生殖器，包皮皮脂腺的分泌物就会积存在包皮下，形成像豆腐渣样的包皮垢，不及时清除就容易诱发包皮炎。

（3）损伤所致。包皮外伤后，伤口极易受到细菌污染，从而诱发包皮炎。

二、包皮炎的治疗与预防

根据疾病的发病原因和疾病的特点，治疗主要以清洁和抗感染为主，具体方法包括：可应用复方黄柏液涂剂、1:10 倍稀释的康复新液浸泡清洗，然后涂抗生素软膏，适当应用抗生素待炎症好转，一周后到医院行包皮分离术，将包皮翻开，清洗勤翻包皮。对于包皮过长或包茎患儿宜择期行"包皮环切术"。

具体用药处置应结合临床，以医生指导为准。如果患儿症状严重，甚至出现发热等全身症状，需要及时到医院就诊治疗，不要在家未经医嘱盲目用药，或者自行分离包皮。此外，如果有多次反复出现包皮炎的情况也需要及时到小儿外科就诊，因为反复的炎症会导致包皮瘢痕、包皮口狭窄，影响排尿及阴茎发育，此时就需要进行手术治疗。

总而言之，包皮炎并不可怕，良好的清洁习惯、及时的抗感染治疗便可以让宝宝远离包皮炎的困扰。

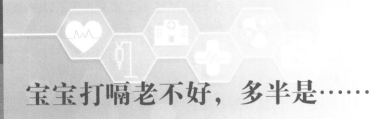

宝宝打嗝老不好，多半是……

很多父母日常照顾宝宝时经常会碰到宝宝打嗝的问题，看着宝宝打嗝不停，这可吓坏了新手爸妈。

其实，新生儿打嗝多数是正常现象，因为新生儿神经系统发育未完善，调节膈肌运动的自主神经功能较弱，所以容易打嗝。随着宝宝的成长和神经系统的完善，打嗝的现象也会慢慢好转。

一、宝宝经常打嗝的原因

1.生理因素

新生儿的胃呈水平位置，贲门括约肌相对松弛，而幽门发育良好，宝宝随着吃奶吞咽下很多空气，这也是吐奶的原因之一。

2.喂养不当

打嗝常常发生在宝宝喝完奶之后。宝宝吃奶时哭闹、吃奶过急过快、刚吃完奶大声啼哭或吸入过量空气，都会造成胃膨胀导致打嗝。奶液温度偏凉或偏烫、喂奶量过多、消化不良等情况也会导致打嗝。

3.护理不当

新生儿免疫力低下，如果没有给宝宝做好保暖，导致腹部受凉，也会造成宝宝的打嗝。

4.病理原因

病理原因较为少见。病理原因导致的打嗝可能会持续存在或反复发作。例如：对牛奶蛋白过敏的新生儿，长期给予普通配方奶喂养，会经常出现打嗝现象，或者有中枢系统病变、膈肌疾病等，也会导致经常打嗝。

二、预防打嗝

不要在婴儿哭得很凶时喂奶，防止婴儿因为吃得太急将大量空气吞入胃内，引发打嗝；避免在喂奶时"空吸"，这样会导致大量空气进入婴儿胃内；奶瓶的奶嘴出口大小要适宜，喂奶时让乳汁充满整个奶嘴，避免吸入过多空气，同时注意喂奶的温度要适宜；喂完奶拍嗝后让宝宝侧躺，半小时内尽量不要搬弄孩子；加强腹部保暖，不要让宝宝肚子着凉；提倡母乳喂养，母乳不仅温度适宜，且对宝宝肠胃最合适，不容易过敏及消化不良。

三、如何缓解打嗝？

当宝宝打嗝时，可通过下面几个方法缓解打嗝：

（1）摄入少量温开水。打嗝可能是吃奶时吸入空气或者受凉引起膈肌痉挛导致的，这时可以给宝宝适当喂一些温开水，在一定程度上缓解打嗝的症状。

（2）转移注意力。可用玩具引逗宝宝或给宝宝听轻柔的音乐，以转移注意力，减少打嗝的频率。

（3）拍嗝。将宝宝竖抱，让宝宝头靠在家长的肩膀上，轻轻自下而上地给宝宝拍背，使停留在胃内的空气通过振动慢慢挤出，从而促进嗝的排出。

（4）按摩。家长可以将手心搓热后轻轻按摩宝宝的腹部，促进胃肠蠕动和排气，从而缓解打嗝的症状。

（5）宝宝打嗝时，可以轻轻地刺激足底，让宝宝哭一下，能够促使膈肌收缩停止，达到停止打嗝的目的，也可以轻挠宝宝小耳朵或手心，这里的神经比较敏感，可以有效缓解打嗝。

如果宝宝频繁打嗝，并伴有哭闹厉害、食欲变差、体重减轻或重复呕吐、溢奶等并发症时，应立即带宝宝到医院做详细的检查，看看是否是由其他疾病引起的，以免延误治疗。

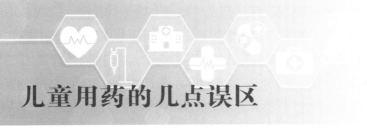

儿童用药的几点误区

说起给孩子吃药，相信"机智"的家长们会有各种"高招"：没药了，没关系，给孩子掰半颗大人的药先吃着；药太苦，没关系，混合牛奶、果汁来一杯；药片太大，孩子咽不下，没关系，给他压碎了再吃；孩子中午的药忘记吃了，没关系，晚上多吃一颗补上。这些所谓的"高招"，其实都是有问题的喂药方式。

误区一：成年人的药掰开给孩子吃

药物的主要代谢器官是肝脏，而孩子的肝药酶系统发育不完全，会延长药物的半衰期，这样药物的血药浓度及毒性作用就会加大。另外，孩子的肾功能也没有发育健全，可能造成药物蓄积中毒，带来潜在伤害。需要注意的是：有的药物是有明确年龄段限制的，用药不当会影响孩子的骨骼发育或者导致关节软骨损害。

误区二：用牛奶、果汁喂药

牛奶中含有大量钙、铁、镁等微量元素，可能与抗菌药物（如四环素类、甲硝唑等）形成不溶螯合物，与铁剂等在十二指肠吸收部位发生竞争，而牛奶中的蛋白质可与葡萄糖酸钙、氢氧化铝等钙、铝制剂形成凝块，一旦发生这些情况，不仅影响药物吸收，导致药效降低，甚至会造成药物完全失效。

果汁、水果中含有大量的维生素、果糖、果酸等酸性液体，果酸会中和碱性药物，使药物提前分解，从而影响碱性药物的疗效，还可能会增强药物的副作用。

药师建议：吃药的时候最好使用温水送服，与饮用牛奶、果汁之间最好要间隔

1 个小时。

误区三：药片太大，碾碎了再吃

口服药物能不能碾碎或者要不要胶囊壳是由药物剂型和药理作用决定的。胶囊制剂可以满足药物物理性质和临床需要，不仅可以掩盖不好闻的气味，还可以避免药物在胃中或者肠道内被破坏，防止药物提前释放。缓释、控释制剂如果结构被破坏，就失去了控释或延缓药物释放的价值，不能达到预期目的，甚至导致不良反应和毒副作用。

误区四：忘记吃药，下顿多吃点

加量吃药，容易引起药物的不良反应，甚至引起药物的毒性反应。例如，儿童常用的感冒药大多含有对乙酰氨基酚，它主要用来缓解发热和头痛，孩子大量使用，并不一定会加快症状的好转，但过量摄入对乙酰氨基酚会增大肝脏损害的风险。

给孩子吃药切不可跟着自己的感觉走，孩子不舒服的时候，要到正规的医院，由儿科医生诊断后开药，即使有些药没有专用的儿童剂型，也要请专业医生或药师来指导用药。

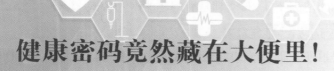

健康密码竟然藏在大便里！

新手爸妈们，你们知道宝宝的便便里居然会暗藏玄机，藏着宝宝的健康密码吗？宝爸宝妈面对宝宝每天千变万化的便便颜色，是不是觉得毫无头绪又焦虑难安呢？其实，大多数便便的颜色都是健康的，但看到红色或红黑色的便便，家长们就需要好好辨别了。

一、生理性原因

1.宝宝吃了红色食物

宝宝吃了红心火龙果、甜菜、浆果、带有红色可食用色素的糖果或红色饮料时会导致便便发红。当宝宝便便发红时家长不要慌，先考虑是否是食物因素，暂停红色食物后，便便就会恢复正常。

2.服用药物

宝宝在服用了某些药物之后，可能会导致大便变红，一般大便性状没有发生改变，也没有腹泻或便秘的表现。例如：头孢地尼与铁补充剂或含铁的婴儿配方奶粉之间会出现相互作用，从而导致大便变红；利福平可引起粪便和尿液出现橙色。家长这时也不需要担心，停药后大便的颜色会逐渐恢复正常。在服用特殊药物之前可以充分咨询医生，头孢地尼与铁补充剂之间可以间隔 2 小时服用。

二、病理性原因

1.过敏性结肠炎

宝宝会对异体大分子蛋白质产生过敏反应，在母乳喂养的妈妈食用了某些大分子蛋白质类食物（如牛奶、鸡蛋、海鲜、豆类等）或宝宝吃普通配方奶后可能会出现过敏反应，导致过敏性结肠炎，使少量血液进入粪便，这也是宝宝间断无痛性血便的最常见原因。

食物过敏多数随着宝宝的年龄增长而逐渐耐受，大部分过敏的食物在宝宝一岁后会逐渐耐受。食物过敏的唯一治疗方法就是停掉可能导致宝宝过敏的食物。同样，母乳喂养的妈妈在饮食中也要注意避免摄入这类食物。如果判断是牛奶蛋白过敏，奶粉喂养的宝宝建议更换成氨基酸奶粉或深度水解蛋白奶粉。

2.肠套叠

典型的肠套叠大便是果酱样的，便中可能有血丝、血块或黏液。宝宝常突然出现一阵阵有规律的哭闹，持续约 10~20 分钟，哭闹时成蜷缩状。腹痛让宝宝哭得非常大声，常伴有手足乱动、面色苍白、拒食等异常痛苦的表现，然后暂时安静几十分钟，再次剧烈哭闹，如此反复。

3.肠道感染

很多细菌感染，如空肠弯曲菌、大肠杆菌、沙门氏菌、志贺氏菌、葡萄球菌和耶尔森氏菌等，这些细菌会引起细菌性肠炎或细菌性痢疾。此外，某些病毒、寄生虫也可引起血便。宝宝会出现腹泻、血丝便、血便。血是混合在大便里面的，可能同时伴随发热、腹痛、嗜睡、里急后重[①]等。

综上所述，当宝宝突然出现便便发红的情况时，家长排除生理因素后，若发现宝宝同时伴有其他症状，应及时带宝宝就医诊断，对症治疗。

---

①里急后重是一种常见的排便异常症状，患者主要表现为便意频繁、排便不尽感，尽管有排便冲动，但每次如厕排便量较少，且排便后不觉腹中轻松。

危险！不要给孩子佩戴首饰了

在宝宝出生以后，一些老人或者亲戚朋友就喜欢给宝宝买点小首饰、小手镯什么的，有比较好的寓意，祈愿宝宝健健康康。本来穿金戴银是希望宝宝健康成长，有时候却给宝宝带来伤害。

对于宝宝而言，安全永远是第一位的。为了宝宝的健康，最好不要给宝宝佩戴首饰。如果有仪式、活动、表演或拍照等场合需要佩戴，可以在家长的监督下短期佩戴，不要长期佩戴。

那么，给宝宝佩戴首饰有哪些危险隐患呢？

一、重金属导致中毒

宝宝都喜欢往自己的嘴里塞东西，像消毒过的牙胶、磨牙棒这些都是安全的，但是金银饰品含有过高的铅、铬等有害元素，一旦宝宝经常吸吮，就可能导致重金属中毒，引发头痛、头晕、失眠、健忘、神经错乱、关节疼痛、结石、癌症等症状。

二、宝宝吃手误吞异物

宝宝大概 3 个月后开始吃手和玩手，如果带着手镯，他们一定不会放过这个"玩具"。手镯上带的铃铛等小装饰若被宝宝弄掉不小心吞下去，甚至卡在喉咙里，就会导致危险的发生。

三、饰品导致过敏性皮炎

宝宝的皮肤娇嫩，如果在市场上买到良莠不齐、做工粗糙的首饰，很容易就会擦伤宝宝的皮肤，进而引发细菌感染，最后导致皮肤过敏，引起过敏性皮炎等疾病。

四、穿金戴银，小心小偷

有些小偷不止于偷偷摸摸，在大街上就会发起攻击，何况是手无寸铁的小宝宝。因此，上街时让宝宝低调一点儿可以防止被小偷袭击。

五、影响宝宝的睡眠质量

有些长辈会给宝宝买一些带有铃铛的手镯，如果带着这样的手镯入睡，睡觉时极易发出叮叮当当的声响，会影响宝宝睡眠质量，不利于宝宝的健康成长。

幼儿误吞异物，手术风险大，家长、老人及其他监护人一定要照看好小孩，尽量防止此类情况发生。如果不幸发生，请千万不要拖延，一定要及时就诊。

手足口病高发季，怎样让孩子不"中招"？

手足口病，你知道多少？随着气温上升，手足口病患儿逐渐增多，手足口病的高发季又来了。

手足口病，不少家长一听到它就惊慌失措。其实，手足口病并不可怕。了解手足口病的传播方式，才能更有效地预防和控制，让我们一起来做好手足口病的防控工作。

一、什么是手足口病？

手足口病是由一组肠道病毒引起的急性传染病。其中，柯萨奇病毒 A16 型（Cox A16）和肠道病毒 71 型（EV 71）感染最为常见。多发生于学龄前儿童，尤以 3 岁以下年龄组发病率为最高。该病一年四季都可发病，以夏秋季节最多。

二、手足口病的症状

大多数患儿为轻症病例，急性起病，发热，口腔黏膜出现疱疹、溃疡，手、足和臀部出现斑丘疹、疱疹，皮疹不痒不痛。可伴有咳嗽、流涕、食欲不振等症状。部分病例仅表现为皮疹或疱疹性咽峡炎。手足口病多在一周内痊愈，预后良好。部分病例皮疹表现不典型，如单一部位或仅表现为斑丘疹。少数为重症病例（尤其是小于 3 岁者），病情进展迅速，在发病 1~5 天左右出现脑膜炎、脑炎（以脑干脑炎最为凶险）、脑脊髓炎、肺水肿、循环障碍等，极少数病例病情危重，可致死亡，存活病例可留有后遗症。

三、手足口病是怎么传染的？

手足口病的传染源主要是患手足口病的儿童和隐性感染者。直接或者间接接触病人或隐性感染者的粪便、疱疹液和呼吸道分泌物以及被污染的手、毛巾、手绢、牙杯、玩具、餐具、奶瓶、床上用品等都可能被感染。

四、如何预防、控制手足口病？

预防手足口病，关键在于良好的卫生习惯，要勤洗手、勤通风、喝开水、吃熟食、晒太阳。一般的防控措施主要有以下几项：

（1）饭前便后、外出回家后要用肥皂或洗手液等给儿童洗手；看护人接触儿童前、替幼童更换尿布、处理粪便后均要洗手。

（2）婴幼儿的尿布要及时清洗、曝晒或消毒，注意保持家庭环境卫生，居室要经常通风，勤晒衣被。

（3）婴幼儿使用的奶瓶、奶嘴及儿童使用的餐具使用前后应充分清洗、消毒；不要让儿童喝生水、吃生冷食物。

（4）手足口病流行期间不宜带儿童到人群聚集、空气流通差的公共场所，避免接触患病儿童。

（5）学校和托幼机构要坚持晨午检制度，保持环境卫生整洁，做好日常消毒，经常开窗通风，保持空气流通。

（6）儿童出现发热、出疹等相关症状要及时到医疗机构就诊。

（7）一旦被诊断为手足口病，要遵医嘱居家隔离治疗，居家时父母要密切观察患儿病情，当患儿出现高热不退、头痛、精神差、表情淡漠、肌阵挛①、呕吐等重症病例的临床表现时，一定要立即到医院救治。

五、手足口病常见的误区

1.手足口病一定是在幼儿园里感染上的

事实上，大人也会感染手足口病毒，只不过极少出现发病，但回家之后若不注意卫生，就有可能传染给孩子，因此大人也要像小朋友们一样注意卫生。

2.手足口病口腔疱疹（或溃疡）、皮疹越多病情越重

事实上，手足口病的病情轻重程度与口腔疱疹（或溃疡）、皮疹多少无关。口痛、不敢进食对孩子来说非常痛苦，有些甚至在睡觉中痛醒，这也是很多孩子哭闹的原因，并因此就诊，但这确实不会对孩子造成生命威胁（当然脱水除外）。临床上发现，孩子们很聪明，如果实在饿了、渴了，他们也会忍痛进食、喝水，当然在这种情况下宜给患儿不需要咀嚼、容易吞咽的食物，如流质食物，且食物宜温冷不宜烫，避免刺激饮食。对孩子威胁最大的是手足口病并发症——神经系统和心脏受累，通俗地说就是脑炎和心肌炎，尤其是脑炎，死亡病例就是因为这些并发症。重症患儿的比例并不高（0.3%），而且救治成功率也很高，因此手足口病的死亡率没有大家想象得那么高。一句话，绝大多数患儿预后良好。

3.手足口病是种炎症，一定要用消炎药物（抗生素）

早些年，有些住院患儿家属会因不用抗生素与医生辩论。实际情况是：手足口病是病毒感染引发的疾病，抗生素对病毒感染无效。只有手足口病患儿合并细菌感染时才会使用抗生素。

---

①肌阵挛是指机体一侧或双侧的某一肌肉，或者部分肌肉，或者整个肢体的强烈而突然的闪电样非随意的无目的抽搐，每间隔几秒钟重复抽动4~5次，发作时间短，一般无意识障碍。

4.手足口病有特效药

有位妈妈给一个 11 个月大的普通手足口病患儿（病情轻，不需要住院治疗）每天分 3 次灌两种药，此外还要每天 3 次向患儿嘴里喷一种秘方性质的治疗口疮的药，弄得小孩儿一整天哭个不停，最后晚间来看急诊。这位妈妈说这是别人告诉她的治疗手足口病的特效药，不吃不行。事实上，手足口病是一种具有自愈性的病毒感染性疾病，大部分患儿会在一周内痊愈，目前还没有人们想象或希望的特效药。

宝宝在被确诊为手足口病后，日常护理和病情观察（评估）是最重要的，特别是病情观察（评估），谨记医生提醒的马上复诊的情况，出现高热（体温超过 39 ℃）、反复发热、精神差、嗜睡、头痛、恶心、呕吐、反应淡漠、易惊、肢体抖动、睡眠中频繁惊跳、抽搐、肢体无力、眼球活动障碍、四肢湿冷、呼吸困难、口唇发紫、昏迷等异常情况，评估患儿有无出现手足口病并发症是手足口病管理非常重要的一环。家长如果觉得对患儿的情况拿不准或评估不了，请及时复诊，让医生帮着评估并且要相信医生。

5.手足口病像水痘一样，只会长一次

事实上，手足口病是由一组肠道病毒引发的，这组肠道病毒成员很多，只不过柯萨奇病毒 A 组 16 型和肠道病毒 71 型最为常见，这组肠道病毒成员之间没有交叉免疫，因此就会出现患儿多次长手足口病的情况。

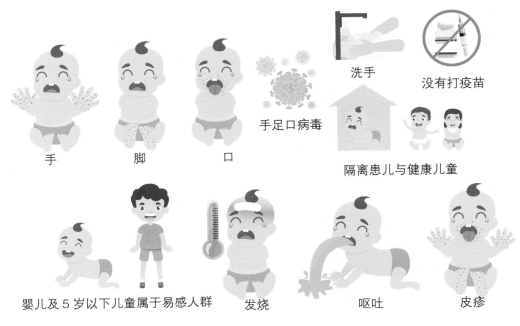

手 　脚 　口 　手足口病毒 　洗手 　没有打疫苗 　隔离患儿与健康儿童

婴儿及 5 岁以下儿童属于易感人群 　发烧 　呕吐 　皮疹

手足口病

需要说明的是：重症病例多由肠道病毒 EV71 感染引起，这也是为什么目前病毒检测和疫苗研发多只针对 EV71 这一种肠道病毒展开的原因。国内手足口病专家制定了《肠道病毒 71 型（EV71）感染重症病例临床救治专家共识（2011 年版）》，该共识将 EV71 感染分为 5 期：第 1 期，手足口出疹期（绝大多数病例在此期痊愈）；第 2 期，神经系统受累期（少数患儿出现，属于手足口病重症病例重型，大多数病例可痊愈）；第 3 期，心肺功能衰竭前期（此期病例属于手足口病重症病例危重型，及时发现是降低病死率的关键）；第 4 期，心肺功能衰竭期（死亡率高）；第 5 期，恢复期（少数可遗留神经系统后遗症状）。

6.接种疫苗预防手足口病

接种疫苗是有效的防病手段。我国已有针对预防 EV71 感染的手足口病疫苗，这也是目前唯一可用于预防手足口病的疫苗，但这种疫苗只能针对 EV71 这一种病毒，其他肠道病毒感染引发的手足口病不能预防，具体疫苗事宜可咨询当地疫苗接种门诊。

绝大多数被感染的宝宝会在 1 周内痊愈，家长们不用过于忧心，但也不排除极少数宝宝出现比较危险的状况，家长们应细心观察婴幼儿的身体状况，若出现发热等症状，应及时到医院就诊。

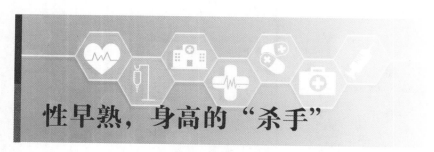

性早熟，身高的"杀手"

一位女士发现自己的女儿小小年纪却出现了身体发育的现象，跟自己当年比起来时间年龄提前了一大截。困惑的她带着女儿来到医院内分泌科就诊，发现孩子得了一种病——性早熟。为什么现在得性早熟的孩子越来越多？性早熟到底是怎么一回事呢？

一、什么是儿童性早熟

正常情况下，女孩 9~12 岁左右，男孩 11~13 岁左右进入青春发育期。儿童性早熟是指儿童的性发育年龄显著早于正常年龄，具体表现为性器官的发育和第二性征的提前出现。医学上认为，女孩在 8 岁前、男孩在 9 岁前出现第二性征，就意味着性早熟。第二性征包括女孩乳房发育、男孩睾丸增大等。

二、性早熟对儿童有什么危害？

性早熟儿童第二性征出现的同时，会伴随着孩子骨骼生长加速，导致孩子骨骺线提前闭合，生长空间要比正常发育的孩子少，成年之后身高较同龄人来说会比较矮。研究发现，性早熟儿童身高平均少长 5~7 cm。

此外，第二性征出现过早，会导致孩子被同龄的孩子们嘲笑，容易出现焦虑、抑郁、孤僻等心理问题，影响个体的行为、学习和社会适应能力。

三、出现哪些情况要警惕性早熟？

1.孩子有身高体重增长过快的现象

处于生长期的儿童，尤其是小学阶段的儿童，家长应养成定期为孩子监测身高、体重的习惯。如果发现生长明显过快现象，那么有可能是早发育了。

2.父母不高，孩子小时候却异常高

人的身高由先天和后天因素共同决定，遗传所起的作用占 60%~70%，营养、运动、睡眠、生活环境等后天因素的作用占 30%~40%。如果父母身高偏矮的孩子想要长高，家长就应从后天因素努力，但更加要注意身高管理，警惕早发育的发生。

一旦发现孩子过早出现身高猛长、乳房发育、睾丸发育等现象，家长一定要及时带孩子去医院进行全面检查。及早发现、及时干预，减少"性早熟"对孩子的影响。

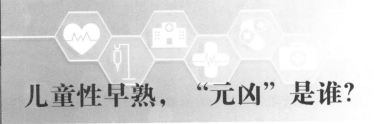

儿童性早熟，"元凶"是谁？

近年来，国内外的研究数据显示，儿童性早熟的发病率呈现不断上升的趋势，且发病年龄也越来越小。那么，到底是什么原因导致这么多孩子出现性早熟呢？是吃出来的？还是与遗传因素有关？别着急，今天我们就来系统了解一下。

下丘脑—垂体—性腺轴功能是调控孩子青春期发育的关键。因此，任何引起下丘脑—垂体—性腺轴功能提前启动的因素，都是性早熟发生的导火索。

一、饮食因素

儿童性早熟与饮食有显著的相关性，不良的饮食结构和习惯会导致性早熟的发生。

1.高热量食物摄入过多

随着社会经济的快速发展和人民生活水平的日益提高，孩子的饮食营养也越来越好。大鱼大肉的饮食结构，以及各种高热量食物（如油炸食品、膨化食品、甜食、饮料等）的摄入量过多，直接促成了一个个"小胖墩"的出现。由于我们体内的脂肪细胞同样也具有内分泌功能，可以分泌雌激素，因此肥胖孩子体内脂肪过量堆积，会导致雌激素的分泌高于正常儿童，进而导致性早熟。

2.盲目进补

一些家长为了让孩子长得壮，热衷于给孩子吃一些补品，如燕窝、虫草、蜂王浆、人参、鹿茸等，殊不知，这些滋补品当中含有大量具有雌激素活性的类激素样物质。盲目进补，反而会让孩子吃进很多激素，更容易诱发性早熟。其实孩子只要进行正常的食物摄入，确保营养均衡即可。

3.误食含有性激素的药物

孩子好奇心重，当不小心误食了含有性激素的药物（如避孕药等），就会引起体内雌激素、孕激素增多，导致出现乳晕增大、外阴着色等性早熟的症状。

二、生活环境因素

1.过量接触环境内分泌干扰物

研究发现，儿童过多地接触具有雌激素样活性的内分泌干扰物，如洗涤剂的降解产物——壬基酚、合成树脂原料——双酚A、塑料增塑剂——邻苯二甲酸酯类物质等，这些物质经机体吸收后可以在体内发挥类似雌性激素的作用，干扰正常的内分泌，从而导致性早熟。

2.使用含雌激素的女性化妆品

一些女性护肤品、化妆品（如丰乳霜等）含有雌激素，如果给孩子使用，经皮肤吸收后，也可以和靶器官上的雌激素受体结合并发挥效应，进而诱发性早熟。

3.长期开灯睡觉

工作中遇到不少家长问："我家孩子胆子小，夜里一定要开灯睡觉，开灯睡觉真是引发性早熟的元凶吗？"其实，光照过度（如夜间开灯睡觉）是儿童性早熟的重要原因之一。褪黑素能抑制腺垂体促性腺激素的释放，可以防止性早熟。当人在夜间进入睡眠状态时，松果体会分泌大量的褪黑素。儿童若受过多的光线照射，会通过减少松果体褪黑素的分泌导致性早熟。

4.过早接触涉性信息，尤其是电子产品的

现在是信息化的时代，孩子每天从各种途径接收到的信息远比我们想象得要多，包括一些涉性信息，如成人影片、电视节目中一些具有性暗示的画面等。这些涉性信息的过早接触可能会刺激机体下丘脑—垂体—性腺轴的提前启动，促进孩子性发育提前。

另外，长时间接触电子产品，除了对孩子的视力有损害之外，也会导致孩子褪黑素水平降低。因此，在日常生活中，家长要严格控制孩子接触电子产品的时间。

三、其他因素

1.遗传因素

很多疾病都与遗传因素相关，性早熟也不例外。如果父母发育的年龄比较早，孩子第二性征发育也会比同龄人相对提前，母亲初潮年龄早更是女童性早熟发生的危险因素。

2.疾病因素

虽然男孩性早熟的发病率相对较低，但是有近一半的男孩性早熟经过检查发现是由于器质性疾病引起的，如中枢系统器质性病变（如颅内感染、外伤以及肿瘤等）。

总而言之，性早熟的发生非常复杂，原因也多种多样。家长们一定要擦亮眼睛，尽量避免让孩子接触上述诱发因素，预防性早熟的发生。如果家长们发现孩子有性早熟可疑征象，应尽早带孩子来医院就诊。

新生儿甲基丙二酸血症？

一个出生 6 个月的小女孩因饮食欠佳、干呕吐奶到医院就诊。经诊断，她是得了甲基丙二酸血症。听到这个复杂的病名，小女孩的父母都感到十分"懵"。

什么是甲基丙二酸血症呢？我们一起来了解一下这种罕见病。

一、什么是甲基丙二酸血症?

甲基丙二酸血症(Methylmalonic Mcidemia,MMA)又称甲基丙二酸尿症,是我国最常见的常染色体隐性遗传有机酸代谢病。根据新生儿串联质谱筛查结果估算,国内新生儿的患病率约为 1/28 000,北方有些地区的发病率可高于 1/10 000。

二、MMA 的病因

MMA 是由甲基丙二酰辅酶 A(MCM)缺陷或辅酶腺苷钴胺素(维生素 B12)代谢障碍导致的疾病。根据酶缺陷类型,可以分为 MCM 缺陷型及维生素 B12 代谢障碍型两大类。根据是否伴有血液中同型半胱氨酸水平增高,可以分为单纯型MMA 和合并型 MMA。

三、MMA 的临床表现

MMA 在各年龄段中的临床表现不尽相同。通常发病年龄越早,急性代谢紊乱和脑病表现越严重。临床表现主要包括:消化系统症状,如呕吐、喂养困难、肝大等;神经系统症状,如运动障碍、意识障碍、抽搐、发育迟缓或倒退、小头畸形等。

新生儿期发病者多在出生后数小时至 1 周内出现急性脑病样症状,主要表现为呕吐、肌张力低下、脱水、严重酸中毒、高乳酸血症、高氨血症、昏迷和惊厥,病死率较高。

儿童期发病的患儿,往往出生时正常,但多在 1 岁以内发病。首次代谢危象①的诱因常为感染、饥饿、疲劳、疫苗注射等应激因素刺激或高蛋白饮食和药物,如果不及时诊治,可导致智力发育和运动发育迟缓、落后和倒退,可伴发血液系统、肝脏、肾脏、皮肤和周围神经受累。

成人患者首发症状可为周围神经病变和精神心理异常等。

四、如何预防 MMA?

想要预防 MMA 的发生,需要做一些检测:

(1)产前基因检测:羊水细胞、胎盘绒毛膜细胞基因检测、孕妇外周血无创产前诊断及胚胎移植前基因诊断。

(2)羊水代谢物检测:串联质谱检测羊水 C3、C3/C2②水平,气相色谱质谱检测羊水甲基丙二酸及甲基枸橼酸。

---

①代谢危象是指因严重代谢异常短时间内导致病情急剧恶化甚至死亡。

②丙酰肉碱(C3)、乙酰肉碱(C2)是新生儿遗传代谢性疾病筛查的检查数据。

MMA 的临床表现复杂多样，如不及时诊治可引起多脏器损害。新生儿期发病的 MMA 临床表现缺乏特异性，易误诊、漏诊、治疗延迟。因此，当宝宝出现上述临床表现时，要及时去正规医院就诊，以免延误病情。

"熊猫血" 宝宝发生溶血怎么办？

一所医院的新生儿科收治了一位患有"新生儿 Rh 溶血性黄疸"的特殊患儿。患儿入院后查血型抗体阳性，在接受积极光疗、静脉应用白蛋白等治疗后，仍然需要进行换血。为及时换出抗体及致敏红细胞，减轻溶血，降低血清胆红素浓度，预防胆红素脑病，在与患儿家长沟通病情后，儿科医生进行调度安排，同时在输血科的积极配合下，由专人负责建立动静脉通路、计算出入量、测量生命体征，定时进行血气分析、血生化等指标检查，根据患儿情况及时调整用药，经过近 4 个小时的紧张忙碌，晚上 11 点左右顺利完成换血治疗，换血总量 602 mL。经过精心治疗和细心呵护，13 天后患儿顺利康复出院。

一、什么是新生儿溶血？

新生儿溶血病是指母婴血型不合，母血中血型抗体通过胎盘进入胎儿循环，发生同种免疫反应导致胎儿、新生儿红细胞破坏而引起的溶血。

目前已知血型抗原有 160 多种，但新生儿溶血病以 ABO 血型系统不合最为常见，其次是 Rh 血型系统不合。

ABO 血型不合多为母亲 O 型、婴儿 A 型或 B 型，约 50% 在第一胎即可发病。

Rh 血型不合主要发生在 Rh 阴性孕妇和 Rh 阳性胎儿，一般不会发生在第一胎。再次怀孕时，触发免疫反应产生大量的 lgG 通过胎盘进入胎儿体内，引起溶血。因此，Rh 溶血病症状随胎次增多而越来越重。

如果发生新生儿溶血病，宝爸宝妈最先发现的是宝宝皮肤不像刚出生时那么红润了，变得越来越黄，还会伴随宝宝哭闹、饮食差等其他表现。如果溶血严重，还可能出现胆红素脑病，甚至危及宝宝生命。

二、新生儿溶血病的治疗

产前治疗：可采用孕妇血浆置换术、宫内输血。新生儿治疗包括换血疗法、光照疗法、纠正贫血及对症治疗（可输血浆、白蛋白，纠正酸中毒、缺氧，加强保暖，避免快速输入高渗性药物）。

三、如何预防新生儿溶血？

新生儿 ABO 溶血病：出生早期监测胆红素，达到光疗标准时及时光疗。

新生儿 Rh 血型不合溶血病：目前仅限于 RhD 抗原。准妈妈在分娩 Rh 阳性婴儿后的 72 小时之内接受一剂肌内注射 Rh 免疫球蛋白，以预防下一胎发生 Rh 溶血。

四、什么是外周动静脉同步换血？

外周动静脉同步换血是采用正常的血液或血制品置换患儿体内带有某种有害因子血液的一种有效治疗方法，换血量通常为新生儿全部血容量的 2 倍，是治疗重症高胆红素血症最迅速的方法，可以及时快速地降低胆红素浓度，防止胆红素脑病的发生。

新手爸妈也不用过于紧张，只要做好孕前检查、优生优育筛查，孕期定期产检，发现问题及时咨询专科医生并采取有效治疗措施，健康的宝宝就一定会平安降生的。

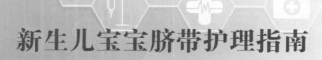

新生儿宝宝脐带护理指南

宝宝出生后脐带怎么护理，这是困扰许多新手爸妈的难题，宝宝的脐带护理指南，一起来学习一下吧。

一、宝宝脐带啥时候脱落？

脐带在宝宝出生后 24~48 小时内自然干瘪，出生后 3~7 天开始脱落，出生后 10~15 天自行愈合。

脐带脱落的时间会因个体差异而有所不同，通常会在出生后 1~2 周完全脱落。宝宝脐带脱落前后，要注意脐部是否干爽，是否有出血或者有分泌物等问题，确保脐部不会感染。

二、脐带的护理步骤

1.准备工作

婴儿专用消毒碘伏或75%酒精、一次性消毒棉签；洗手、修剪指甲；房间温度在 26~28 ℃。

2.脐窝护理

取一根棉签蘸取消毒液，左手轻提脐带，右手拿棉签，先消毒脐带根部，顺时针绕一圈，再消毒脐带。消毒脐窝时，如果一根棉签不能擦干净，可以多用几根棉签，直到擦净为止。

3.脐周护理

在脐周画圈儿，由内而外，消毒脐周2厘米皮肤。

4.脐带残端护理

换一根消毒棉签，蘸取消毒液，自左向右消毒脐带残端。

特别提醒：用过的棉签不可以再蘸取消毒液使用；尿不湿勿覆盖脐带，以免摩擦到伤口；平时保持清洁、干燥、透气能够加速脐带残端的脱落，并降低感染的风险；在脐带残端快要掉落前，会发现根部有些黏糊糊，甚至可能还会渗血，这是正常现象，千万不要紧张，多用几根棉签消毒即可。

三、脐带脱落后的注意事项

继续保持脐部清洁干爽；脐部无分泌物，不必消毒；脐窝有一点点儿出血或少量无异味分泌物时，可用75%酒精或0.5%碘伏擦拭消毒，直到干燥为止；如果发现脐部有粉白色肉芽或膜状、脓性分泌物，局部红肿以及有臭味，应及时去医院就诊。

预防儿童肥胖，得从爸妈开始抓起

每次被别人问候"你是不是胖了"，心里总会暗暗地回一句："关你啥事？"你以为肥胖就只是自己的事情吗？"NO，NO，NO！"

大量研究证实，孕前父母的营养情况和儿童生命早期的相关因素对整个儿童期肥胖会产生重要影响。想让孩子拥有健康匀称的身材，还得从爸妈开始抓起。关注以下几点，能够有效预防儿童肥胖症的发生，让孩子健康快乐地成长。

一、孕前父母的 BMI

母亲孕前超重或肥胖会影响儿童的出生体重，而且产后母乳喂养率更低，母乳喂养的结束时间也更早。母亲孕前肥胖的儿童较母亲孕前体重正常的儿童发生肥胖症的风险高 2.6 倍。宝宝在妈妈的肚子里，那么，爸爸就没有责任了吗？丹麦的一项研究显示，婴幼儿时期子女的 BMI 受母亲 BMI 的影响显著高于父亲，但这种差异随儿童年龄增长逐渐缩小，在 7 岁时受父母 BMI 的影响大致相同。因此，备孕时控制父亲 BMI 在正常范围可避免增加后代肥胖的风险。

二、孕期体重增长过多

母亲孕期体重增长过多可影响母体的糖脂代谢、宫内环境及新生儿出生体重，增加后代儿童期肥胖症的发生率。

三、孕期营养不良

母亲孕期营养不良可导致早产、胎儿生长受限、低出生体重儿的发生，并增加儿童肥胖症的风险：一方面，因为胎儿在宫内始终处于"营养缺乏"的环境，机体以某种机制适应了"营养不良"的状态，而出生后正常的营养供给对这类儿童来说却是"营养过剩"的环境；另一方面，宫内能量摄入不足常导致儿童出生后对营养的需求量增加。这些都是导致儿童肥胖的不利因素。

四、妊娠期合并症

妊娠期合并症包括妊娠期糖尿病、妊娠期高血压，以及不健康的生活方式，如吸烟、饮酒、缺乏体育活动、滥用抗生素等都会增加儿童肥胖症的患病风险。

五、分娩方式

剖宫产是儿童患肥胖症的独立危险因素。人体肠道菌群自生命早期开始建立并于出生后数月至一年内趋于稳定，在调节能量平衡方面发挥重要作用。自然分娩的新生儿在经由母亲产道的过程中可获得有益的微生物菌群，剖宫产新生儿的肠道菌群则与母亲皮肤菌群更为相关。这种生命早期肠道菌群的差异增加儿童患肥胖症的风险。

六、产后因素

婴幼儿出生后肥胖症的发生因素：

（1）巨大儿或低出生体重儿。巨大儿（出生体重>4 kg）发生肥胖的风险是正常出生体重儿（2.5 kg≤出生体重≤4 kg）的 3 倍；低出生体重儿往往伴随着宫内营养不良或胎儿生长受限，在出生后易出现"追赶体重"现象，进而增加儿童肥胖症的患病风险。

（2）母乳喂养可在一定程度上降低婴幼儿肥胖症的发生率。母乳喂养至少一个月可使儿童肥胖症的风险降低36%。即使对低出生体重儿而言，超过3个月的母乳喂养也可以预防肥胖的发生。因此，建议婴儿6个月内纯母乳喂养，并坚持母乳喂养至2岁。

（3）儿童出生后体重增长过多、早期睡眠不足、缺乏体育锻炼、过早使用电子产品、经常进食西式快餐、含糖饮料及零食、父母生活方式不健康等都会增加肥胖症的患病风险。

儿童肥胖症发生的危险因素很多，建议家长们从自身做起，和孩子一起健康生活，远离肥胖。

新生儿红屁股知多少？

新生儿红臀也称新生儿尿布皮炎，是新生儿期一种常见和多发的皮肤损害，表现为肛周、会阴部和腹股沟皮肤潮红、糜烂、溃疡，伴有散在的红色斑丘疹或脓点以及分泌物。

一、哪些因素会导致红屁股？

新生儿皮肤娇嫩且血管丰富，臀部长时间受尿液、粪便刺激，若不及时清洁，尿液中含有的细菌、尿素、脂肪酸等可经细菌分解产生氨刺激皮肤，大便中的酸性物质也会对皮肤造成刺激。此外，纸尿裤质量不合格或对纸尿裤材质过敏等均会导致红臀症状的发生。

新生儿红臀分为轻度、中度、重度三类。轻度红臀的主要临床表现为臀部、会阴部皮肤潮红或有皮疹。中度红臀的主要临床表现为臀部、会阴部皮肤潮红，并伴有皮疹。重度红臀分为重Ⅰ度和重Ⅱ度，重Ⅰ度红臀表现为在中度红臀的症状基础上出现表皮浅表破溃，重Ⅱ度红臀表现为在Ⅰ度的基础上皮肤发生破溃渗出，并且继发感染。

二、新生儿红臀该如何预防？

保持臀部清洁干燥是预防新生儿红臀的关键。为避免宝宝臀部皮肤长时间受到大小便刺激，应及时查看并随时更换尿布，最长不超过 2~3 小时。在更换尿布时需要用温水洗干净臀部及外阴部，也可用不含乙醇的湿纸巾，避免刺激皮肤，等皮肤干燥后再包裹新的尿布。

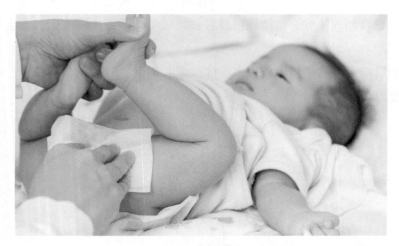

新生儿红臀护理

三、出现红屁股时选用的保护剂

新生儿的皮肤娇嫩，治疗红屁股时要注意方法和用药，常用的保护剂如下：

（1）蒙脱石散，纯天然的蒙脱石微粒粉剂，具有较强的定位能力，能够有效吸附多种病原体，对金黄色葡萄球菌、大肠杆菌等病菌及其产生的有毒气体、毒素具有较强的抑制和固定作用，使其丧失致病作用，修复损坏的细胞，缓解黏膜组织病变。蒙脱石散能够附着于皮肤黏膜形成保护屏障，对治疗皮肤损伤具有显著效果。

（2）硼酸氧化锌冰片软膏，主要组成成分为硼酸、氧化锌和冰片，硼酸可以有效抑制细菌、真菌的生长，氧化锌可以起到滋润、保护皮肤的作用，同时又有轻度收敛作用，冰片可起到抗菌、抗炎、止痒促进皮肤修复的作用。

（3）百多邦软膏，又称为莫匹罗星软膏，是一种局部外用抗生素。百多邦软膏外用时在皮肤表面形成一个相对湿润的环境，促进组织增生，缩小溃疡面积，并且形成致密的保护膜，发挥消炎、杀菌作用，对改善患儿预后具有重要意义。

特别注意：如果发现宝宝屁股糜烂较重，或者渗液已经发黄、发绿，出现臭味，这时就要及时到医院就诊了。

孩子的"减震器"还好吗？

家长们是否发现孩子走路多了会说脚内侧痛，走路姿势有时也会一摇一摆，鞋子内侧磨损得厉害，如果有，就要注意一下孩子的双脚是否得了扁平足。

正常人的双足都有足弓，足弓的作用就像一个天然的减震器，保护我们的整个身体。足弓可以保护足底的血管、神经免受压迫，通过足部关节的运动和足底筋膜的张力，提高身体灵活性，使我们能够长时间运动也不会觉得足部疲惫、劳累。同时足弓可缓冲足部在行走、跑步、跳跃时的震动，保护身体器官，特别是保护大脑免受震荡。

儿童的足弓常常在4~6岁时形成。因此，在学龄前期，足底较平都属于正常现象。如果在学龄期以后足弓还没有形成，或者发现孩子步态异常，长距离行走或跑步时易疲劳或出现足部疼痛，这时就需要考虑孩子是否存在平足畸形。

一、青少年扁平足的症状

青少年平足症多数为柔软性平足，不负重时足弓存在，负重时足弓消失。因负重时足弓消失，足部弹力较差，压迫足底血管、神经，足部易疲劳。

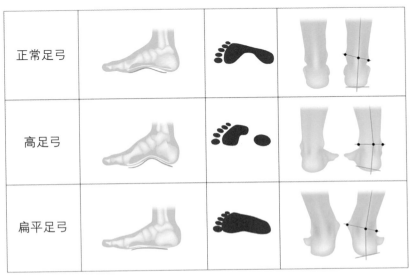

不同的足弓

许多患者首发症状为足内侧疼痛，外观常表现为：足弓塌陷、脚后跟外翻、前足外展。其中，不少孩子因为反复崴脚就诊。不仅如此，青少年时期扁平足如不及时治疗，后期继续发展，会导致下肢力线①的改变，如膝关节内翻畸形（O 形腿）、骨盆前倾、脊柱侧弯等。

二、青少年扁平足的治疗

扁平足的治疗可采用如下方式：

（1）足底肌肉锻炼。

（2）使用足弓垫：当患者轻度畸形并且畸形柔软可复时，半刚性的支具可以起到很好的缓解症状的作用，足弓垫内层呈楔形抬高，支撑足的内侧纵弓。鞋后跟的设计限制并纠正后跟的位置，将外翻的后跟维持在中立位。

（3）使用距下关节制动器：对青少年而言，矫正扁平足的最佳治疗时间是在 8~12 岁，手术治疗要考虑到治疗是否有利于他们足的生长发育与自身的功能恢复与重建。因此，手术应该尽量避免关节融合和在骨骺的部位进行截骨。距下关节制动术这些年逐步获得学者的认可，在临床上获得推广应用。

宝宝总是哭，有可能是腹胀

许多新手爸妈会遇到这样的情况，宝宝吃饱了，但是却没有小便和大便，也没有过热或过冷，总是不停地哭，却找不到原因。这个时候就要考虑是不是发生新生儿腹胀了。

一、新生儿腹胀的缘由

新生儿腹胀是一种常见的婴幼儿胃肠疾病，主要是由于婴儿生理发育不完善引起的，尤其是在婴儿哭闹之后，症状会更加明显。其原因主要为以下几种：

---

①下肢力线是通过髋关节中心、膝关节中心和踝关节中心的轴线。

（1）新生儿的腹壁肌肉尚未发育成熟，却要容纳和成人同样多的内脏器官，所以看起来鼓鼓胀胀的。

（2）由于新生儿腹肌发育尚不完善，腹壁比较松弛，腹部常受胃肠内容物的影响而变形。

（3）新生儿以腹式呼吸为主，消化道产气较多，肠管平滑肌和腹壁横纹肌发育薄弱，因此正常的新生儿有生理性腹部膨隆，呈轻微的"蛙状腹"。

（4）新生儿腹胀的主要表现为婴儿的腹部充满气体：新生儿进食、吸吮太急促会使腹中吸入空气；奶瓶的奶嘴孔大小不适宜，空气也会通过奶嘴的缝隙进入体内；新生儿过度哭闹吸入了空气；进食奶水或其他食物，在消化道内通过肠内菌和其他消化酶作用而发酵，产生大量的气体，导致腹胀。

（5）消化不良和便秘使肠道堆积粪便，促使产气的坏细菌增生，或者新生儿牛奶蛋白过敏、乳糖不耐受、肠炎等引起消化、吸收不良，从而也易产生大量的气体。

（6）新生儿肠道阻塞以腹胀为主。婴幼儿的肠阻塞，严重的完全阻塞，多在出生后不久就会因症状明显而被发现；如果只是不完全阻塞，也有可能拖很久后仍被忽视。

二、新生儿腹胀的预防和处理

预防和处理措施如下：

（1）尽量不让婴幼儿哭泣，当哭闹时很容易胀气，这种情况下，父母应通过调整自己的情绪来提供更多的安慰，以避免胃肠胀气的增加。

（2）喂奶前不要让婴幼儿哭太久，婴幼儿吸吮太快会吞下大量的空气。婴儿按需喂食，在喂奶之后，轻轻拍打他们的背部来促进打嗝，使胃肠的气体由食管排出。另外，新手爸妈可以多按摩宝宝的腹部，有助于肠胃蠕动和气体排出，改善消化、吸收能力。

（3）如果母乳中含的糖分过多，糖分在宝宝的肚子里过度发酵，也容易使宝宝出现胀气，这时妈妈就应该注意限制自己的摄糖量了。

（4）婴幼儿若出现腹胀合并呕吐、食欲不振、体重减轻、肛门排便排气不畅，甚至有发热、解血便的情况，或者肚子有压痛感、合并呼吸急促，或者在腹部能摸到类似肿块的东西，应特别注意并尽快带宝宝就医检查治疗。

你家宝宝是哪种"鼻涕虫"?

谁家的娃小时候不是一个"鼻涕虫"?哭的时候一把鼻涕一把泪,打喷嚏的时候"噗"的一坨,不知不觉流出来的,一把摸身上的,还有风干在脸上的……形式可算是丰富多样了。

家长们不要一提鼻涕就反感,鼻涕可以湿润呼吸道,湿润吸入的空气,让人感觉舒服;鼻涕可以粘住进入鼻腔的病原微生物、粉尘等,避免其进入肺内;鼻涕还是整个鼻腔黏膜的保护层,防止黏膜干裂而受到损伤。因此,孩子们离不开正常的鼻涕。

一、什么是正常的鼻涕?

鼻涕是经鼻黏膜分泌的无色、透明的液体,它的主要成分是水,还有蛋白质、碳水化合物及一些脱落的细胞,一般不会流出鼻腔。

二、常见的几种鼻涕

不同的鼻涕代表不同的问题,家长们平时应多关注:

(1)孩子哭闹时,鼻涕会流出鼻腔,这是眼泪通过鼻泪管流入鼻腔,没被吸收完就变成鼻涕流出来了。

(2)过敏性鼻炎。如果孩子流的是大量清鼻涕,还伴有打喷嚏、鼻子痒痒等症状,此时就要注意孩子是不是得了过敏性鼻炎。大量流清鼻涕,也是身体想尽快排出鼻腔里的过敏原。

(3)止不住的清鼻涕。如果孩子流的是大量清鼻涕,鼻涕经过咽部向下流的时候还会导致咳嗽等表现,这时就要考虑是否为上呼吸道感染的早期。这是由于鼻腔黏膜充血肿胀、腺体分泌增多导致的,目的是尽快把鼻腔处的病原体冲走。因此,这个时候不要想着尽快止住鼻涕,而是尽量让鼻涕流出来,尽快排毒。

(4)厚鼻涕或白鼻涕。如果鼻涕变厚了,或者变白了,则提示鼻黏膜处炎症加重了。炎症表现是鼻黏膜肿胀、充血、鼻塞,以上问题会导致黏液流动减慢,鼻涕变得黏稠、浑浊。同时,鼻腔处有炎症的时候,白细胞会聚集到该处,分泌到鼻涕中,白细胞在鼻涕中显示白色或者黄色,早期导致鼻涕变白色。

(5)黄鼻涕或绿鼻涕。在自身免疫系统的作用下,大量白细胞涌向炎症部位

"追杀"病原体。一番大战过后，病原体残骸和白细胞被排到鼻涕中，鼻涕就呈现出黄色或者绿色。因此，出现黄鼻涕和绿鼻涕并不代表病情更严重了。

（6）红鼻涕或黑鼻涕。粉色或红色鼻涕提示鼻腔出血了，大多与干燥、外伤、炎症等导致的鼻黏膜破损有关，少量血不要紧，大量血要及时就诊，且要避免孩子形成挖鼻孔的坏习惯。鼻涕变黑，可能是吸入较多粉尘，也可能是长期被迫吸二手烟，如果没有明显外因却出现黑色鼻涕，可能存在严重的真菌感染，应立即去医院检查。

鼻涕的颜色只能辅助家长们初步判断孩子的病情，孩子有不适症状要及时看医生。需要提醒家长们的是：很多孩子习惯"哧溜哧溜"地把鼻涕倒吸回去，这是个坏习惯，一定要早制止。孩子的鼻腔和中耳腔仅靠短小的咽鼓管相连。倒吸产生负压，容易使病菌"倒流"至中耳腔，引发中耳炎。

新生儿腹泻要警惕

新生儿消化系统发育不成熟，发育快，所需热量和营养物质多，因此一旦喂养或护理不当，就容易发生腹泻。新生儿腹泻的发病年龄多在 2 岁以下，1 岁以内占 50%。在我国，新生儿腹泻是仅次于呼吸道感染的第二位常见病、多发病。

一、新生儿腹泻的发病原因

新生儿腹泻的发病原因分为感染性和非感染性腹泻。感染性腹泻包括病毒、真菌、细菌、寄生虫等，非感染性腹泻包括饮食、过敏、天气、免疫性缺陷等。

二、新生儿腹泻的类型

在临床上，新生儿腹泻视腹泻时间长短分为三期：小于两周的为急性腹泻，两周至两个月为迁延性腹泻，超过两个月为慢性腹泻。

新生儿腹泻在临床上分为轻型、中型、重型。正常大便次数为三天一次至一天三次，具体视个人体质而定。轻型的临床表现为食欲不振，偶有呕吐，大便每日数次或十余次，呈黄色或黄绿色，稀薄或带水，有酸臭味，可有奶瓣或混有少量黏液，偶有低热；中型、重型常有呕吐，大便每日可达数十次，每次量多，呈蛋花汤或水样，可有少量黏液，可呈脓血样或血便，常有发热，精神萎靡，烦躁不安，意识模糊。

三、家庭护理时要注意什么？

1.饮食要注意卫生

要给孩子养成饭前洗手的习惯，食物要干净新鲜，避免煎炸的食物等。喂养宝宝要注意定时、定量，少食多餐，建议食具要消毒。

2.建议母乳喂养

母乳是最适合婴儿消化吸收的，也是非常有营养的，能够有效提高婴儿的免疫力，因此婴儿刚开始的几个月建议用母乳喂养。母亲要用正确的喂养方式按需哺乳。

3.添加辅食

婴儿的生长是很迅速的，父母要及时给婴儿添加辅食。要根据婴儿的消化和吸收能力添加，每次加一种，量要一点点儿加。

4.仔细观察宝宝大便

新手爸妈要仔细观察宝宝大便的性质、颜色、次数和大便的多少，做好记录。

5.注意增强新生婴儿的体质

如果天气比较温暖，建议多带婴儿到户外去活动，可以有效提高婴儿的适应能力，增强体质，提高抵抗力，防止疾病的感染。

6.夏季注意卫生和护理

婴儿穿的衣服不能过冷或者过热，睡觉一定要对婴儿腹部进行保暖。不要让宝宝的胃肠道受冷，尽可能地避免呼吸道感染，还要保持宝宝消化道的通畅，注意让宝宝定时排便，排便后要清洗干净。

7.婴儿体质如果较弱，要更加注意护理

有营养不良或者佝偻病等疾病的婴儿要更加留意饮食的卫生，防止出现感染。一旦出现腹泻就要治疗，否则可能会造成更严重的腹泻。感染性腹泻是比较容易传染的，一旦出现，要进行隔离治疗，建议对粪便进行消毒。

孩子发烧、流鼻涕，可能是腺病毒感染

腺病毒并不是新型病毒，它在 20 世纪 50 年代就被发现并成功分离。人类腺病毒可分为 7 个组、57 个血清型，可引起包括肺炎、支气管炎、膀胱炎、眼结膜炎、胃肠道疾病及脑病等在内的多种疾病。腺病毒感染可发生于任何年龄组，但多见于婴儿和学龄儿童，免疫功能低下者和接受器官移植者容易感染，是腺病毒感染的高危人群。

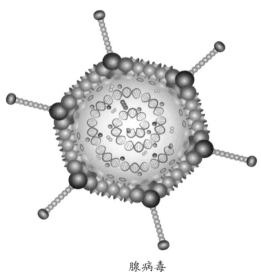

腺病毒

一、腺病毒的传播途径

人腺病毒感染潜伏期一般为 2~21 天，平均为 3~8 天，潜伏期末至发病急性期传染性最强。传播途径有以下几种：

（1）飞沫传播：飞沫传播为呼吸道腺病毒的主要传播途径。

（2）接触传播：手接触被腺病毒污染的物体或表面后，未经洗手而触摸口、鼻或眼睛。

（3）粪口传播：接触腺病毒感染者的粪便。

腺病毒感染可常年流行。冬季和春季，因人群聚集活动，容易出现腺病毒感染在局部地区的暴发流行；夏季，腺病毒会存在于消毒不好的泳池中，可引起游泳者咽结膜热①，也称"游泳池热"。

二、腺病毒的临床表现

腺病毒的临床表现为：起病急，常在起病之初就出现 39 ℃以上的高热，可伴有咳嗽、喘息；轻症一般在 7~11 天体温恢复正常，其他症状也随之消失；重症患儿高热可持续 2~4 周，以稽留热② 多见，也有不规则热型，一些患儿最高体温超过 40 ℃，呼吸困难多始于病后 3~5 天，伴全身中毒症状，精神萎靡或者烦躁，易激惹③，甚至抽搐。部分患儿有腹泻、呕吐，甚至出现严重腹胀，体格检查肺部细湿啰音④ 多于 3 天后出现，可伴有哮鸣音⑤，还可能伴有其他并发症。

三、腺病毒的预防

腺病毒感染多为自限性疾病，目前尚无有效的抗腺病毒药物，也没有可以预防腺病毒的疫苗，因此工作和生活中要注意预防：

（1）注意时刻保持手卫生。

（2）出门戴口罩，在感染高发季节尽量不去人口密集的场所，尤其对免疫力低下的老人与儿童而言。

（3）加强体育锻炼，提高自身免疫力，游泳时选择消毒措施正规、水质高的游泳场所。

（4）医务人员在接诊、救治和护理人腺病毒感染疑似病例或确诊病例时，应当做好个人防护，严格执行标准预防、接触隔离和飞沫隔离措施，落实手卫生。

（5）被腺病毒污染的物体表面和器具需要使用含氯、过氧乙酸等的消毒剂消毒或采用加热消毒处理。

---

①咽结膜热是由腺病毒 III、IV、VII 引起的病毒性结膜炎，常伴有上呼吸道感染和发热。

②稽留热表现为体温维持在 39~40 ℃及 40 ℃以上的高水平，24 小时内体温波动范围在 1 ℃以内。

③易激惹是指患者在受到外界刺激后出现的一种情绪反应，一般会出现情绪高涨、过度兴奋、焦虑、愤怒等症状。

④细湿啰音又称小水泡音，发生在小支气管。湿啰音是由于吸气时气体通过呼吸道内的分泌物（如渗出液、痰液、血液、黏液和脓液等）形成的水泡破裂所产生的声音。湿啰音分为粗湿啰音、中湿啰音和细湿啰音。

⑤哮鸣音是呼吸附加音，为高调的、带音乐性、碾轧声或呈呻吟声，哮鸣音是干啰音的一种。

痱子和湿疹，傻傻分不清楚

夏季炎热，是宝宝痱子和湿疹的高发季节，这些皮肤问题不但会让宝宝的皮肤出现小红点，严重的还会脱屑，甚至破溃。看着宝宝痒得难受，家长们也十分着急。

一、区别痱子和湿疹

1.看部位

夏天是痱子的高发季节，因为天气闷热、出汗多，宝宝的汗腺容易被堵住，而且体温调节能力尚未发育成熟，所以在闷热的部位容易长痱子（如额部、颈部、枕部、腋下、腹股沟、后背等），痱子针尖、针头大小，有红晕，多为白色；湿疹引起的原因多为外界的刺激，如干燥、皮肤的摩擦、衣物清洁品的刺激、过敏等，较为容易出现湿疹的部位是面颊、前额、手肘、膝盖、眉弓、耳后等，湿疹多为大小不等的红色丘疹或斑疹融合成片，会有水疱渗出，会结痂。

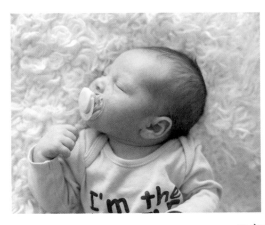 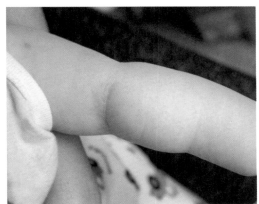

湿疹和痱子

2.看形态

痱子由轻至重可能会有白痱、红痱、脓痱，仔细观察，痱子是一粒粒的小水泡；湿疹是一片片的，并不会是一粒粒的。

分辨清楚宝宝是湿疹还是痱子，护理工作才能顺利进行，痱子是因为湿热，而湿疹是因为干燥，所以两者的护理方式是完全相反的。

二、痱子护理

1.降温处理

夏天容易长痱子，最重要的原因就是热，所以做好降温工作是十分重要的。

2.勤洗澡

夏天稍微一动就是满头大汗，因此保持每日皮肤清洁就很重要，但宝宝每日洗澡不宜超过2次，也不需要每次都用沐浴露，可直接用温水冲洗，轻搓皮肤即可。

3.涂抹护理用品

洗完澡后的皮肤护理很重要，如果宝宝痱子不严重，可以不使用任何产品，做好降温和清洁工作。如果宝宝痒，可以使用冷敷，或是采用炉甘石洗剂涂抹在患处，不建议使用痱子粉。

三、湿疹护理

宝宝的湿疹需要做好的最重要工作就是保湿和用药，保湿是最为关键的，而湿疹严重时需要配合药膏使用，药膏需要在医生指导下使用。

保湿的时候要注意保持宝宝的皮肤湿润，润肤乳是必备的。此外，还应减少外界刺激，如衣物选择纯棉，温水洗澡减少刺激，开空调时避免干燥等。

如果宝宝除了有痱子还有湿疹，护理上要注意做好降温工作以及保湿工作，使用清爽不宜堵塞汗腺的乳液涂抹宝宝的皮肤。降温工作做得好，宝宝出汗少了，皮肤干爽，痱子也会恢复得更快。

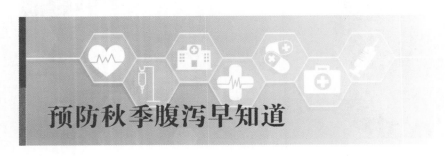

预防秋季腹泻早知道

秋季腹泻是一种发生于秋冬季节的腹泻病，尤其是10~12月，更是流行高峰期，其罪魁祸首是轮状病毒。该病好发于6个月至3岁的婴幼儿，伴有营养不良、佝偻病、贫血或长期体弱多病的孩子更容易感染。感染后患儿主要表现为发热、呕吐、大便呈水样或蛋花样，每日多达十余次甚至几十次，病情严重者可出现脱水、休克甚至危及生命。

该病早期常有感冒症状，如发热、咳嗽、鼻塞、流涕等；约半数的宝宝在病程的早期会出现呕吐，一般不超过 3 天；发热、呕吐之后，会出现腹泻症状，大便次数明显增多，有时每天多达 10 余次乃至几十次，大便为黄色蛋花汤样，无腥臭味。持续高热与反复呕吐、腹泻、饮食差等脱水症状，会出现尿少、烦躁不安乃至抽搐。

二、轮状病毒的传播途径及预防

轮状病毒在人群中主要通过粪口传播，少数也可通过气溶胶经呼吸道传播，接触被轮状病毒污染的水、玩具、衣物等也可感染，可见其感染性是很强的。在发病之前通常有 1~3 天的潜伏期，早期有一定的隐匿性，一旦发病，就会造成较多人群受感染，往往在人口密集的区域更为显著。曾经有幼儿园因感染秋季腹泻的宝宝太多，而不得不停园。

应对秋季腹泻的发生，预防是一件很重要的事情。平日里应注意个人卫生，勤洗手，定期对儿童的玩具、衣物等进行消毒。此外，提前接种轮状病毒疫苗进行主动防疫也是一种很好的选择。当家里有秋季腹泻患儿时，在急性期要做到隔离护理。

秋季腹泻是一种自限性疾病，只要做到积极护理，及时退热、补水，补充热量，做好对症处理措施，宝宝通常都能顺利恢复。

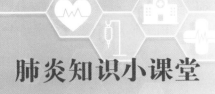

肺炎知识小课堂

每年的秋冬季节，医院的儿科门诊和病房都会有很多的患儿到来，这段时间孩子的患病一般以肺炎多见。肺炎常见的病原体分为病毒和细菌。近年来，肺炎支原体、衣原体及流感嗜血杆菌肺炎开始日益增多，秋冬的小儿肺炎又以支原体肺炎增多为主。

一、什么是支原体肺炎？

支原体肺炎，又称原发性非典型肺炎，是由肺炎支原体（介于细菌和病毒之间的已知能独立生活的最小的病原微生物）引起的呼吸道和肺部的急性炎症改变，主要通过呼吸道飞沫传播，常见于学龄儿童与青少年。

支原体肺炎在非流行年间约占小儿肺炎的 10%~20%，流行年份则高达 30% 以上。大约每隔 3~7 年发生一次地区性流行。

二、支原体肺炎有哪些表现？

支原体肺炎的症状轻重不一，通常起病缓慢，潜伏期约 2~3 周。表现的症状如下：

（1）发热。支原体肺炎患者可出现持续性高热或者弛张热，大多数在 39℃ 左右。

（2）咳嗽。突出表现为初期刺激性干咳，有的类似百日咳样咳嗽，咳出黏稠痰，甚至带血丝。

（3）部分孩子可出现多系统、多器官损害。例如：胃肠道系统可见呕吐、腹泻，神经系统可见脑膜脑炎、多发性神经根炎及小脑损伤，心血管系统可见心肌炎和心包炎。

三、支原体肺炎可以用哪些药物治疗？

治疗支原体肺炎可使用的药物如下：

（1）抗生素。支原体肺炎首选大环内酯类抗生素，目前临床上以阿奇霉素为首选药物。此外，还有四环素类（患者<8 岁不宜使用）、喹诺酮类（患者<18 岁不宜使用）抗生素。

（2）糖皮质激素。对于病情发展迅速或者难治性支原体肺炎的患者可以选择糖皮质激素进行治疗。

（3）对症治疗药物。例如，祛痰可用盐酸氨溴索、乙酰半胱氨酸等药物，肺炎支原体肺炎合并血小板减少性紫癜、溶血性贫血等可用丙种球蛋白进行治疗。

四、怎样预防支原体肺炎？

正确佩戴口罩；勤洗手，保持手部清洁卫生；尽量不带孩子去人员密集的场所；早睡早起，保持充足睡眠；关注天气变化，注意保暖；饮食得当，营养均衡；适量运动，增强体质，提高机体免疫力；保护性隔离，不接触生病的患者。

在支原体肺炎高发的季节，家长们一定要提高警惕，注意做好防护，孩子出现反复发热和咳嗽等现象及时就医，做到早诊断、早治疗，尽量避免并发症的发生或者发展为重症肺炎，让孩子早日康复。

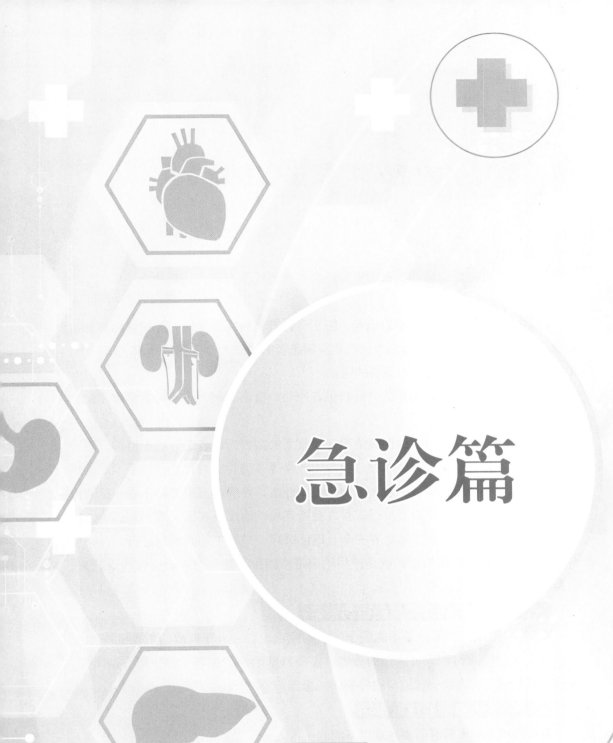

急诊篇

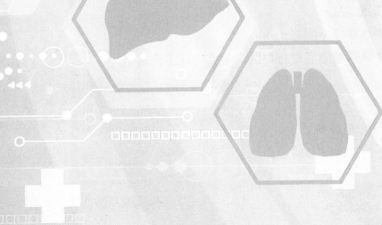

限制患者的活动？给患者捆绑？

"快，快，快！放开我……"

患者住院会被限制活动？有的患者还会被"捆绑"起来？这是什么"可怕"的操作？

针对一些入住急诊监护室的患者，护士会让其家属签署一份《保护性约束知情同意书》。很多家属疑惑不解，为什么要限制患者的活动？今天我们就来了解一下，虽是约束，但这其实是一种对患者的保护。

保护性约束指用约束工具适当限制患者冲动、自伤、伤人、紊乱、治疗不配合等行为，以保证患者的安全。

在重症监护室，医生会根据病情治疗和监测的需要为患者进行心电监护、气管插管等治疗，也会留置胃管、尿管、动静脉插管等各类管道，尤其针对手术后的患者，还会留置各种引流管。患者会因为感觉不舒适、疼痛而出现烦躁不安、试图拔掉各种管道的情况。一旦患者自行拔管，会给其后续治疗带来极大的不利影响，甚至危及生命。因此，为了保障患者安全，保证医疗、护理工作的顺利进行，在必要时会对患者实施保护性约束，就是使用约束带或约束手套将患者的肢体约束起来，限制其大范围的活动。

一、什么样的患者需要使用约束带？

谵妄[①]、意识模糊不清等不能完全配合的危重患者；处于麻醉清醒期的躁动患者；有发生自伤或伤他人可能性的患者；需要特殊治疗的患者，如使用有创通气，伴有各类插管、引流管，管道滑脱等期间的患者。

二、使用约束带的注意事项

对患者使用约束带时需要注意以下问题：

（1）严格掌握应用指征，认真对患者进行评估，尽可能减少使用。

---

①谵妄是一种急性脑高级功能障碍，表现为意识障碍、行为无章、没有目的、注意力无法集中。通常起病急，病情波动明显。

（2）医生或护士发现需要采取措施约束患者行为时，医护之间要及时相互沟通，并向患者和家属说明约束患者的必要性和方法，以及约束后可能出现的意外情况、拒绝约束可能造成的后果等，并与家属签署《保护性约束知情同意书》。

（3）为患者实施约束时尊重患者，并保护隐私、维护患者自尊。

（4）定期检查约束部位血液循环情况，约束带应松紧适宜，保证其能伸进 1~2 指，并定时松解约束带，协助患者翻身、活动。

（5）使用时肢体处于功能位置，保护具只能短期使用，病情稳定或者治疗结束后，向患者解释各管道的重要性，及时解除约束，防止不必要的损伤。

一起学学急救知识

生活中遇到有人受伤或者突发疾病需要急救和帮助的情况，抛开对"好人未必有好报"的担忧，大多数目击者、围观者恐怕还是心有余而力不足。有人突然倒地或晕倒在地扶不扶不只是一个道德问题，更是一个技术活。在没有接受专业培训的情况下，不扶可能胜于扶，因为缺乏急救技能，人们只能眼睁睁地看着生的可能性从身边溜走，不得不说这是一种巨大的遗憾，我们的急救知识和能力该"补课"了。

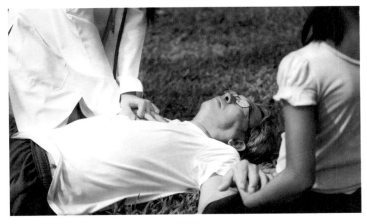

户外急救

不是每个人在第一时间就能得到医护人员的救治，当出现意外时，很多时候我们总是在等待医生及时赶到，总是在讨论拨打 120 之后医生如何能最快到达，有想过去学学急救知识吗？请拿出 5 分钟了解一下相关知识，紧急时刻能为挽救生命赢得宝贵的时间。

一、猝死

当我们发现有人倒地时，应首先确认现场安全，双手轻拍双肩并大声呼唤，判断晕倒者是否有意识；当晕倒者没有反应时，立即呼叫帮助并拨打 120。无脉搏、无呼吸或不能正常呼吸（即仅仅是喘息），开始心肺复苏。心肺复苏方法如下：

（1）胸外心脏按压。让患者仰卧于硬质平面上，跪在患者一侧，双手叠加，十指相扣，五指翘起，将掌根放在患者胸部两乳头连线中点，双臂绷直，利用上半身的力量垂直下压，按压深度为 5~6 cm，按压频率为 100~120 次/分，每次按压后要使胸部充分回弹，保持节奏连续不间断按压。

（2）人工通气。每按压 30 次口对口人工呼吸 2 次：让患者头后仰，捏紧其鼻孔，施救者吸一口气将气吹入患者口中。每 30 次胸外心脏按压跟 2 次口对口人工呼吸为一个循环，一般做完 5 个循环后再次判断患者呼吸、心跳情况。

心肺复苏是在患者丧失意识且呼吸、心跳停止的情况下才进行的抢救措施。例如：食物（药物）中毒、车祸、心脏病、高血压、触电、气体中毒、异物堵塞呼吸道、溺水等导致病人停止呼吸和心跳的情况均可以通过心肺复苏来抢救。

二、气道异物

由于不小心或者着急，不慎将花生米、果冻、枣核等吸入气管，致使气管受到刺激出现剧烈呛咳。异物堵塞气管时，可有憋气、声嘶、呼吸困难甚至导致窒息。急救方法如下：

（1）成人海姆利克急救法。当患者突然发生呼吸道异物导致窒息时，立即使其弯腰前倾，施救者站立于患者背后，两手合拢抱住患者，其中一手握拳，在患者上腹部猛地用力向上提，借助肺泡内及肺内残余气体被挤出时产生的压力将异物排除。

（2）婴儿窒息的急救方法。跪下或坐下，将婴儿放在施救者的膝盖上，使婴儿脸向下，头部略低于胸部，并让其头部靠在施救者的前臂上。用手托住婴儿的头部及下颌。用手掌根部在婴儿的肩胛骨之间用力拍背 5 次。在进行 5 次拍背后，托住婴儿的头部和颈部，将婴儿全身翻转过来，将其脸朝上，保持婴儿的头部低于其躯干。在胸部中央的胸骨下半部进行 5 次胸部快速按压，将异物排除。

对气道异物阻塞者进行急救的同时，应及时拨打 120 转至医院。如果转运途中发生呕吐，应立即将患者的头部偏向一侧，防止发生呛咳，尽快用手从一侧将患者口中的分泌物清除，保持呼吸道通畅。

三、急性心肌梗死

急性心肌梗死发病之前一般都有前兆。例如：发作性胸痛、背痛、牙痛、上肢酸胀和上腹部疼痛等，伴有出汗或胸闷、乏力，重者有濒死感，可以反复发作，几天1次或一天多次。其危害性在于缓解后无任何不适，很多人照样工作、应酬，以至于突发加重不能缓解，致心肌梗死或心源性猝死。一旦出现上述症状，不管是否与心脏有关，正确的做法都是到医院去就诊，检查排除，以免酿成遗憾。

在睡眠时如果心脏病突发，剧烈疼痛足以把人从睡眠中惊醒，应立即含服硝酸甘油1片，嚼服阿司匹林300 mg，接着拨打120急救中心电话，然后在椅子或者沙发上静候救援，不要随意活动。

四、中暑

中暑时的处置方式如下：

（1）迅速将患者转移到阴凉、通风的地方，使其平躺，用扇子或者电扇为其扇风，解开衣领、裤带利于患者呼吸和散热。

（2）用冷水或者稀释的酒精给患者擦身体，也可以用冷水淋湿的毛巾或者冰袋、冰块放在患者的颈部、腋窝、大腿根部腹股沟等有大血管的地方，帮助患者散热。

（3）感到不适时，可以及时服用解暑药，喝点淡盐水，补充流失的体液。

（4）如果患者情况较重，经简单处理后应立即拨打120就医。

五、外伤

1.关节扭伤

如果不小心踝关节扭伤，在扭伤的急性期，患者不可以让受伤部位随意活动。有条件的话马上对受伤的部位进行冷敷，最好用冰块；如果没有冰块，也可用干净的湿布冷敷15分钟，并进行关节部位的固定。切忌涂抹药物、热敷、按摩、揉搓，这样只能加重伤情。

2.骨折

骨折后如有出血，可使用干净的棉质材料（如手帕、毛巾等）对伤口进行压迫止血，然后作包扎处理。需要注意的是：骨折部位不同，救助方式也不同。如果是上肢骨折，就用健康的另一侧托住受伤手臂进行固定；如果是下肢骨折，可将受伤一侧的下肢与健康的另一侧下肢绑在一起，起到固定作用。固定好之后再将患者送医，避免骨折处骨头刺破血管、神经，引起更严重的二次伤害。如果是脊柱骨折患者，原则上非专业救护人员不要搬动。

3.踩踏

在拥挤的人群中，若发现前面有人突然摔倒，要马上停下脚步，并大声呼救，告知后面的人不要拥挤，尽量选择走到人流边缘，切不可逆着人流前进，可以做以下这个动作：十指交叉相扣，勾住后脑和后颈部，两肘向前，护住双侧太阳穴，尽量向后仰，保持重心平衡。做这个动作，即便后面有人推，也不容易倒地。

如果不是太拥挤，大家可以左手握拳，右手握住左手手腕，双肘撑开，平放于胸前，要微微向前弯腰，这样可以形成一定的空间，保证呼吸顺畅，避免拥挤时造成窒息晕倒。

4.外伤出血

若是轻微出血可采用压迫止血法；若是大出血或出血不止，除了伤口进行加压包扎外，用布条或丝巾等结扎患肢的近心端，并要注意扎好后 40~50 分钟要放松布带 3~5 分钟，防止肢体远端缺血坏死，迅速转送到就近医院。

5.小面积烧烫伤

小面积轻度烧烫伤，局部皮肤会发红，可以立即降温，用自来水冲洗，或者将烧烫伤部位浸泡在干净的冷水里约 30 分钟，也可用冷敷方法，如冰块。如果被烫时穿着衣服，需先降温后再脱衣服，否则会将烧烫伤后已游离的表皮连同衣服一并撕下来，造成严重后果。

如果烫伤处已有水疱，千万不要挑开或弄破，更不要涂抹红药水、紫药水，甚至酱油和其他物品等，这些都对后期治疗极为不利。严重的烧烫伤须及时到医院处理。

六、小建议

若担心你及你的亲人会出现意外情况，可以制作一张个人医疗信息卡并随身携带。内容包括姓名、出生年月、家庭住址、紧急联系人、联系电话、病史、现在服用的药物等信息，其他信息如血型等最好也加进去，可以做成名片大小，放在自己的钱包或衬衣口袋里。

万一有突发情况，在别人帮助你的同时能掏出来一张至少用中英文写着病史、随身药物、过敏药物等相关信息的小抄，那么事情就简单多了。对于有病史的患者而言是一个很简单却很实用的小贴士。

冬季居家，谨防一氧化碳中毒

冬季严寒，许多人都会紧闭门窗，在家里吃火锅、吃烧烤，殊不知，这种做法在无形中增加了一氧化碳中毒的风险。

一、什么是一氧化碳中毒？

一氧化碳是一种无色、无味的气体，当人体吸入后会引起血氧含量降低，出现脑组织缺氧、意识障碍甚至死亡。

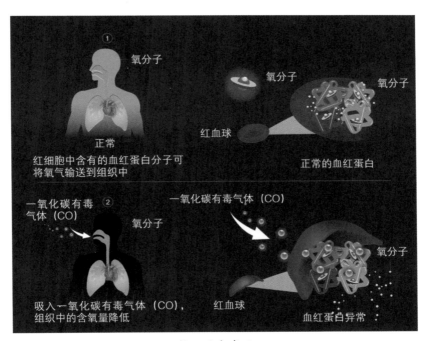

一氧化碳中毒原理

二、一氧化碳中毒的症状

轻度中毒：患者可出现头痛、头晕、失眠、视力下降、耳鸣、恶心、乏力、心跳加速、休克等症状；中度中毒：除有轻度中毒症状之外，皮肤黏膜出现樱桃红色、多汗、心律失常、烦躁、行动迟缓，嗜睡、昏迷等症状继续加重；重度中毒：进入昏迷状态。肌肉痉挛、面色苍白或青紫、血压下降、瞳孔散大、呼吸麻痹，甚至死亡。经抢救存活者可有严重后遗症。

后遗症状：神经衰弱、偏瘫、偏盲、失语、吞咽困难、智力障碍等。

三、中毒后的救治

立即开窗通风，切断污染气体来源，迅速将患者转移至新鲜空气流通处，卧床休息，保持安静并注意保暖；确保呼吸道通畅，神志不清者应将其头部偏向一侧，以防呕吐物吸入导致窒息；对昏迷或发生抽搐者，可在头部置冰袋，以减轻脑水肿；发现中毒者，及时送医院抢救。

四、如何预防一氧化碳中毒？

注意通风，每天开窗换气不少于两次；对取暖用的煤炉要装好烟囱，并保持烟囱结构严密和通风良好，防止漏烟、倒烟；使用管道煤气时，要防止管道老化、跑气、漏气，烧煮时防止因火焰被扑灭而导致煤气溢出；不要在封闭室内吃炭火锅、点炭火盆；使用燃气热水器时，最好将燃气热水器安装在洗浴房间外；在有条件的情况下，安装煤气报警器。

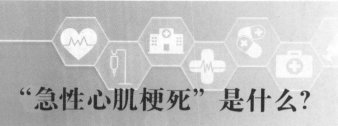

"急性心肌梗死"是什么？

急性心肌梗死，简称心梗，是指在冠状动脉病变的基础上发生冠状动脉血供急剧减少或中断，引起相应的心肌严重而持久地急性缺血性坏死。通俗来讲，就是我们冠状动脉的血管闭塞、血流中断，导致心肌坏死，死亡率极高。

一、心梗有哪些症状？

心梗最常见的症状为胸痛，多位于心前区和胸骨后，多为闷痛、压榨性疼痛，令人难以忍受，很多人有濒死感。疼痛持续时间大于 30 分钟，舌下含服速效救心丸或硝酸甘油症状不能缓解，常伴有大汗、左上肢及后背不适，也有部分人表现为腹痛、呕吐、牙痛等。生活中要警惕老年糖尿病患者有时无典型症状。

二、心梗有哪些诱因？

导致心梗的原因有很多，主要有如下因素：

（1）过劳过重的体力劳动、剧烈体力负荷诱发斑块破裂，导致急性心肌梗死。

（2）激动、紧张、愤怒等激烈的情绪变化诱发。

（3）暴饮暴食。不少心肌梗死病例发生于暴饮暴食之后。

（4）寒冷刺激。突然的寒冷刺激可能诱发急性心肌梗死。

（5）便秘。便秘在老年人当中十分常见。临床上，因便秘时用力屏气而导致心肌梗死甚至猝死的老年人并不少见，必须引起老年人足够的重视，要保持大便通畅。

（6）吸烟、大量饮酒。吸烟和大量饮酒可通过诱发冠状动脉痉挛及心肌耗氧量增加而诱发急性心肌梗死。

三、一旦发生心梗症状怎么办？

首先要卧床休息，减少活动，避免紧张情绪。一定要牢记两个"120"：第一个"120"是第一时间拨打"120"，等待救护车救援；第二个"120"是要在120分钟内开通闭塞血管。时间就是心肌，时间就是生命。

四、心梗有哪些救治方案？

冠脉介入治疗，发病12小时以内，尽早进行冠脉造影检查明确冠脉病变程度，根据病变程度进行球囊扩张及冠脉支架术；溶栓治疗，发病3小时内溶栓即刻效果与直接经皮冠状动脉介入治疗（PCI）① 相似，但需要符合适应证及排除禁忌证，无论溶栓是否再通，仍建议尽早行冠脉造影，明确冠脉病变程度；药物保守治疗。

五、预防措施

要预防心梗，平时要采取预防措施：

（1）严格戒烟。在冠心病患者中，约有70%~90%的年轻急性心梗患者有吸烟史。戒烟能明显减少心血管疾病发生的风险。

（2）限酒或不喝酒。目前，大量研究表明，饮酒尤其是大量饮酒会导致心血管风险增加。

（3）合理饮食。低盐、低脂、少油饮食，多吃蔬菜水果。

（4）适当运动。可以根据自己的情况选择跑步、慢走、游泳、跳舞、打太极拳等运动。

（5）保持良好的心态和作息规律。切忌大喜大悲，尽量不熬夜，不过度劳累。

（6）定期体检。对自己的身体状况有基本的了解。

---

①PCI是指经心导管技术疏通狭窄甚至闭塞的冠状动脉管腔，从而改善心肌的血流灌注的治疗方法。

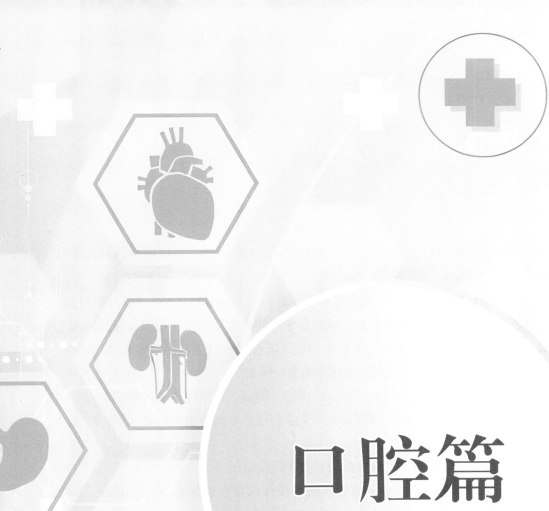

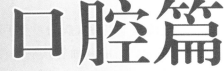

口腔篇

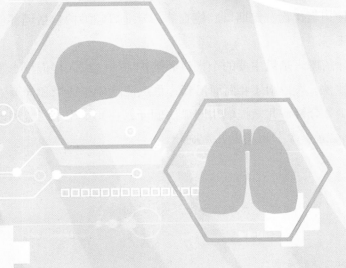

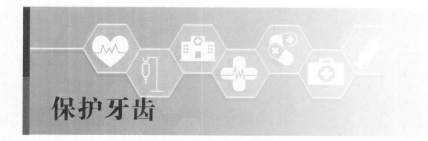

保护牙齿

世界卫生组织将口腔健康列为人体健康的十大标准之一。口腔健康的标准是"牙齿清洁、无龋洞、无疼痛感、牙龈颜色正常、无出血现象"。口腔健康与全身健康密切相关。口腔中的感染和炎症因子可导致或加剧心脑血管病、糖尿病等慢性病，危害全身健康，影响生命质量。龋病和牙周病会破坏牙齿硬组织和牙齿周围支持组织，不仅影响咀嚼、言语、美观等功能，还会造成社会交往困难和心理障碍。孕妇的口腔感染是早产和婴儿低出生体重的危险因素。

一些全身疾病可能在口腔出现相应的表征。例如，糖尿病患者的抗感染能力下降，常伴发牙周炎，拔牙伤口难以愈合，艾滋病患者早期会出现口腔病损，发生口腔念珠菌病等疾病。

维护口腔健康是防控全身性疾病的重要手段，防治全身性疾病有利于促进口腔健康。口腔疾病与糖尿病、心脑血管疾病等慢性病存在着共同的危险因素，如吸烟、酗酒、不合理膳食、精神压力等。

一、口腔疾病的防控

要预防口腔疾病，需要注意下面的问题：

（1）龋病和牙周病是细菌感染性疾病，牙菌斑的细菌及其产物是引发龋病和牙周病的始动因子，没有菌斑微生物就不会发生龋病和牙周病。

（2）防控口腔疾病需要个人口腔维护和专业维护相结合。个人口腔维护包括有效刷牙、平衡膳食、合理使用氟化物、定期口腔检查等，专业口腔维护包括局部应用氟化物、窝沟封闭和洗牙等。

（3）有效刷牙能清除牙菌斑，是最主要的个人口腔维护方法。成人提倡用水平巴氏刷牙法（水平颤动拂刷法）[1]，刷牙要面面俱到，重点清除牙龈边缘和牙缝处的菌斑，每次刷牙时间至少 2 分钟。儿童提倡用圆弧法刷牙，在儿童还不能流利地书写阿拉伯数字（6~7 岁）之前，家长可帮助儿童刷牙。

---

①巴氏刷牙法，主要使用拂刷和颤动的方式去除牙齿各面的菌斑。

（4）龋病和牙周病可防可治，定期检查、及早防治是关键。早期的龋病通过使用氟化物等措施可控制龋病的进展甚至治愈。早期的牙龈炎通过洁牙和有效刷牙可治愈。

（5）建议成年人每半年到一年进行一次口腔检查，儿童每三个月到半年进行一次口腔检查。

二、行动起来，你离好牙只有一步之遥

牙齿的日常护理非常重要，只有持之以恒地爱牙、护牙，才能长期使用它们。下面分享一些牙齿日常护理的知识和技巧：

（1）早晚刷牙，饭后漱口。刷牙实行"三三制"：每天刷牙3次，每次刷3分钟。选择软毛牙刷，成年人选择含氟牙膏。进食后可以使用温水或是淡茶水漱口，减少食物残渣和细菌侵蚀牙齿的危害。

（2）多吃护牙食品，少喝碳酸饮料。多吃高纤维食品，比如蔬菜、粗粮、水果等对牙齿都有利，还有含钙较高的肉、蛋、牛奶都应多食用，避免食入过多的甜食。特别是在婴幼儿时期就应注意饮食的选择，家长应给孩子多吃能促进牙齿咀嚼的蔬菜，如芹菜、卷心菜等，有利于促进颌骨的发育和牙齿的整齐。

（3）莫把病菌口口相传给孩子。成人唾液中含有致龋细菌，喂养人把食物嚼碎喂给孩子，以及把奶嘴或勺子放到自己口中试温度时，可将口腔中的致龋细菌传播给孩子，导致孩子易患龋病。看护人应注意喂养卫生，纠正不良的喂养方式，同时关注自身的口腔卫生。

（4）用窝沟封闭方法预防"六龄齿"的龋坏。第一恒磨牙6岁左右萌出，其咀嚼功能最强大，但是牙齿咬合面存在较深的窝沟，不易清洁，最容易发生龋病，甚至会过早脱落。窝沟封闭是在牙齿表面涂布一层高分子材料，给牙齿穿上特殊的"防弹背心"，减少蛀牙的发生。

（5）洗牙不能少。洗牙是预防牙周病的主要手段之一。刷牙和洗牙不能相互代替，牙结石一旦形成，只能利用超声波把牙结石"震掉"。建议每年洗牙一次。定期洗牙能够保持牙齿坚固和牙周健康。

（6）每半年至少进行一次口腔健康检查。口腔疾病是缓慢发生的，早期多无明显症状，等出现疼痛等不适症状时可能已经到了疾病的中晚期，治疗起来很复杂，患者也会遭受更大痛苦，花费更多。建议每年至少一次口腔检查，及时发现口腔疾病，做到尽早治疗。

（7）正确的刷牙方法。①刷前牙外侧面。将牙刷头与牙齿表面成45°角，上排的牙齿向下、下排的牙齿往上轻刷，注意轻刷牙龈。②刷前牙背面。牙刷竖起，同

样成 45°角斜放，上排牙齿向下，下排牙齿向上提拉轻刷。③刷后牙外侧面时，把牙刷斜放在牙龈边缘，以 2~3 颗牙为一组，用适中的力度上下来回移动刷牙。④刷后牙内侧面时，重复以上动作。⑤将牙刷与咬合面垂直，力度适中来回刷。

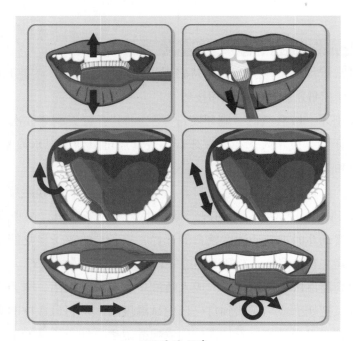

刷牙的顺序

三、重视健康，关爱牙周

口腔健康是全身健康的重要组成部分。其中，牙周病就是影响口腔健康最常见的疾病之一，也是引起成年人牙齿丧失的主要原因之一。牙周病是指发生在牙支持组织（牙周组织）的疾病，包括仅累及牙龈组织的牙龈病和波及深层牙周组织（牙周膜、牙槽骨、牙骨质）的牙周炎两大类。牙周病在中国的发病率非常高。30 岁以上成年人中大概有 90% 患有不同程度的牙周病。我们国家整个大众口腔卫生的自我保健意识较低。

牙周病发生的主要原因是自我防护不够彻底，主要是刷牙方法不到位形成菌斑，最后细菌钙化就会在牙根部或牙龈周围形成牙石。一般洁牙最好半年一次，至少一年一次，才能把牙石、牙菌斑彻底清除干净。

牙周病的危害极大，不仅影响咀嚼系统，而且会影响全身健康。对于口腔健康来说，牙周病是造成牙齿缺失的主要原因，牙齿脱落后很难进行常规的修复治疗，给患者带来很多痛苦。

牙周病是某些重要系统性疾病的潜在危险因素：糖尿病伴重度牙周炎患者在2~4年内糖尿病的加重比无牙周炎患者明显；心脑血管疾病：口腔感染易引起急性或亚急性感染性心内膜炎；早产和低出生体重儿：患重度牙周炎的妇女生产低出生体重儿的危险度增高7.5倍；呼吸系统疾病：不良的牙周环境是潜在的呼吸道致病菌的储存库；牙周袋内的大量细菌可直接进入消化道和呼吸道；牙周疾病的范围和严重程度与类风湿性关节炎密切相关；慢性牙周炎与老年痴呆和肾脏疾病密切相关。

牙周病并不可怕，做到早发现、早治疗，是可以治愈的。牙周治疗主要分为4个阶段：基础治疗运用牙周病的常规治疗方法消除或控制牙龈炎症及咬合性致病因素；完善的牙周基础治疗后1~3月必要时进行牙周手术治疗；永久性修复治疗；疗效维持及复查、复治阶段。

四、小洞不补，大洞吃苦

龋病（即蛀牙）是一种最常见的多发的口腔疾病，在儿童和青少年中发病率很高，危害健康。世界卫生组织将龋病、癌肿和心血管疾病并列为人类三大重点防治疾病。龋齿不痛就可以不治疗吗？不，应该尽早治疗。

1.龋齿的病因

目前，公认的龋病病因学说是四联因素学说，主要包括细菌、食物、宿主和时间。龋病的发生有一个较长的过程，从初期龋到临床形成龋洞一般需要1.5~2年，因此要定期检查牙齿，尽早发现龋坏早期征兆，尽早治疗。

2.龋齿的临床表现

临床上常根据龋坏程度分为浅龋、中龋、深龋三个阶段：①浅龋：亦称釉质龋，病变局限于牙齿的表浅层，白垩色斑块因着色而呈黄褐色，窝沟处则呈浸墨状弥散，一般无明显龋洞，后期可出现局限于釉质的浅洞，无自觉症状。②中龋：龋坏已达牙本质浅层，临床检查有明显龋洞，对外界刺激（如冷热酸甜和食物嵌入等）可出现疼痛反应，当刺激源去除后疼痛立即消失。③深龋：龋坏已达牙本质深层，一般表现为大而深的龋洞或入口小但深层有较为广泛的破坏，对外界刺激反应较中龋为重，但刺激源去除后仍可立即止痛，无自发性痛。

3.龋齿的危害

龋齿早期（浅龋）无任何症状，龋齿的小洞若不进行及时治疗，病变就会越来越大，从浅龋发展到深龋，对冷热酸甜等食物刺激敏感逐渐加重。当损伤到达牙髓，引起牙髓炎，此时牙痛会十分严重，产生自发性、阵发性剧痛，且夜不能寐。当病变进一步发展，会引起根尖炎、根尖周脓肿，甚至颌骨骨髓炎、牙齿脱落缺失。牙齿的龋坏或缺失会影响咀嚼，加重胃肠负担，影响身体健康。儿童期不仅影响颌骨发育，还影响消化功能，进而影响身体的生长发育。龋齿内有大量的细菌和脓液，成为潜在的病灶，当机体抵抗力下降时，还可作为病灶引起远隔脏器疾病，甚至可以引起败血症或菌血症。因此，患了龋病应当及早治疗。

4.龋齿的治疗

龋洞一旦形成，自身不可能愈合（好好刷牙也没法搞定），就必须到口腔科补牙，且龋洞越小，患者痛苦越小，操作越简单，充填体越不易脱落。

"千里之堤，溃于蚁穴"，其实牙齿也一样。龋洞若不尽早治疗，就会由浅到深，由敏感到痛，引起牙髓炎、根尖周炎，甚至颌骨骨髓炎、牙齿脱落缺失。"小洞不补，大洞吃苦"，一旦发现龋齿，应尽早修补，省时、省钱、省力。

智齿你很好，但是咱俩不合适

智齿的学名其实叫"第三磨牙"，顾名思义，它是我们牙槽骨最里面的第三颗磨牙。但是与其他牙齿不同的是，它的萌出时间远远晚于其他牙齿，是口腔中最晚长出的牙齿。

一、深入了解一下智齿

智齿通常从牙龈中萌发而出，没有任何症状。现代人的颌骨越来越小，骨头上没有足够空间允许智齿长到正常位置，所以大部分人的智齿在歪路上越走越远，这就使得智齿没有咀嚼功能，但也有少部分人的智齿可以发挥正常的咀嚼功能。

并不是每个人都会长智齿，有的人可能在十几岁到二十几岁长出了智齿，有的人可能 40 多岁才开始长智齿，有的人可能终生不长。即使是长了智齿的人，智齿的生长情况也会各不相同，有的人可能会长得很整齐，但大多数人的智齿都是歪七扭八，有的人可能只会长一颗，有的人 4 颗都长出来了。

智齿拔还是不拔，"这是个问题"。让我们先来细数一下智齿的五宗罪：自身腐烂引起疼痛；引起周围牙龈的肿痛；损害邻牙；造成前牙拥挤；单颗无止境地生长。当出现上述罪状的时候，智齿还是不要留了吧。

二、你问我答的那些问题

问：拔智齿疼吗？答：对于专业的我们来说，我们怕你舒服得想睡觉。

问：拔智齿会得面瘫吗？答：不要担心，拔智齿不会得面瘫。

问：我嘴里看不到智齿，是不是就没长？答：不一定，需要拍片才能知道。

问：拔智齿，几天后能吃饭？答：拔了智齿，当天就可以吃饭。

问：拔智齿能瘦脸吗？答：不会，但是拔智齿有可能减肥。

20 颗乳牙

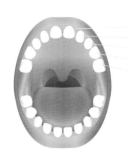

4 颗中切牙
4 颗侧切牙
4 颗犬牙
4 颗第一磨牙
4 颗第二磨牙

32 颗恒牙

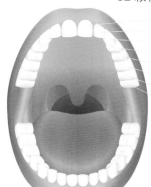

4 颗中切牙
4 颗侧切牙
4 颗犬牙
4 颗第一前磨牙
4 颗第二前磨牙
4 颗第一磨牙
4 颗第二磨牙
4 颗第三磨牙（智齿）

不同年龄的牙齿

你到底有没有长智齿？赶紧拿起镜子，对着图片检查一下吧！记得张大嘴，从门牙（切牙）开始数，第八颗就是智齿。

用口呼吸让你悄悄变丑

你在睡觉时是否会张着嘴呼吸？如果是，那就要注意了。这个习惯可非常不好，尤其对孩子们而言，可能会影响他们的颜值等，因此要早点改变习惯。

正常情况下，我们用鼻子进行呼吸。用鼻子呼吸时，嘴唇闭拢，牙齿轻合，舌头支撑着上颚。但是，当用鼻子呼吸的氧气不足时，我们的身体会启动"备胎"——口腔。

用口呼吸破坏了牙齿内外的肌力平衡，空气对牙齿和嘴唇产生微弱的推力，对于生长发育阶段的孩子来说，长此以往，容易形成上牙"前突""下巴后缩"或者是"地包天"面容。氧气吸入量不够，严重时还会导致患儿学习能力和记忆力低下、发育迟缓。

一、用口呼吸的原因

发生口呼吸大多是由于鼻咽部的气道发生阻塞、通气量不足造成的，常有以下原因：

（1）过敏性鼻炎：过敏性鼻炎的症状为鼻分泌物增多、鼻痒、鼻塞，在鼻子不通的情况下进行口呼吸。

（2）腺样体肥大。正常情况下，腺样体在儿童六七岁时发育至最大，之后逐渐开始退化。如果在小时候腺样体发生病理性增生、肥大，就会阻碍鼻咽部，引起鼻塞。

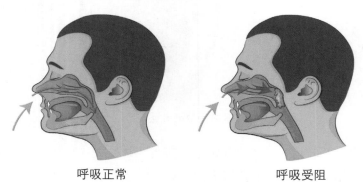

呼吸正常　　　　　　　　　呼吸受阻

腺样体对呼吸的影响

（3）肥胖。肥胖会导致颈区脂肪堆积，舌头及下颌下区过量的脂肪堆积造成呼吸道狭窄，形成口呼吸。

二、口呼吸的危害

进行口呼吸时，大部分时间孩子的下颌下降，从而使嘴巴张开，舌体跟随下颌骨下降，舌体与上腭丧失接触。外部颊肌力量没有与之抗衡的，因此挤压上腭变窄、高拱，上颌牙齿开始拥挤、不齐，最明显的是上前牙前突（龅牙）。

长期口呼吸常伴有前牙（尤其上前牙）的菌斑堆积、牙龈发炎。口呼吸时会带走口腔诸多水分，干燥的口腔环境缺少了唾液的机械冲刷和杀菌作用，菌斑堆积，导致牙龈发炎。

鼻子会对外在的空气有一定的加温、加湿和过滤大颗粒尘埃的功能，如果是口呼吸，空气直接从咽喉到气道，容易引发不适感和呼吸道疾病，抵抗力也随之下降。

儿童长时间用嘴巴呼吸，氧气吸入量不够，与成人患者白天嗜睡相反，患儿常表现出亢奋状态，如注意力不集中、多动、暴躁等，严重时伴有学习能力和记忆力低下、发育迟缓等，危害极大。

三、孩子出现口呼吸怎么办?

若发现孩子出现口呼吸的现象，应注意以下问题：先应该治疗引起口呼吸的疾病，如过敏性鼻炎、鼻窦炎、扁桃体肥大等，解决根本问题；确保孩子鼻呼吸畅通后，可以让孩子闭口鼓气，如吹口琴、葫芦丝、萨克斯等乐器；若自我训练效果不佳，可以去口腔正畸科就诊，在医生指导下采取一些矫正措施，改正孩子的口呼吸习惯。

孩子每一步的生长发育都不容忽视，2~15 岁是治疗孩子口呼吸的黄金阶段，愿每个孩子都是高颜值、高智商的天使。

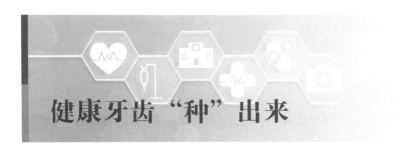

健康牙齿"种"出来

牙口好，胃口才好。牙齿健康不仅影响五官美观，更是身体健康的基础保障，牙齿如果出现问题，咀嚼能力也会受到影响。如果牙齿缺失了怎么办? 让种植牙来解决问题。

一、什么是种植牙?

种植牙是将人工牙根植入体内，然后在人工牙根上连接牙冠的一种修复方式。相比传统的烤瓷牙修复，种植牙不会损伤相邻的牙齿。

二、哪些人适合种植牙?

适合种植牙的人群如下：

（1）患者缺失一颗牙、多颗牙，或者全口缺牙的可以进行种植手术。

（2）佩戴传统假牙有困难，咀嚼功能不好，戴上容易掉、不牢固的患者，尤其是牙槽骨不足的缺牙患者，常伴有牙龈萎缩。

（3）对假牙的美观、功能有特别要求的患者。

（4）佩戴传统的活动义齿固位差，没有咬合力，压迫黏膜疼痛不能忍受的患者。

（5）缺牙周围的其他牙齿有问题，不能使用传统假牙者；上下牙部分牙缺失但是邻牙却是健康的牙，不能作为基牙来继续处理的患者。

（6）种植区应该有足够高度和宽度的健康骨质，还应有足够厚度的附着龈，而且口腔黏膜健康。

（7）肿瘤或外伤所致单侧或双侧颌骨缺损，需功能性修复的患者。

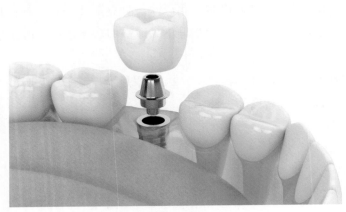

种植牙

三、种植牙有年龄限制吗？

种植牙需要骨骼维持在一个相对平稳的状态，18岁左右人类的骨骼基本上就发育成熟了，因此18岁成年后就具备了种植条件。种植年龄上限也没有过高的要求，即使是七八十岁的老年人，只要身体健康符合条件，也是可以进行牙齿种植的。

四、种植牙的优点

种植牙与传统义齿相比具有很多优点，它外形逼真、美观、稳定性良好，体积小、更舒适、易于清洁，特别是咀嚼功能恢复极好，被誉为继乳牙、恒牙后人类的第三副牙齿。它不采用磨损天然牙来固定假牙，最大限度地保护了患者的健康牙齿。目前，种植牙已是一种成熟安全的口腔技术，只要做好种植手术后的护理和保养，种植牙就会和天然牙一样长期使用。

五、种完牙后还可以做磁共振吗？

种植牙所用的材质是纯钛，钛是目前所知生物相容性最好的金属，而且是无磁性金属，在很大的磁场中也不会被磁化，所以种植体本身对磁共振检查是没有任何影响的。

"把螺丝拧到嘴里，好可怕，一定很痛吧。"不是这样的，种植牙手术很小，不需要住院，现代麻醉技术以及术后的良好护理措施可以提升患者的舒适感。种牙全程无痛，口内伤口约7~10天就可愈合，术后感觉比拔牙轻多了。

根管治疗之后还要做牙冠？

你知道吗，很多人都有不同程度的牙齿龋坏，轻度的龋坏只需要修补填充上牙洞就可以了，但是一些严重的牙齿龋坏会伤及牙齿神经，让患者朋友"痛不欲生""彻夜难眠"，这个时候就需要进行根管治疗。

那么，什么是根管治疗？顾名思义，就是从源头上防治牙齿，从而防止进一步病变的治疗方法，牙髓炎、牙髓坏死以及各种类型的根尖周炎（即牙根尖周组织的急性或慢性炎症）都适合使用根管治疗，但是很多病人不理解，根管治疗后牙齿已经不痛了，为什么还要做全冠保护？

一、做"牙冠"的原因

1.牙齿容易变色

根管治疗后的牙齿缺少必要的保护，其抗氧化能力也会明显下降，受到各种影响后更容易氧化变色，显得非常不美观。

2.牙齿容易感染

做过根管治疗的牙齿会成为一个空壳，对细菌、病毒的抵抗力大幅下降，容易受到各种食物的影响或是感染细菌。

3.牙齿变得脆弱

根管治疗虽然可以从根本上解决牙髓炎、牙周病的问题，但治疗也会导致牙齿失去牙髓。失去牙髓后的牙齿由于缺乏必要的营养，会变得十分脆弱，不能大力咀嚼食物。

二、"牙冠"的材料

1.普通廉价的材料——镍铬合金

镍铬合金材料价格较便宜，在欧美属于淘汰技术，在国内目前也已基本淘汰。金属内冠若长期使用会产生镍元素析出，15%的使用者有轻度的毒性反应和过敏反应，并在使用者的牙龈处会存在镍金属的聚集，使牙龈发黑。

2.经济实惠的材料——钴铬合金

半贵金属冠的代表是钴铬合金冠，称之为"无镍无铍合金"。主要成分是钴、铬，价格介于非贵金属和贵金属之间，生物相容性优于镍铬合金冠，耐腐蚀，不易出现崩瓷，可以避免牙龈出血和黑色牙龈的现象出现，经济实用，适合大多数牙齿的修复，尤其适合后牙固定桥等的固定修复。

3.强度更高、无刺激的材料——贵金属

贵金属冠的代表就是金合金冠，依据金的含量分为中金（56.7%）、高金（86.7%）两种，它是最理想的修复材料之一，强度更高，无刺激，而且金与瓷的结合很牢固，与组织的相容性更好，在牙冠与牙龈接触的地方不会发青。

4.明星一样亮白的牙齿——全瓷冠

全瓷冠的色泽无论在灯光下和自然光中都能保持自然色，因此成为目前影视明星和公众人物牙齿美容的宠儿。全瓷冠的通透性和色泽好，美观效果极佳，生物相容性好，对人体无害，可以在口腔内永久保存。由于没有金属基底，全瓷牙质量较轻，佩戴更舒服，也更有利于保护牙髓健康。

三、注意事项

根管治疗后的注意事项如下：

（1）根管治疗术并非一次就可完成治疗，医生往往根据患者临床检查情况分步分次进行治疗，一般来说，根管治疗要分 2~4 次就诊才能完成。

（2）根管治疗充填完毕，一周内可能会出现胀、闷或轻微疼痛，属正常状况。不适状况通常 3 天以后会逐渐消退恢复正常。

（3）若根管治疗 3 天后仍有不适，或者出现异常疼痛等问题，应及时与主治医师联系，进行进一步的治疗调整。

（4）在进行根管治疗后，牙科医师一般会叮嘱患者在一定的日期内进行复检，患者应严格按照医师的规定定期检查。

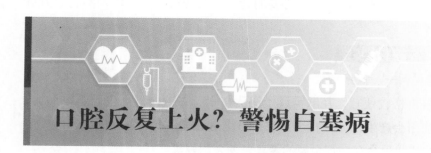

口腔反复上火？警惕白塞病

白塞病，学名贝赫切特综合征（Behcet's Disease，BD），又称"口—眼—生殖器"三联症。

一、白塞病的临床表现

1.口腔溃疡

口腔溃疡是白塞病最常见的临床表现，几乎所有的患者均出现复发性口腔溃疡，多数患者以此为首发症状，可发生在口腔黏膜的任何部位，以唇、颊、舌、软腭及齿龈等处多见，通常为圆形或卵圆形疼痛性溃疡，中心为白色或米黄色坏死组织，中央凹陷，边界清楚，周围黏膜红而微肿，溃疡局部灼痛明显。溃疡常持续发作，常有 2 个以上溃疡同时发作，直径 1~20 mm，常于 1~2 周内自行愈合。

2.生殖器溃疡

发生率约 80%。多见于外生殖器、肛周、会阴等处。较口腔溃疡深而大，数目少，反复发作次数也显著少于口腔溃疡。疼痛剧烈，愈合较慢。

3.皮肤损害

发生率约 60%~80%，皮损类型多样，常见类型：①结节性红斑样，与结节性红斑不同之处是持续时间长，新皮损不断出现，此起彼伏，同一患者可见不同时期的损害。②毛囊炎样，好发于胸背、下肢，皮损为无菌性脓疱、丘疹，周围红晕，数量不一，反复出现。③针刺反应阳性，用生理盐水皮内注射、静脉穿刺等均于 24~48 小时后在受刺部位出现直径 2 mm 以上的红色丘疹或脓疱，有诊断意义。

4.眼损害

发生率约 50%。男性易受累，症状重，预后差。24 岁以前发病者牵连到眼部的危险性高，35 岁以后眼部严重受牵连明显减少。眼球各部位均可受牵连。其中，葡萄膜炎最常见，可出现视力严重下降甚至失明。

5.其他系统表现

约 40%伴有关节肿痛，亦可累及消化道、周围神经与中枢神经系统、心、肾、肺、附睾及骨髓等。

二、白塞病患者的注意事项

白塞病患者日常饮食应以清淡为主，少量多餐，尽量不要食用辛辣的食物；注意口腔卫生；保持心情舒畅，乐观的情绪有助于维持和改善机体的免疫功能；加强锻炼，患者应进行适当的体育锻炼，以提高机体的抗病能力。

口腔疾病的预防——咀嚼

口腔疾病是人类最为常见的疾病之一，如龋病、牙周病等。据统计，全球近35亿人患有口腔疾病，约占全球人口数量的一半。

大多数口腔疾病的诱发是因为口腔健康意识不足导致口腔清洁不到位、口腔疾病防治不及时而造成的。因此，提升口腔健康意识已成为推动大众口腔健康的重要抓手之一。

如何预防口腔疾病呢？

吃完、喝完后要及时进行口腔清洁，这往往被许多人所忽略，也是导致口腔健康问题的重要原因之一。专家指出，进食过后，咀嚼无糖口香糖是及时清洁口腔的有效方式，可以帮助预防口腔问题的发生。咀嚼无糖口香糖可以刺激口腔产生大量唾液，冲刷口腔内的细菌和食物残渣，并且扭转口腔中细菌分解食物残渣产生的酸性环境，从而降低患龋风险。不仅如此，唾液还有再矿化①的作用，能够助力口腔健康。

研究显示，青少年（12~15岁）和成年人（18岁及以上）每天咀嚼两粒无糖口香糖，可有效降低口腔疾病的患病风险。由此可知，吃完嚼一嚼，健康好口腔。

除此之外，养成早晚用含氟牙膏刷牙、每天至少使用牙线清洁牙齿邻面一次、饮食均衡、多吃蔬菜水果、定期看口腔医生、每三个月更换一次牙刷等口腔护理习惯也能够预防口腔疾病。

---

①再矿化也被称为再钙化或再硬化，是牙齿脱矿与再矿化之间的平衡过程的一部分。

牙齿倍儿棒，吃嘛嘛香！

牙齿是我们身体的咀嚼器官，有着非常重要的作用，各位家长是否关注过孩子牙齿的生长情况？关于儿童牙齿保健的小常识了解多少呢？

一、清洁口腔应从婴儿出生开始

婴儿出生之后，即使没长牙齿，家长也应每天用软纱布为孩子擦洗口腔。半岁左右牙齿萌出后，可以继续用这种方法擦洗口腔和牙齿表面。当多颗牙齿萌出后，家长可用指套刷或软毛刷为孩子每天刷牙 2 次，并清洁所有的牙面，特别是接近牙龈缘的部位，建议使用牙线帮助儿童清洁牙齿缝隙。

二、养成刷牙的习惯

儿童 2 岁左右开始学习刷牙，适合儿童的刷牙方法是"圆弧刷牙法"：将刷毛放置在牙面上，轻压使刷毛弯曲，在牙面上画圈，每部位反复画圈 5 次以上，前牙内侧需将牙刷竖放，牙齿的各个面均应刷到。儿童牙刷每 2~3 个月更换一次。每天早晚刷牙，每次刷牙时间不少于 2 分钟，晚上睡前刷牙更重要。学龄前儿童很难完成精细复杂的刷牙动作，需要家长的帮助和监督。

三、合理饮食，保护牙齿

儿童应少吃甜食，少喝碳酸饮料，减少吃糖次数，进食后用清水漱口，晚上睡前刷牙后不能再进食。

四、为适龄儿童进行窝沟封闭

窝沟封闭是预防窝沟龋[1]的最有效方法，用高分子材料把牙齿的窝沟填平后，牙面变得光滑易清洁，细菌不易存留，从而预防窝沟龋。窝沟封闭是一种无创技术，不会引起疼痛。建议 6~8 岁可以进行第一恒磨牙（六龄齿）的窝沟封闭，11~13 岁可以进行第二恒磨牙的窝沟封闭。

五、每天使用含氟牙膏，定期涂氟

使用含氟牙膏刷牙是安全、有效的防龋措施。在非高氟饮水地区，3 岁以下儿

---

①窝沟龋限指磨牙、前磨牙咬合面、磨牙颊面沟和上颌前牙舌面的龋损。

童每次用量为"米粒"大小，3~6 岁儿童每次用量为"豌豆粒"大小，应在家长的监督指导下应用。儿童还可以每半年到医院接受一次牙齿涂氟。给牙齿刷上一层保护膜，其中的氟化物缓慢释放出来，可预防龋病。

六、积极防范牙外伤

儿童参加体育活动时，穿运动服和胶底防滑的运动鞋，防止跌倒造成牙外伤。必要时应佩戴头盔、防护牙托等防护用具。乘坐交通工具时，应系好安全带。一旦牙齿受伤，应尽快去医院就诊。

七、尽早戒除口腔不良习惯，及早预防牙颌畸形

吮指、吐舌、咬唇、咬铅笔、口呼吸、夜磨牙和偏侧咀嚼等儿童常见口腔不良习惯会造成牙齿排列不齐，甚至颌骨畸形，应尽早戒除。乳牙期或乳恒牙替换期发现牙颌畸形应及时就医，由口腔医生检查、判断是否需要进行早期矫治。

八、定期口腔检查，及时治疗口腔疾病

龋病是儿童常见口腔疾病，可以引起儿童牙痛、牙龈及面部肿胀，甚至导致高热等全身症状。龋病长期得不到治疗可造成儿童偏侧咀嚼，双侧面部发育不对称，还可影响恒牙的正常发育和萌出。儿童是口腔疾病的高发人群且发展迅速，应每 6 个月进行一次口腔健康检查，早发现口腔问题，早治疗。

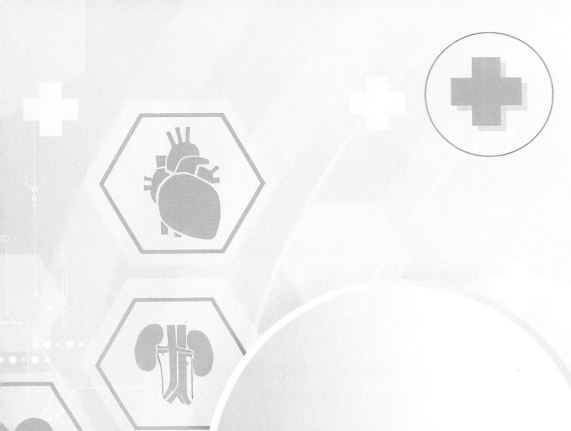

健康查体篇

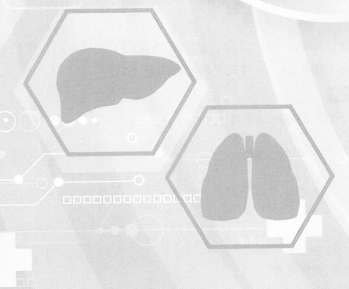

几秒的回眸，也许就完成了一次肠道的体检

今天从三个方面来认识一下什么样的便便才是健康的便便。

一、察便观色

便便也有健康三原色——棕色、绿色、黄色，当身体出现问题时，便便的颜色会呈现出异样——白色、带血、黑色。

1.白色

白色便便的主要原因是梗阻性黄疸（即胆汁淤积性黄疸），胆红素排不出来，不能变成粪胆原①，所以便便就会变浅，而且越来越浅，终成白色。

2.带血

带血的便便分为两种情况：如果血在便便的表面，或者大便结束后血滴在表面，可能是靠近肛门的地方出血了。这种情况最常见的是痔疮，也有可能是结肠炎症或直肠附近肿瘤。痔疮和结直肠癌比较难以区分，建议及时就医，以免耽误治疗。如果血和便便混合在一起，且有鼻涕样的黏液夹着血丝，则需要去医院进行结肠镜检查才能确诊。

3.黑色

便便又黑又亮，像铺路的柏油熔化的样子，还伴有特殊的味道，可能是消化道比较高的位置出血了。这是因为血液中血红蛋白经过胃酸和肠道细菌的作用与硫化物结合成硫化铁，便便才会发黑。消化道出血如果不及时治疗，很可能危及生命，请抓紧时间就医。

当然，如果前一天进食了动物肝脏、猪血、猪肝或者饮用了大量红酒，便便也可能会变成黑色，这种情况不用担心，一两天之后就会恢复正常。

二、便便的形态分析

便便的形状也是很重要的，根据布里斯托大便分类法，便便可以分为 7 种状态。

---

①粪胆原是指结合胆红素随胆汁进入肠腔后，被肠道细菌分解形成粪胆原，大部分随粪便排出体外。

1	坚果状便便		硬邦邦的小块状，像兔子的便便
2	干硬状便便		质地较硬，多个小块黏着在一起，呈香肠状
3	有褶皱的便便		表面布满裂痕，呈香肠状
4	香蕉状便便		质地较软，表面光滑，呈香肠状
5	软便便		质地柔软的半固体，小块的边缘呈不平滑状
6	略有形状的便便		无固定外形的粥状
7	水状的便便		水状，完全是不含固态物的液体

便秘

正常

腹泻

布里斯托大便分类法

通过这张图片可以有效分辨自己是偏向便秘还是腹泻，从而有针对性地调整自己的饮食结构和生活作息，让便便的形态越来越"漂亮"。

三、次数频率

世界上最遥远的距离，莫过于 "五行缺屎"。如果你出现排便次数减少（<3次/周）、粪便干硬、排便费时费力、排出不尽或需手法辅助排便，且这些症状持续超过 6 个月，一定要及时就医。

与之相反，腹泻同样值得警惕。一般认为，每天大便 3 次以上，一天大便总量大于 200 g，并且大便含水量超过 85%，就是腹泻。不过，只有次数没有量，并不一定是腹泻。实际上无论是一天 3 次还是一周 3 次的便便，都在正常范围内。换句话说，每周 3~21 次大便都是正常的。

看到这里，你是不是已经按捺不住，想要对自己的大便来一次深情回眸？几秒的回眸凝视，也许就完成了一次肠道的体检。如果发现自己的便便有异样，也不要自己妄下论断，抓紧时间"拍照留念"，或者带上你的它及时就医。

关于空腹抽血这件事

说起抽血，相信大家并不陌生，很多朋友去医院就诊，为了保险起见会选择禁饮食，从就诊到检查结束，一圈儿下来，很多人就会感觉口干舌燥还饿得心慌慌。大家可能会产生同样的疑惑，抽血前都不吃饭吧？空腹到底是啥概念呢？喝水算吗？是不是所有的项目都要空腹呢？

大家最常遇到的情况就是医务人员提出的"你是空腹吗？""你的这项检查需要空腹抽血。"

一、抽血为什么需要空腹禁水？

1.食物中的成分会干扰检测结果

进食后，食物中的很多成分会进入血液中，短期内对待测的目标化学物质含量影响显著，比如食用了甜食或碳水化合物会直接影响血糖的检测结果，摄入过多油腻的食物（如猪肉、牛羊肉等）会严重影响到甘油三酯的测定。

2.餐后易形成乳糜血，对检测过程造成干扰

空腹血液标本离心后的上层液体（血清或血浆）清亮透明；进食富含油脂的食物后，血清或血浆变浑浊，严重时呈乳糜状，称为"乳糜血"。"乳糜血"检测的甘油三酯含量会明显升高，而且还会影响许多通过比色法[①]、比浊法[②]进行检测的项目结果，甚至导致检测失败。

3.参考范围来源于空腹采集的血液标本

检验科的检测项目会有一个参考范围，用于正常或异常结果的判断，参考范围的制订是以健康人空腹采血的检测结果为依据，经过统计分析计算得出的。如果抽血时未空腹，检测结果与参考范围会缺乏可比性，从而影响结果判读。

4.饮水会影响检测结果

大量饮水会导致血液及尿液稀释，使得很多检测结果偏低。

---

①比色法是通过比较或测量有色物质溶液颜色深度来确定待测组分含量的方法。

②比浊法又称浊度测定法，为测量透过悬浮质点介质的光强度来确定悬浮物质浓度的方法。

二、怎样才算是空腹呢？

有的人怕吃饭影响检查结果，甚至在头一天晚上就不吃晚饭了，第二天早上也不敢喝一丁点儿水，最后饿得头晕眼花。其实不是所有的抽血都要空腹和禁水，更不是空腹时间越长越好。

空腹血指的是清晨未进食前所抽取的血液，空腹要求至少禁食 8 小时，以 12~14 小时为宜，但不宜超过 16 小时。因此，我们可以在抽血前一天晚上 8 点开始禁食，到次日上午抽血正好达到空腹标准。另外，不要禁食太久，身体处于饥饿时进行抽血检验，会因饥饿导致体内各项指标发生异常变化，并发生低血糖。在抽血前 3 天不要大吃大喝，要保持正常的饮食习惯，24 小时内不宜饮酒。

三、空腹是不是水也不能喝？

事实上，不必完全禁水，抽血当日可以少量饮水。抽血前一晚的饮水保持正常，当日晨起后可以喝上少量白开水（水量控制在 50~100 mL）。少量水分会被人体完全吸收，并渗透到组织中参与代谢，不会导致血液和尿液稀释从而影响检验结果，但不要饮用饮料、咖啡、牛奶和浓茶。

四、哪些常见的抽血检查项需要空腹呢？

必须要严格空腹采集的检测项目有下面几种：

（1）糖代谢：空腹血糖、空腹胰岛素、空腹 C 肽[①]等。

（2）血脂：总胆固醇、甘油三酯、高密度脂蛋白胆固醇、低密度脂蛋白胆固醇、载脂蛋白 A1、载脂蛋白 B、脂蛋白 a、载脂蛋白 E、游离脂肪酸等。

（3）血液流变学检查[②]（血黏度）。

（4）骨代谢标志物：骨钙素、I 型胶原羧基端肽 β 特殊序列、骨碱性磷酸酶等。

（5）血小板聚集率（比浊法）。

以上检测项目必须严格空腹，但也不仅限于以上项目，建议尽量空腹去医院就诊，以避免"无功而返"。

在有条件的情况下受检者最好在空腹、平静的基础代谢状态下完成抽血，以保证检验结果准确可靠，更要根据实际情况安全抽血、健康检查。

---

①空腹 C 肽水平反映机体在没有食物摄入时的胰岛 β 细胞分泌能力。

②血液流变学检查指的是血液流速的变化，主要指由于血液成分的变化而带来的血液流动性、黏滞性和血液黏度的变化。

超声检查，你准备对了吗？

超声检查是临床重要的辅助检查之一，具有无创、便捷等特点，广泛应用于全身各大系统疾病的诊断。

超声检查前需要做的特殊准备

1.包含胆囊、胰腺、肾动静脉、腹主动脉、下腔静脉的超声检查需要空腹

前一天晚上晚餐后禁食（包括禁水），直到第二天检查结束，至少禁食8小时以上，单纯做肝脏彩超无须空腹。这样做是为了防止餐后胆囊收缩，保证胆囊、胆管内胆汁充盈，减少胃肠道食物和气体的干扰。胆囊是一个囊袋样结构，充盈状态下才能观察囊壁及腔内情况。餐后胆囊收缩，与一些病理状态如急性肝病或者慢性萎缩性胆囊炎的胆囊缩小容易混淆。

2.含有输尿管、膀胱、前列腺的超声检查应充盈膀胱

检查前大量饮水，憋尿检查。憋尿是为了排开下腹部肠气的干扰，到目前为止，超声对气体是无能为力的，而液体是超声最容易穿透的，充分充盈膀胱可以使输尿管结石、膀胱结石、膀胱肿瘤更容易显示，膀胱作为一个良好的透声窗，也可以使前列腺显示更清晰。

3.其他情况

经阴道子宫、双附件彩超检查前需排空膀胱，因为充盈的膀胱会挤压子宫附件使其移位，导致探测不到或探测不清。还有不能忽视的是准妈妈的常规产科超声，一般不需要充盈膀胱，也不需要空腹。但是有几种特殊情况需要孕妇适度充盈膀胱：孕周不足8周者需要充盈膀胱以减少肠道气体遮挡；前胎是剖宫产的孕妇，本次需要测量子宫前壁下段厚度者需充盈膀胱。

除了上述部位以外，没有提到的部位一般是既不用憋尿又须空腹的。

大脑"查体"，你忽视了吗？

经常听到有的患者说"我坚持健身，每年都查体，指标都正常啊，我健康得不得了，怎么可能长脑瘤呢？"实际上，目前很多体检几乎不涉及大脑，安全起见，中年后一定要记得每年做一个大脑影像学检查，如颅脑 CT 或 MRI。

眼花耳聋、记忆力下降、反应迟钝，不要理所当然地以为只是衰老；头痛、恶心，不要自作主张地诊断为偏头痛。

脑肿瘤早期有哪些症状？

脑肿瘤早期，出现下述症状要警惕，千万不要讳疾忌医。

（1）头痛。脑瘤引起的头痛一般在早上起床时最重，然后逐渐减轻，在午后可以得到缓解。

（2）呕吐。脑瘤引起的呕吐一般发生在头痛剧烈时，多与进食无关，表现为喷射样呕吐，呕吐后头痛症状会有所减轻。

（3）视力障碍，视力下降、视野缩窄、复视。早期出现这些眼部症状，往往误以为青光眼、白内障，反复治疗无效，最终近乎失明才就诊于神经外科。

（4）单侧耳鸣、耳聋。中年人若无中耳炎和外伤的病史，仅有一侧听力进行性减退，伴有或不伴有同侧耳鸣，多半为肿瘤压迫听神经导致。

（5）癫痫发作。成年以后开始发病者，如无外伤及其他诱因，则应首先考虑颅内肿瘤。倘若抽搐发作局限于一侧或由某个肢体开始，无论成人或小儿都应考虑脑肿瘤。

（6）颜面部或肢体麻木、无力、笨拙。这些症状假如是缓慢出现并逐渐加重的，可能是脑肿瘤的信号。

（7）闭经泌乳，不孕不育。育龄妇女非妊娠的闭经、泌乳常为垂体肿瘤的首发症状。男性主要表现为阳痿和阴毛、腋毛、胡须脱落及皮肤细腻等。出现上述症状不要只就诊于妇科或男科，说不准是大脑的事儿呢。

（8）肥胖、肢端肥大、样貌变丑、不明原因的三高、睡眠呼吸暂停，这可能是垂体瘤的首发症状。

摘还是不摘？脱还是不脱？

"戴没戴项链？贴没贴膏药？""衣服口袋里有没有钥匙、硬币、打火机？""内衣有金属条吗，要提前脱下来"……

每次去放射科做检查，技师常常会这样提醒大家。患者会困惑："上次做检查，腰带要求抽下来，这次不用吗？""为什么同样是做 CT，她就不用摘首饰？"

放射科常规的检查有 DR、CT 和 MRI，每种检查的成像原理不同，对各种佩饰的要求不一样。同一种检查，检查部位不同，对各种佩饰的要求也不一样。

DR、CT、MRI 的区别

1.DR 检查

DR 检查是我们常说的拍 X 光片，是指把所照部位的各个人体组织重叠显示到一张平面照片上。X 线照射的时候，身体的骨骼组织密度很高，会吸收较多的 X 线，在吸收后会在胶片上留下骨骼的影像。若佩戴饰物，会在显像过程中出现以饰物为中心的影像，这就是医生常说的异物伪影。伪影会导致身体的一些组织无法清晰地显现出来，导致误诊。

2.CT 检查

CT 检查是指 X 线束穿透身体后经过计算机处理形成断层图像，可以比喻为切片扫描，能够避免组织结构之间的相互重叠和干扰，图像解剖关系更明确。虽然断层解剖以及强大的后处理功能可以清楚地辨别异物与正常组织，但是金属物品在影像上会形成星芒状或条状的伪影，从而影响医生对图像的诊断。

3.MRI 检查

MRI 检查即磁共振检查，是一种非侵入性的成像方法。原理是将人体放入大磁场中，在人体内产生小磁场，人体组织中的氢质子浓度和运动状态的变化会形成图像，从而用于疾病诊断。当金属物品（特别是钢铁）被携带入磁场，会影响体外大磁场和体内小磁场的场强均匀性，引起局部变化，干扰正常成像，出现伪影，严重影响图像质量。此外，携带的金属物体进入磁场，也可能会被吸到机器上，造成机器故障，甚至导致人员受伤。

DR 是一种平面投照，因此被检查部位的所有饰品都要摘掉，甚至厚衣服也需要脱下；CT 是断层成像，也可多方位成像，衣物过厚影响不大，但是金属物品需要摘掉。

即便做同一种检查，由于检查部位的不同，对摘（脱）的要求也不同。当我们看到别人不需要摘（脱）衣物的时候，可能他的检查部位是头部 CT，只需要摘掉头上的帽子、发卡、眼镜、耳环等。做胸部或腹部 CT 检查时，就需要摘掉项链、玉坠、腰带和带拉链金属扣的衣服甚至裤子，女性还需要去除带金属饰品内衣。做MRI 检查，无论做哪个部位都必须去除各种金属物品，如硬币、打火机、腰带、口罩以及其他带金属的物品。如果有体内植入物，就要咨询临床医生和当班技师，谨慎选择此项检查。

为了获取更优质的影像资料，满足精准诊断，保障人身安全，到放射科检查时，请留意并仔细阅读贴在检查室外的注意事项，并根据技师的要求将各类金属物品进行摘（脱）。

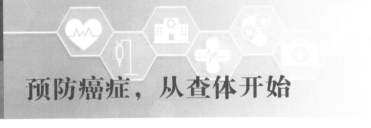

预防癌症，从查体开始

癌症有时是被突然发现的，但它绝不是突然发生的，临床常见癌症的高发年龄一般在 45 岁以上，这就给了我们充足的时间进行早期干预，防患于未然。

目前确定的恶性肿瘤有 200 多种。其中，发病率和死亡率最高的恶性肿瘤有十几种，肺癌、胃癌、食管癌、乳腺癌、结直肠癌、肝癌、宫颈癌 7 种恶性肿瘤占所有新发癌症病例的 70%，而这几种对人类威胁最大的恶性肿瘤都有有效的检查手段。只要到专业的健康管理中心，在专业人员的指导下规律查体，就能够预防大部分常见的恶性肿瘤。

一、肺癌

1.高危人群

年龄在 50~75 岁，至少合并以下一项危险因素的人：吸烟 20 年，包括曾经吸烟但戒烟不足 15 年者；被动吸烟者；有石棉、铍、铀、氡等接触的职业暴露史；有肿瘤家族史；有慢阻肺或慢性肺纤维化病史。

2.如何筛查

高危人群每年做一次胸部低剂量螺旋 CT（胸部 LDCT）。

二、胃癌

1.高危人群

幽门螺杆菌感染并有上消化道症状者；喜食高盐、烟熏食品者；患胃息肉、萎缩性胃炎、胃溃疡、反流性食管炎等上消化道疾病者；有胃癌家族史者；原因不明贫血者；便潜血阳性者；有长期吸烟史或长期饮酒史者。

2.如何筛查

每年进行一次胃镜检查，必要时取活检。

三、乳腺癌

1.高危人群

40~69 岁女性；未婚、未育女性；未哺乳的女性；绝经后肥胖者；长期精神压抑、心情郁闷者；足月产年龄超过 35 岁者；雌激素替代治疗的人群；有乳腺手术史者；有肿瘤家族史者；月经初潮时间早、绝经年龄晚者；有乳腺肿物或乳头溢液者。

2.如何筛查

一般建议所有女性 35 岁开始一年做一次乳腺超声检查；45 岁以上（含 45 岁）的女性采用超声检查结合乳腺 X 线摄影检查（即乳腺钼靶检查）。

四、结直肠癌

1.高危人群

40~69 岁的人；膳食习惯不良者（长期脂肪餐或红肉摄入）；有结直肠癌肿瘤家族史者；患慢性结肠炎者；患结肠息肉者；便潜血阳性者。

2.如何筛查

高危人群每年进行一次结肠镜检查，有结肠镜禁忌者至少需进行直肠指诊[①]；根据具体情况可考虑采用乙状结肠镜[②]或气钡双重肠道造影[③]检查。所有镜下发现的病变应取活检或摘除，进行病理诊断。

---

①直肠指检是将一个手指（通常为食指）从被检者肛门伸入直肠进行触诊的一种检查方法。

②乙状结肠镜检查指通过内镜前端从肛门插管进入直肠至乙状结肠，观察直肠、乙状结肠内黏膜病变的一项检查。

③气钡双重肠道造影是指在胃肠钡餐造影检查中，同时使用气体和钡剂，使消化道在 X 线下能够显影的一种检查方法。

对于不愿接受结肠镜检查者，可先进行便潜血检查，阳性者再次建议其进行结肠镜检查。阴性者如果改变主意也可以进行结肠镜检查。

目前很多癌症的具体病因还没有彻底查清楚，但是癌症的危险因素是明确的。总体上讲，癌症的发生与遗传因素、环境、生活方式等密切相关。只要我们提高防范意识，规律查体，在专业机构和医师的指导下选择合适的个体化防癌体检项目，从而对癌症进行早发现、早诊断、早治疗，就可以有效提高根治率、生存率和生活质量。

体内有植入物可以做磁共振检查吗？

"医生，我老伴装过心脏支架，还能做磁共振检查吗？""医生，我之前因为骨折打了钢钉，做磁共振会有影响吗？""医生，我镶了假牙，假牙取不下来，还能做磁共振吗？"

磁共振（MRI）检查，大家并不陌生，但是对于检查注意事项、禁忌证可能不是十分清楚。现在就来学习一下有关磁共振检查方面的安全小知识。

一、认识磁共振

磁共振，又称为核磁共振成像技术，是将人体放置在磁场中，利用人体内水的比例大、氢质子核①含量多的特点进行成像。

磁共振检查没有创伤，无辐射，组织分辨率高，图像清晰，可帮助医生看见不易察觉的早期病变，被广泛应用于脑部、心脏、大血管、脊髓、脊椎、关节等多种临床病变的诊断。

在做磁共振检查前，医生总是提醒患者必须把金属物品全部去掉。这是因为磁共振设备周围（5 m内）具有强大的磁场，即使在磁共振机器没工作或关机状态下，也不能将轮椅、平车等金属物品带进检查室。磁共振强磁场是始终存在、无法关闭的。

---

①核磁共振里的"核"是氢质子核。人体内水分子内就有氢质子核。

二、体内有植入物怎么办？

体内如果有植入物，并非绝对不能做磁共振检查，这与植入物的材质属性、植入时间有很大关系。

1.心脏起搏器、除颤器（ICD）

目前，临床上应用的绝大多数心脏植入式电子设备都不能与 MRI 兼容。在强磁场中，心脏起搏器、除颤器可能会出现装置移位、起搏信号异常、除颤模式异常启动、电极升温等现象，严重时可导致装置损坏、心律失常甚至死亡等后果。

极少数可兼容的心脏起搏器和除颤器需要在专科医师指导下进行 MRI 检查，需要有说明书并明确注明 MRI 兼容、安全。

2.骨科植入物

由材质属性决定能不能做磁共振。骨科植入物常为钴铬钼合金、不锈钢、钛合金等材料，近年来使用的几乎都为弱磁性或非磁性，是可以做 MRI 的。检查前应先咨询，确定材质，再进行 MRI 检查。

3.外固定植入

MRI 检查前，必须先确认材料和安全性，再进行 MRI 检查。金属材料确定为钛及钛合金材质，可进行磁共振检查。

4.输液泵和留置导管

输液泵进行 MRI 检查是安全的，它通常植入于胸部皮下，由穿刺座和静脉导管系统组成，材料主要有合金、硅橡胶和塑料等，呈非铁磁性和弱磁性。

带胰岛素泵的患者不能进行 MRI 检查。在进入 MRI 检查室时，应先移除胰岛素泵，否则强磁场可能会破坏胰岛素泵的功能。

5.动脉瘤夹、颅骨固定钉等

动脉瘤夹、颅骨固定钉、开颅后修补钛网、心脏及血管支架、冠脉与外周血管支架、胆囊夹等通常都是可以做 MRI 检查的。这些植入物的材料若为钛或钛合金，大多无磁性或弱磁性，可兼容磁共振检查，但可能会产生局部的图像伪影。对于心脏及血管支架，为了安全起见，一般尽量要求支架手术后 3 个月再进行磁共振检查，而且最好要有说明书支持。强铁磁性材料，禁止做 MRI 检查。

6.人工心脏瓣膜和瓣膜成形环

几乎所有的人工心脏瓣膜和瓣膜成形环在 3.0 T（含）以下磁场中都是安全的，手术后任意时间都可在 3.0 T（含）以下做 MRI 检查，但是由于产品的差异性，最好在 MRI 检查前对材料进行确认。

7.心脏搭桥术后

心脏搭桥术后 3 个月以上，可在 1.5 T（含）以下的 MRI 设备上进行检查，考虑到影响图像质量问题，胸骨钢丝附近部位不建议进行核磁共振检查。

8.宫内节育器和乳腺植入物

（1）宫内节育器：目前尚未发现宫内节育器在 3.0 T 及以下 MRI 检查中引起明显不良反应，一般不会造成移位，但可能产生伪影，影响图像质量。

（2）乳腺植入物：整形手术和隆胸所用的植入物大多为非铁磁性物质，这些患者进行 MRI 检查是安全的，但少数整形用的配件可能带有金属，应予以注意。

9.牙科植入物

许多牙科植入物（如种植牙、固定的假牙和烤瓷牙等）含有金属和合金，有些甚至呈现铁磁性。可摘除假牙的，建议尽可能摘除；若为不可摘除假牙，根据其材料决定。

种植牙已牢固固定在牙槽骨上，具有很高的强度，通常在 3.0 T 以下场强的设备中不会发生移动和变形，但牙科植入物所在的部位可能会出现一些图像伪影。

10.人工耳蜗

安装人工耳蜗不建议做 MRI 检查，因为 MRI 扫描可能会使人工耳蜗磁极发生翻转，需要通过有创手术方法进行复位。若兼容，则需要在医师的指导下进行 MRI 检查。

11.室间隔、房间隔缺损封堵器，滤器，金属线

大部分的封堵器、滤器（部分建议 6 周后）、金属线做 MRI 检查都是安全的。漂浮导管、较长的金属导丝则不建议做 MRI 检查。由于产品的差异性，最好在 MRI 检查前对材料进行确认。

12.眼内植入物

磁性植入物不能做，人工晶状体（常为非金属材料的硅胶、凝胶等物质组成）可以做。

13.浅表植入的文身、文眉、眼线等

文身、文眉、眼线等较浅时相对安全，较深的文身、文眉、眼线等需要提前告知医生，部分颜料可能会在磁共振检查中发热，导致皮肤受到刺激甚至灼伤，建议在较低磁场中检查。

任何参与 MRI 检查的人员及陪同人员都必须去除所有金属附属物，如磁卡、手表、钥匙、硬币、发夹、眼镜、手机及类似电子设备，可移除的体表穿孔后佩戴的首饰，金属的药物传导片，含金属颗粒的化妆品，以及有金属饰物的衣服等。

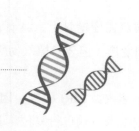

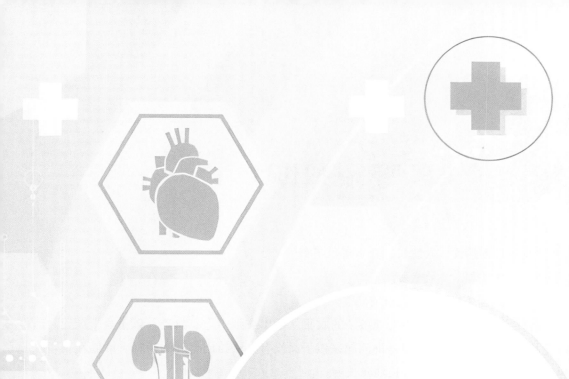

心理健康篇

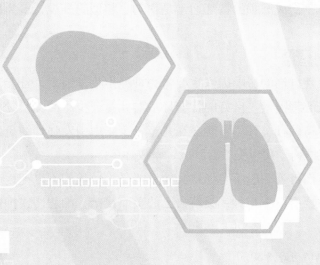

孩子身上那些隐蔽的伤口

"我不想去学校，我没用，什么都做不好。"

"他们好像都不喜欢我。"

"我怎么这么笨，我恨死我自己了。"

有些家长可能会无意中发现孩子的衣服、毛巾或纸巾上有血迹，孩子身上"无缘无故"多了一些伤口，但是询问起来孩子又没有办法给出合理的解释。即使在很热的天气，孩子却总是穿着长袖或长裤。

近几年，不少医院的心理科时常接诊这样的青少年患者，在花朵般的年纪，本应朝气蓬勃的他们却被抑郁的情绪笼罩着。大多数青少年患者会把自己关进房间进行自伤，独自烦躁和难过。他们这种自伤的行为即为"非自杀性自伤"。

一、什么是非自杀性自伤？

非自杀性自伤（Non-suicidal Self-injury，NSSI）是指不以自杀为目的，直接、故意损伤自己的身体组织，且不被社会所接纳、认可的行为。虽然该行为会发生在个体生命的任何时期，但在 12~15 岁时发生率最高，如果未及时识别出非自杀性自伤行为，可能会引发严重后果。

二、如何判断非自杀性自伤？

非自杀性自伤的形式多样，涉及躯体多个部位，临床中最常见的损伤部位为手臂。自伤方式包括划伤（割伤）、锐器刮、撞头、过量服药、烧灼、用手抠愈合的伤口、跳河、咬舌等。划痕、割伤或磨损的特征通常是均匀、相似的外观，多为拉长的图案和平行的顺序。

三、自伤的原因有哪些？

造成儿童青少年非自杀性自伤的影响因素主要考虑神经生物学因素、社会环境因素、儿童期不良经历以及心理因素。良好的社会环境对儿童青少年的成长发育有积极影响，无效、忽视或虐待的社会环境可能会在儿童青少年中引发强烈的负面情绪，如家庭教养模式、家庭结构、父母受教育状况、学校环境等。

儿童青少年非自杀性自伤行为一般不会导致身体机能受损，他们不以死亡为目的，采用自伤行为的原因主要有以下几种：缓解自己的负面情绪，如悲伤或抑郁的情绪、羞耻感、绝望感等；觉得变得麻木，为了体验到真实感；为了惩罚自己，逃避现实；为了引起所依恋的人或亲密者的注意。非自杀性自伤行为一般是通过自伤流血减轻个人的负面情绪，诱发愉快或轻松的心情。需要注意的是：NSSI 行为的发生通常比较隐蔽，他们会对伤害部位做遮挡，在对自己进行伤害时不会损坏衣物，因此早期不容易识别。

四、非自杀性自伤的治疗

目前，世界各国儿童青少年 NSSI 行为不断发生，呈持续上升趋势，且采取伤害自己的方式也不尽相同。临床上单纯因非自杀性自伤来就诊的患者绝大多数合并有心理问题、情感障碍等。关于 NSSI 的治疗，目前尚无某种具体、有效的治疗方案，多以心理治疗为主，包括认知行为疗法、青少年辩证行为疗法和基于心理化的青少年疗法。当共病心理疾病（一种或多种心理疾病共存）时辅以药物和物理治疗。

五、如何预防非自杀性自伤？

1.改善家庭和学校环境

一个和睦友爱的家庭对孩子的心理健康发展尤为重要，父母要用积极的心态、良好的情绪去潜移默化地影响孩子。学校可定期邀请专业的心理健康工作者向家长和老师传授和推广经验。

2.加强心理健康教育

儿童青少年的心理发育尚未成熟，易产生心理问题。自尊是非自杀性自伤的保护性因素，通过个体化的心理治疗，使儿童青少年全面客观地认识自我、评价自我，提高自尊感，可有效降低此行为的发生率。

运动是改善抑郁情绪的"良药"

众所周知，当今社会节奏加快、信息量大，由于工作、学习、生活、健康各方面诸多压力等因素的影响，不少人会受到抑郁情绪的困扰。当感到抑郁时，不妨尝试着运动一下吧，运动产生的"多巴胺"会使人感到快乐，可以改善抑郁。

一、散步可以改善抑郁情绪

散步的好处：改善心肺功能，提高身体摄氧量，缓解抑郁症状。

散步的适宜强度：每天步行 1 500 m，并在 15 分钟内走完，以后逐渐加大距离，直至 45 分钟走完 4 500 m。

散步的适宜时间：早晚均可，宜在安静、山清水秀的环境中进行。

二、跑步可以改善抑郁情绪

跑步的好处：跑步时大脑分泌的内啡肽是一种类似吗啡功能的生化物质，能起到止痛、减轻心理压力、给人带来快感等作用。

跑步的适宜强度：每周至少 3 次，每次持续 15~30 分钟。

跑步的适宜时间：宜在傍晚进行。

三、跳绳可以改善抑郁情绪

跳绳的好处：增强身体的协调性，产生良好的心理暗示，简单易行，不受外部环境影响。实践证明，跳绳是治疗抑郁症的辅助疗法之一。

跳绳的适宜强度：每天跳绳 10 分钟即可。从运动量来说，坚持跳绳 10 分钟与慢跑 30 分钟或健身舞 20 分钟相差无几。中老年人也可以模拟跳绳，甩动双臂做跳绳状，疗效也一样。

四、健身舞可以改善抑郁情绪

健身舞的好处：健身舞（也可以是健美操）属于节律运动，能改善运动者的心肺功能，克服因神经衰弱引起的注意力不集中的问题，从而缓解抑郁症。调查结果证明，参加健身舞或健身操的患者比不参加锻炼的治愈率提高 5~7 倍。

健身舞的适宜强度：每天跳 20~30 分钟即可，每周坚持 5 次以上。

运动是改善抑郁情绪的"良药"，快快动起来吧！

入睡难、梦多、夜眠浅、易醒，你认领了哪一个？

据中国睡眠研究会的一项研究表明，中国内地成人有失眠症状者高达 57%，这个比例远超过欧美等发达国家，而中年女性和男性则分别高达 42.7% 和 28.2%，病程呈现波动性。现在我们就来了解一下关于失眠症的诊断、发病原因及治疗。

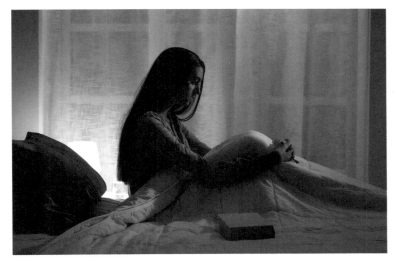

失眠

一、如何诊断失眠？

失眠症是以频繁而持续的入睡困难或夜眠梦多、睡眠浅、易醒等导致睡眠感不满意为特征的睡眠障碍。偶尔睡不着不叫失眠症，失眠症的诊断要求病程≥3 个月以及频度≥3 次/周。同时，患者会因睡眠困难出现次日疲劳或瞌睡、工作易犯错、主动性下降；注意力、记忆力下降；情绪不稳或易激惹、行为冲动等引发社交、家庭、职业或学业等功能损害。

二、导致失眠的原因有哪些？

失眠可以作为独立疾病存在（失眠症），也可以与其他疾病共同存在（共病性失眠症），或者是其他疾病的症状之一。因此，患者需要到医院的精神心理门诊就诊，以区别单纯性失眠症、共病性失眠症或其他失眠症。导致失眠的原因有很多，例如：

（1）年龄：年龄为失眠的显著危险因素，老年人病发率为 38.2%。

（2）性别：女性发病率高于男性。

（3）有既往失眠发作史者。

（4）遗传因素：研究显示，失眠的遗传度在 30%~60%。

（5）应激及生活事件。

（6）新环境。

（7）个性特征：失眠患者往往具有某些个性特征，如神经质、内化性、焦虑特性和完美主义。

（8）躯体疾病：这类疾病包括神经、内分泌、心血管、呼吸、消化、泌尿生殖系统以及肌肉骨骼系统疾病等所致的失眠症状。

（9）精神障碍：70%~80%的精神障碍患者均报告有失眠症状。

（10）精神活性物质或药物：中枢兴奋性药物以及酒精和烟草等物质均可诱发失眠。

三、如何治疗失眠？

失眠症的常用治疗手段包括心理治疗、药物治疗、物理治疗和综合治疗等内容。

1.心理治疗

心理和行为治疗是首选的失眠症治疗方法，最常见的是睡眠认知行为治疗，长期来看其疗效优于药物治疗。

2.药物治疗

用于失眠治疗的药物包括部分苯二氮卓受体激动剂、褪黑素受体激动剂、多塞平和食欲素受体拮抗剂等。在病因治疗、心理治疗和睡眠健康教育的基础上，遵医嘱酌情给予催眠药物。

3.物理治疗

作为一种失眠治疗的补充技术，物理治疗不良反应小，临床应用的可接受性强。常见的物理治疗有两种：

（1）光照疗法：光照疗法是一种自然、简单、低成本的治疗方法，而且不会导致残余效应和耐受性。

（2）重复经颅磁刺激①：对健康人的研究发现，这种治疗方式能够加深睡眠深度，增强记忆，有助于机体恢复。

---

①一种重复使用脉冲磁场在颅外作用于局部中枢神经系统，改变皮质神经细胞的膜电位，使之产生感应电流，影响脑内代谢和神经电活动，从而引起一系列生理生化反应的治疗技术。

百病生于气，养气御百病

"百病生于气也"，这句话出自《黄帝内经》。中医上认为，多种疾病的发生都是因为气的升降、出入失调导致的。

中医上的 9 种气

"百病生于气"所指的气，并不仅仅是指平时所讲的生气，而是包括"怒、喜、悲、恐、惊、思、寒、热、劳"9 种气。

（1）"怒则气上"：怒伤肝。大怒使肝气上逆，可致神志昏厥、呕血、呕吐等。

（2）"喜则气缓"：喜伤心。过喜可使心气涣散，轻者精神不集中，情绪激动；重则心神不宁，出现喜笑过度、不能自制，甚至痴狂。"范进中举"就属于其中一个典型。

（3）"悲则气消"：悲伤肺。悲忧过度是一种消极的情感活动，持续过久则使人意志消沉，精神萎靡，神气不足。林黛玉就属于悲忧伤肺的典型。

（4）"恐则气下"：恐伤肾。肾气亏虚，固摄作用减弱，常表现为坐卧不安，小腹部胀满，大小便失禁。

（5）"惊则气乱"：突然受惊、心气紊乱，则"气"的运行失常，会导致心慌、血压升高甚至出现精神恍惚。

（6）"思则气结"：思伤脾。思虑过度可致失眠、脾胃功能失常、食欲不振等。

（7）"寒则气收"：寒性具有收缩牵引的特性。过于寒冷，导致人体肌肉、皮肤纹理闭塞，使肺之气收敛。

（8）"炅则气泄"："炅"是热，外感火热之邪，可使人体肌肤腠理打开，出汗过多，使人体津液耗伤。

（9）"劳则气耗"：劳力、劳心、劳欲过度，均可导致心、脾、肾之气损耗而产生疾病。

在日常生活中，我们要学会调节自身的心态和情绪，凡事皆以乐观积极的心态面对，学会正确处理消极悲观的情绪。同时，保持健康饮食、规律作息和适宜自身的运动，这些均有助于自身的气血运行。

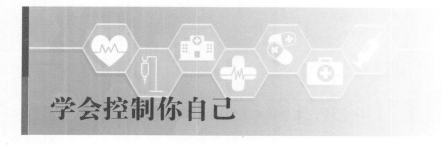

学会控制你自己

"我刚才锁门了吗？""回去看看吧。""出门多戴几层手套倍儿有安全感。""这支笔应该这样放才对。"

……

"老铁，你这是有强迫症啊！"

强迫症是一种多维度、多因素疾病，发病具有鲜明的社会、心理、生物模式特征。它在世界范围内的终身患病率为 0.8%~3.0%，女性高于男性，平均发病年龄为 19~35 岁。

强迫症包含"强迫思维"和"强迫行为"。

一、强迫思维

强迫思维是指头脑中总是控制不住地胡思乱想，反复考虑一些不必要的想法、怀疑和冲动等。患者会认为这些强迫思维是不可理喻、过分的，或者与自己的价值观相违背，为此感到痛苦，并试图抵制强迫思维。常见的强迫思维有以下几种：

（1）强迫性担心或怀疑：总是怀疑门、窗、煤气、水龙头开关没拧紧，怀疑被传染上了某种疾病，考试时担心答题卡没有涂好。

（2）强迫回忆：总是就以前发生过的不好的事情，如与他人发生过的口角、看过的场面等情境反复思考，甚至还要去找当事人证实。自己明知没有必要，但控制不住，若在回忆时被打断，就必须从头开始回忆。

（3）强迫表象：曾经真实经历过的场景、听过的歌、讨论过的事总在脑海里不断呈现，自己不愿意看或听，但控制不住。

（4）强迫性穷思竭虑：思维反复纠缠在一些缺乏实际意义的问题上不能摆脱，如沉溺于"地球为什么是圆的""人为什么活着""1+1 为什么等于 2"等。

（5）强迫对立观念：反复思考两种对立的观念，如看到"和平"就想到战争的场面，想到或听到有人说"快乐"，脑海里就浮现灾难场景，从而内心因害怕而感到痛苦。

二、强迫行为

强迫行为是指重复的行为或者心理活动，通常继发于强迫思维，目的是缓解由强迫思维带来的焦虑。常见的强迫行为有以下几种：

（1）强迫清洁：在公共场合唯恐衣服和身体沾上污物，出门时戴口罩、帽子、多层手套等，回家后仍会反复地洗手、洗澡、洗衣服等，若中途被打断就必须从头开始洗，在学校里总认为教室的桌椅不干净，不能认真上课。

（2）强迫计数：看到汉字就要数笔画，乘交通工具时从车窗看到路灯、树、电线杆等就控制不住地反复数，甚至路过的车辆和行人也要不停地计数。

（3）强迫性仪式动作：做一系列的动作，这些动作往往与"好""坏""某些特殊意义的事物"联系在一起，如只乘坐带吉利数字的公交车，做题只从第一题按顺序做，不能跳跃等。

（4）强迫检查：做事总不放心，反复检查，从而特别焦虑，如会检查书包和文具是否带好、门窗是否关好等。

三、强迫症的治疗

1.药物治疗

《中国强迫症诊疗指南》指出，对强迫症有效的一线药物包括一些选择性 5-羟色胺再摄取抑制剂，如氟西汀、氟伏沙明、舍曲林和帕罗西汀等。

2.心理治疗

目前，心理治疗以暴露和反应预防疗法为主要组成部分的认知行为治疗为主。暴露和反应预防的目的是告诉强迫症患者，他们的强迫性焦虑不会无限期地持续下去，逃避行为和强迫性仪式只会愈发加重疾病。

3.物理治疗

常用于强迫症的增效治疗，常用的治疗有以下两种：

（1）重复经颅磁刺激：这是一种无创性的治疗方法，安全性相对较好，对正常的认知功能、感知觉、内分泌等均无明显影响。

（2）改良电休克治疗：对伴有严重抑郁症状、精神病性症状、抽动秽语综合征[1] 等其他精神障碍的强迫症患者治疗有效。

---

[1]这是一类进行性发展的、不自主的、突发的、无节律的多部位、形式多样的运动抽动，同时伴有一种或多种爆发性发声和秽语为主要表现的抽动障碍。

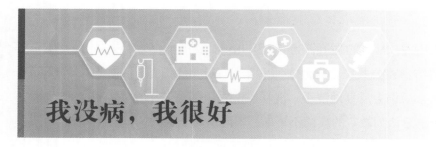

我没病，我很好

一般来说，人有病就会主动去看医生。然而，有些类型的精神障碍，病情越严重，病人就越是不承认自己有病，强调"我没病，我很好"。

一所医院的临床心理科接诊了一位患者，家属表示半月来患者受刺激后出现了精力旺盛、言语增多、活动增多的症状，严重时伴有幻觉、妄想、紧张症状，容易发脾气，经过初步判断，医生认为患者这是躁狂症（躁狂和抑郁交替出现）发作了。患者是无自知力的，自我感觉良好，坚持认为自己没病，这是自知力的问题，建议住院治疗。

一、什么是自知力障碍？

自知力是指病人对其自身精神状态的认识能力，即能否判断自己有病和精神状态是否正常，能否正确分析和辨识，并指出自己既往和现在的表现与体验中哪些属于病态。

这里所说的"病"是指精神疾病。随着病情进展，患者往往丧失了对精神病态的认识和批判能力，否认自己有精神疾病，甚至拒绝治疗，对此，医学上称之为自知力完全丧失或无自知力。

自知力缺乏是精神心理疾病常见的精神病理现象。在疾病的不同阶段，自知力的完整程度也不同，并随病情而变化。类似上述躁狂症发作的患者，他们往往是自知力缺乏的。自知力缺乏也常出现于精神分裂症和人格障碍中。

二、怎样判断有无自知力？

一般来说，自知力评估有以下几个方面：自己是否意识到别人认为自己有异常的情况发生；自己是否意识到异常情况是异常的；自己是否意识到这些异常情况是自己的疾病导致的；自己是否意识到这些异常情况需要治疗。

查不出原因的"怪病"

你是否遇见过朋友或家人经常在身体不舒服的边缘反复试探？今天头痛，明天肚子不舒服，再过几天肩膀痛、腿痛……自己感觉非常痛苦，但到医院反复检查，医生都说没有特别的问题，这种情况可能是躯体形式障碍造成的，建议到心理科就诊。

一、躯体形式障碍是什么？

躯体形式障碍，其实是一组疾病的名称，这类疾病以持久的担心或相信各种躯体症状的优势观念为特征。患者往往因为躯体不适症状感到焦虑，非常关注身体，阴性的化验结果和医生反复做出的"无病"解释均不能打消其疑虑，不能缓解患者的痛苦与焦虑，甚至会因"看不好病"而埋怨医生，往往频繁更换医生、医院，反复要求检查。因身体不适长期得不到缓解，患者本人也非常痛苦，生活、工作很容易受到影响，又因频繁就医检查造成了大量的医疗资源浪费。

二、躯体形式障碍的特征

1.躯体化障碍

患者告诉他人自身有多种多样、反复出现、时常变化的躯体症状。一般躯体化障碍患者会自诉出现头痛和心慌、消化系统症状（如疼痛、打嗝、反酸、呕吐、恶心等）、异常皮肤感觉（如痒、烧灼感、刺痛、麻木等），性与月经方面的自诉也很常见，可伴有焦虑与抑郁情绪。

2.疑病障碍

持续存在的先占观念，即患者认为可能患有一种或多种严重的进行性的躯体疾病，常伴有焦虑或抑郁。患者害怕药物及其副作用，常频繁更换医生求证。

3.躯体形式的自主神经紊乱

持续存在的自主神经系统兴奋症状，如心悸、出汗、颤抖等。患者还有主观的症状感，如部位不固定的疼痛、烧灼感、紧束感、肿胀感等。患者坚持把这些症状归于特定的器官患了严重的疾病，但所述器官的结构和功能并无明显紊乱的证据。

4.持续的躯体疼痛

患者诉说有持续、严重、令人痛苦的疼痛，如头痛和腰背部疼痛，但所述器官结构和功能并无障碍。

三、如何治疗躯体形式障碍

1.心理治疗

帮助患者重新理解这些躯体感觉，降低躯体不适给患者带来的恐惧感。协助患者克服认知盲点，正确判断及改变其不合理认知或不合逻辑的思维方式（常用方法有认知疗法、行为治疗、森田疗法、精神分析等）。

2.药物治疗

躯体形式障碍的药物治疗主要包括抗抑郁药、抗焦虑药、精神病药三类。由于个体差异大，用药不存在绝对的最好、最快、最有效，除常用非处方药以外，应在医生指导下充分结合个人情况选择最合适的药物。

四、如何预防躯体形式障碍

拥有积极健康的心理状态，积极参加体育锻炼，培养良好的兴趣爱好，培养良好的生活习惯，创建良好的社交环境。

关于抑郁症你不知道的那些事儿

压力大，吃不下饭又睡不好觉，是不是得了抑郁症？总是心情不好，心里很压抑，是不是抑郁了？我们来认识一下到底什么是抑郁症，通过哪些方面可以认为自己得了抑郁症？

一、抑郁症的症状

抑郁症患者往往会出现"三低"症状：一是情绪低落、兴趣缺乏、快感消失；二是思维迟缓，反应迟钝，记忆力下降；三是意志活动减退，表现为患者孤僻，独来独往，甚至发展到木僵状态①。

---

①木僵状态就是指患者在精神异常的状态下不语、不动，甚至可以几天都维持一个姿势或者动作。

二、社会上对抑郁症的误解

1.误解一："我是因为压力大得的抑郁症，只要不上学、不工作就好了。""我家孩子得了抑郁症，所以我要给他办休学。"

抑郁症的发病机制尚不十分清楚，一般来说，轻度、中度抑郁可选择药物治疗或心理治疗，重度的抑郁症一般药物为一线治疗，心理治疗作为辅助，治疗期间可以适当减轻工作和学习量，但不鼓励患者休学、长期休假，这样做无助于症状改善。

2.误解二："抑郁症多给予心理疏导、心理安慰就行了，或者多出去玩玩，放松心情就好了。"

抑郁症是一种病，就像得了肺炎、胃炎一样，其主要的治疗方式是药物治疗，有条件的可以辅助心理治疗。适当的运动、沐浴阳光有助于改善抑郁情绪，但抑郁症并非单纯通过心理安慰和放松就可以改善。

3.误解三：得了抑郁症是不是就会自杀？

长期追踪发现，约 50%的抑郁症患者有轻生念头，约 15%的抑郁症患者最终死于自杀。但自杀并非不可防范，药物和心理治疗可以有效降低自杀率。早期，足量、足疗程的药物治疗是预防自杀最有效的手段。

4.误解四：抗抑郁药是采用中药还是西药？是不是含有激素，吃了会不会对身体不好，还会导致发胖？

抗抑郁药是西药，不含有激素，多数药物不会引起发胖，也不会让人发呆变傻。初次用药，前几天部分患者会有些许恶心、头晕、失眠等副作用，多数在 1~2 周就可以适应，长期服用可以预防复发，改善脑功能，提高患者生活质量。此外，抗抑郁药没有依赖性与成瘾性。

5.误解五："我感觉病好了，可以停药了，药吃多了对身体不好。"

这是普通大众的认知，但这是错误的。抑郁症为慢性病程，复发率、致残率较高，需长期治疗：第一次发作抑郁症，药物的维持治疗时间需 6 个月至 1 年；若为第二次发作，主张维持治疗 3~5 年；若为第三次发作，应长期维持治疗。

在这里，要做个提醒，觉得自己情绪出问题了，请积极到正规医院精神科或临床心理科寻求大夫的帮助，切勿讳疾忌医。

糖尿病会导致抑郁症吗?

许多人也许不知道，很多糖尿病患者会慢慢发展为抑郁症，这是为什么呢?

糖尿病是一种慢性疾病，目前它仍不能被彻底治愈。虽然应用药物可以控制血糖水平，但是不少患者缺乏对糖尿病的正确认识，将糖尿病想象成非常可怕的疾病，加上饮食控制以及每日的服药或者胰岛素治疗，导致不少患者确诊糖尿病后心理压力很大，久而久之逐渐发展为抑郁症。

一、糖尿病合并抑郁症的发病率

2016 年，国际流行病和治疗研究数据显示，我国糖尿病合并抑郁症的发病率为 10.8%，约 30% 的糖尿病患者合并有抑郁症状。其中，10% 为中重度抑郁，糖尿病患者患上抑郁症的风险是非糖尿病人群的 2 倍。沉重的精神压力、不良的情绪不仅会使血糖升高，降低治疗的依从性，还会增加并发症的风险，对病情的预后不利。

二、糖尿病并发抑郁症的表现

抑郁症是一组以情感持续低落为基本特征的精神障碍，常伴有思维迟钝、行为迟滞以及各种躯体化症状。糖尿病合并抑郁症的主要表现:

(1) 情绪低落，有晨重夕轻的特点，占 100%。

(2) 思维迟缓，即记忆力减退，大脑反应慢等，占 86%。

(3) 兴趣减低，生活空虚，不愿意参加社交活动，常个人独处，占 85%。

(4) 伴有焦虑，占 82%。

(5) 睡眠障碍，早醒为典型表现，占 80%。

(6) 性欲减退，占 66%。

(7) 有疲乏、心悸、胸闷、胃肠不适、便秘等躯体症状，占 61%。

三、糖尿病合并抑郁症应如何治疗?

临床上对糖尿病患者的治疗多集中于糖尿病本身，而患者存在的心理问题则往往被忽视。因此，对于糖尿病合并抑郁症的患者，在降糖药物治疗的同时，还要给予心理治疗。恰当的治疗手段既可以改善抑郁症状，又有助于血糖控制。

1.正确认识疾病，树立信心

糖尿病并非不治之症，通过积极治疗，可以延缓病程和并发症，照样可以长寿，一定要接受和理解这种疾病状态。另外，国家医保已将糖尿病规划为慢性病，可以报销一部分门诊用药费用，减少了患者的经济压力，也减轻了心理负担。

2.合理平衡饮食

糖尿病患者饮食要均衡，并注意能量摄入应符合体重管理目标。每日所需热量50%~65%来自碳水化合物，20%~30%来自脂肪，15%~20%来自蛋白质。合理的膳食模式指以谷类食物为主，高膳食纤维摄入、低盐低糖低脂摄入的多样化膳食模式。

3.规律运动

规律运动有助于控制血糖，减少心血管危险因素，减轻体重，提升幸福感。流行病学研究结果显示，规律运动8周以上可将2型糖尿病患者的糖化血红蛋白降低0.66%，坚持规律运动12~14年的糖尿病患者病死率显著降低。

4.学会排泄情绪，多与他人沟通

当患者产生负面情绪时，要学会化解，可以通过参加户外运动等，如跳广场舞、听音乐等方式进行化解，或者发展自己的兴趣爱好，通过做自己喜欢的事情来转移注意力。也可寻求家人和朋友的陪伴，主动与家人交流沟通，解决认知上的困惑，家人和朋友也要多关注一下他们的情绪，给他们多一分理解和关怀。同时，主动付出帮助别人，也可以获得心理上的满足。

5.合理调整用药方案

将自己的病情如实告知医生，医生会根据患者个人情况调整降糖方案，必要时会联合抗焦虑药物治疗。

6.定期检测、复查

按时检测自己的血糖情况，复查时医生会根据患者个人病情恢复情况调整降糖和抗抑郁药物用量。

生活中，我们要对糖尿病患者多一点儿关怀，让他们的生活多一分温暖。

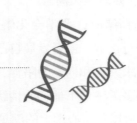

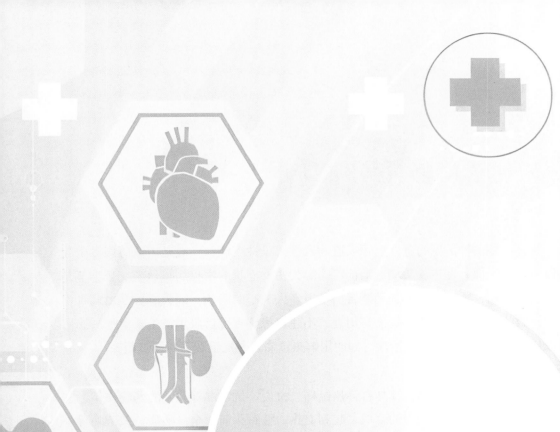

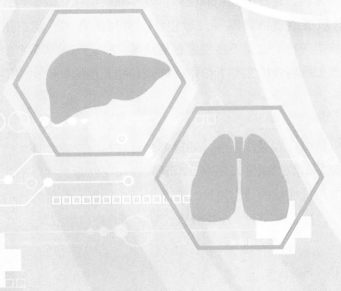

用药安全篇

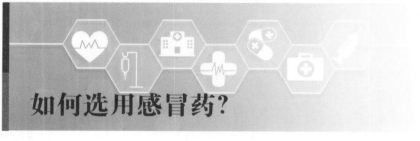

如何选用感冒药？

感冒，是一种常见的急性上呼吸道病毒性感染性疾病，一般是由流感病毒引起的以鼻塞、流涕、发热、头痛、咽部疼痛等为主要症状的常见病。秋冬交替季节是感冒的高发期，感冒后如何选用感冒药是很多人关心的问题。因为感冒是由病毒引起的，因此抗生素对治疗感冒没有用处，不建议患感冒以后服用抗生素治疗。患感冒以后，我们一般采用对症治疗，如使用解热镇痛药、抗组胺药、镇咳药等。

一、解热镇痛药

此类药物的种类较多，都具有解热镇痛、抗炎、抗风湿等共同的药物作用，它的作用机制是抑制前列腺素的合成，起到退热，缓解头痛、全身酸痛、关节痛等不适症状的作用。在这里，不要怀疑，虽然女性没有前列腺，但是体内也能分泌前列腺素。

解热镇痛药常见的不良反应是胃肠道反应。目前，临床常用的是对乙酰氨基酚、布洛芬等。需要注意的是：孕妇和哺乳期妇女不宜使用布洛芬；对乙酰氨基酚是最安全的，孕妇可用，但对乙酰氨基酚大部分在肝脏代谢，其中间代谢产物对肝脏有毒副作用，所以该类药物不可长期使用，一日使用不得超过 4 次，连续使用不得超过 3 日。

二、抗组胺药

抗组胺药具有抗过敏的作用，通过阻断组胺受体抑制小血管扩张，降低血管通透性，减轻感冒所致的打喷嚏或者流鼻涕等过敏症状。常用的有第一代抗组胺药——马来酸氯苯那敏。该类药物的常见不良反应包括嗜睡、疲乏等，从事车船驾驶、登高作业或操作精密仪器等行业的工作者慎用。妊娠和哺乳期的妇女也应避免使用。

三、镇咳药

常见中枢性镇咳药有可待因、右美沙芬等，通过抑制延髓镇咳中枢发挥镇咳作用，镇咳药也常与马来酸氯苯那敏组成复方制剂，减轻咽喉和支气管炎症等引起的咳嗽，如复方甲氧那明。除对抗症状的药物以外，有些人还会使用一些抗病毒的感冒药。例如：蒲地蓝口服液、板蓝根冲剂、连花清瘟胶囊、双黄连口服液等。

感冒一般为自限性疾病，病程多在一周。感冒期间要注意休息，多饮白开水，避免疲劳或受凉，常开窗通风，注意室内清洁，多锻炼身体，补充营养，必要时可到医院就医，相信很快就会康复。

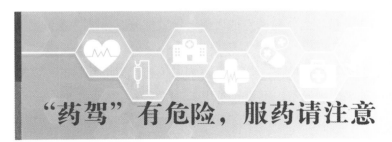

"药驾"有危险，服药请注意

吃药不喝酒，喝酒不开车。其实，吃药和开车也不能在一起出现。

所谓"药驾"，是指驾驶人服用了某些可能影响安全驾驶的药品后依然驾车出行的现象。不少人都有服药后犯困的经历，倘若"药驾"，困乏思睡，精力不集中，会影响人的注意力和反应速度，带来很大的交通隐患。

常见的"药驾"药物有哪些？

1.抗组胺药

这类药物对中枢神经有明显的抑制作用，有眩晕、嗜睡、头痛乏力、颤抖、耳鸣和幻觉等副作用。感冒药中常含有抗组胺药物氯苯那敏（扑尔敏），所以我们服用感冒药后会犯困。

2.抗抑郁、焦虑药

这类药物常伴有疲乏嗜睡、视野不清、肌无力、反应迟钝和直立性低血压等不良反应。

3.镇静、催眠药

这类药品通过对中枢神经的抑制来诱导睡眠。服用这类药品常常会有头晕、困倦、嗜睡、视力模糊和注意力不集中等现象。

4.镇咳、镇痛药

镇咳药物可待因是从罂粟属植物中分离出来的一种天然阿片类生物碱，易于通过血脑屏障，具有镇咳、镇痛和镇静作用，使用过量会导致服用者视觉障碍和突然疲倦等不良反应。此外，还有一些镇痛药，如吗啡、古柯碱等，作用于中枢神经会产生幻觉、精神懈怠、平衡感丧失等。

5.降压药

一些抗高血压的药物服用后会产生直立性低血压、头痛、眩晕、乏力等现象，司机服用后会出现注意力不集中、反应灵敏度下降等现象。有一些抗高血压药有利尿作用，会影响司机驾驶。

6.降糖药

如果降糖药选用不当或剂量不当，易诱发低血糖，导致惊厥、昏迷、意识模糊等症状，影响驾驶。

服用药物前，应仔细阅读药品说明书，切不可超剂量用药，看清药物的不良反应和注意事项。服药期间如果出现异常，不要勉强开车，以免发生交通意外。

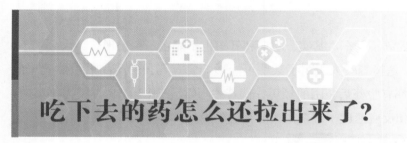

吃下去的药怎么还拉出来了？

一名患者取药时向药师表达了自己的困惑，说自己在药店买的降压药吃下去又拉出来了，这是碰上了"假药"，还是对药物不消化、不吸收？怎么会有这么"直肠子"的药？

药师仔细询问后发现，原来这个"直肠子"药是硝苯地平控释片，并非假药。

一、原来是多了件"衣服"

硝苯地平是经典降血压药物，降压快、降压效果好，但是硝苯地平的半衰期很短，属于短效降压药。普通的硝苯地平片需要每天服用3次才能维持其降压效果，存在药物浓度容易波动、服药次数多的缺点，因此研发人员为硝苯地平穿上了一件"衣服"。有了这件特殊的"衣服"，药物在体内就能恒速释放，这样原本一天要吃3次的药，现在只需要吃一次就可以了。

二、为何会以原形排出体外？

硝苯地平控释片能做到恒速释放是应用了微孔型渗透泵的技术，这件"衣服"就是保证药物匀速、缓慢释放的骨架（可以理解为空壳）。硝苯地平控释片是双室渗透泵控释片，一室装着药物，另一室（膨胀室）装着动力材料。药片进入人体后，膨胀室内的动力材料吸水膨胀，推动药物从小孔中慢慢释放出来。渗透压推动这层膜定时、定量、匀速释放，达到血药浓度平稳、维持时间长的效果。

这件"衣服"在胃肠中不崩解，药物释放后就随便便一起排出体外了。因此，在便便中看到的药片其实就是个空壳，其内的药已经被身体吸收了。

需要注意的是：硝苯地平控释片不能掰开或嚼碎服用。

三、类似的剂型还有哪些?

在疾病治疗过程中，我们希望药物的作用时间能够根据身体的需求被控制，如延缓药物的作用时间或让药物在身体中到达特定的部位再释放，因此就产生了各种穿着不同类型"衣服"的药物。如果药品的名称中带有"缓释""控释""肠溶"几个字，就需要格外注意。

（1）"缓释"制剂，就是让药物在体内释放的速度缓慢一些。

（2）"控释"制剂，就是定时、定量、匀速地向外释放药物的一种剂型，使血药浓度恒定，无"峰谷"现象，从而更好地发挥疗效。

（3）"肠溶"制剂，顾名思义，就是让药品定点在肠道内溶解，然后释放药物，可以减少药物对胃部的不良作用，防止药物被胃酸破坏而失去效力。

在服用药品前，一定要仔细阅读说明书，或者询问医生、药师服药的注意事项。

吃药后不能抽烟

很多人都知道服药期间不能饮酒，不能喝咖啡，忌辛辣，其实，服药后也不能抽烟。众所周知，吸烟有害健康，可诱发多种癌症，但有一个事实却很容易被忽略，服药后吸烟也会降低药物的疗效。

一、吸烟对药物疗效的影响

吸烟会引起外周血管收缩，从而使药物的吸收减少。研究显示，正常情况下，约 20% 的有效药物成分能到达血液，而服药后 30 分钟内吸烟的患者只有 1.2%~1.8%。

烟草中含有大量的多环芳香烃类化合物，这类成分是肝药酶诱导剂，通俗地说，就是烟草可以促进肝细胞内的药物代谢酶分泌增加，从而加速药物的降解，使血药浓度降低。

香烟中的尼古丁能释放抗利尿激素，使药物的代谢产物不能及时排出，导致药物蓄积中毒。

二、服药期间需要戒烟

医学研究表明，服用下列药物时受吸烟的影响明显：解热镇痛药、麻醉药、平喘药、抗心绞痛药、抗血小板药、降脂药、降糖药、利尿药、抗酸药、胃黏膜保护药、避孕药、维生素 C 等。

因此，在服用上述药物期间最好戒烟，服药 30 分钟以内不能吸烟。特别是患有糖尿病、心血管疾病、消化性溃疡、肺部疾病、变态反应性疾病和癌症的病人，吸烟对这些疾病的发病率和疗效影响较大。

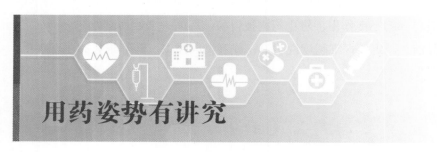

用药姿势有讲究

"什么？用药姿势还有讲究？"

因为有些药物有特殊的作用和不良反应，所以在服用某些药物的时候我们需要注意姿势，也就是说，有些药物要站着吃，有些药物要坐着吃，有些药物要躺着吃。

服用姿势不同的药物

1.站着服用的药物

站着服用的药物包括治疗骨质疏松的阿仑磷酸钠、利赛磷酸钠等双膦酸盐。口服这类药物应早晨空腹给药，以避免药物对食管的刺激，建议用 200 mL 水送服，并保持上身直立 30 分钟。用药 30 分钟以内不能进食和卧床。不能喝牛奶、咖啡、茶、矿泉水、果汁和含钙的饮料。另外，匹维溴铵在说明书中也要求不能采取卧位服药。

2.坐着服用的药物

缓解心绞痛的硝酸甘油舌下含片是一种扩张血管的药物，若患者站立服用，血液将会在重力的作用下流向外周血管，导致大脑缺血从而缺氧，造成直立性低血压。另外，哌唑嗪和特拉唑嗪在首次服用或加倍服用时也会出现上述症状，应注意服药姿势。

3.躺着服用的药物

一些半衰期很短的镇静催眠药，如唑吡坦，因为很快就会发挥作用，所以用药后应立即躺下。曾经就有过一位老人未按照要求服用唑吡坦后去厕所洗漱，结果在厕所睡了一晚的报道。

这种抗菌药物，你知道怎么用吗？

喹诺酮类，又称吡酮酸类或吡啶酮酸类，是人工合成的含 4-喹诺酮基本结构的抗菌药。第三代喹诺酮类因化学分子中引入氟原子，故称氟喹诺酮。

氟喹诺酮是一种广谱抗生素，杀菌力强，生物利用度高，与常用抗菌药无交叉耐药性，可首选用于肠道感染、社区获得性呼吸道感染和泌尿系统感染，其他感染性疾病则应参照药敏试验结果选用。临床上常用的氟喹诺酮类有诺氟沙星、环丙沙星、左氧氟沙星、莫西沙星等。

一、氟喹诺酮类药物的不良反应

氟喹诺酮类药物常见的不良反应如下：

（1）中枢神经系统反应：因能较好透过血脑屏障，进入脑组织而引起不良反应，轻者失眠、头晕、头痛，重者可诱发惊厥。

（2）关节病变：在动物研究中，可引起未成年动物关节组织中软骨损伤。

（3）皮肤及光毒性。

（4）消化道反应：恶心、呕吐、胃部不适、腹泻、腹痛等。

（5）肝肾毒性：患者可出现肝肾功能异常。

（6）血液系统毒性：可造成血细胞和血小板减少以及溶血性贫血。

除以上不良反应外，还应注意配伍用药①，尤其是静脉应用氟喹诺酮类抗菌药，应严格控制溶媒②种类与剂量，严禁与其他药物配伍使用，需单独建立静脉通路滴注，应用其他药物前后应冲管③。

二、用药安全

1.18岁以下未成年患者、妊娠期和哺乳期患者避免使用

氟喹诺酮类药品具有明显的软骨毒性，儿童用药后可出现关节痛和关节水肿。有肌腱疾病病史或发生过肌腱炎和肌腱断裂、重症肌无力的患者应避免使用该类药品。用药期间应注意避免剧烈运动或体力活动，出现肌腱疼痛、肿胀、炎症或断裂后，应停用并注意休息。动物研究表明，应用氟喹诺酮类抗菌药物具有生殖毒性，但对人类尚不明确；少量的氟喹诺酮类抗菌药物可分布到乳汁中，对幼儿骨骼发育造成严重影响。

2.避免"日光浴"

大多数的氟喹诺酮类药品均可引起光毒性，临床主要表现为在光照皮肤处出现红肿、发热、瘙痒、疱疹等症状。服用的药物量越大，在阳光下暴晒的时间越长，过敏反应越严重。在应用该类药品时，应尽量避免阳光照射，减少暴露皮肤面积，发生光毒性时应停药。

3.避免驾车

氟喹诺酮类药物可能会导致患者出现中枢神经系统反应（如头晕，急性、短暂的目盲）或急性和短时间的意识丧失（晕厥）。该类不良反应的出现与剂量和用药时间有关，严重时可引起感觉异常、癫痫样发作、痉挛、惊厥甚至死亡。应用该类药品时，应尽量避免驾车，尤其是在出现相关症状的情况下。

4.关注静脉炎

静脉炎是静脉滴注氟喹诺酮类抗菌药物常见的一种局部副作用，主要是由于药物损害血管内皮细胞引起炎症反应所导致的，临床上呈局部发红及灼热感。临床在应用该类药品时，应加强用药监护，避免医疗纠纷。

---

①配伍用药是按照病情不同需要和药物不同特点，有选择性地将两种以上药物配合在一起应用，以增进疗效，减少毒副作用。

②溶媒是一种用来溶解其他物质的液体。

③冲管是在打点滴换药时，两种药品之间用盐水将输液管冲洗干净的操作。

总是睡不好，这可怎么办？

睡不着、早早醒、老做梦，该睡睡不着，该起起不来，总是睡不好，这可怎么办？对于有特定心理应激事件或环境改变引起的急性失眠，一般不需要药物干预。对于慢性失眠，特别是慢性失眠伴抑郁、焦虑的情况，通常建议给予适当的药物治疗。

一、不需要药物干预

1.五个要点掌握睡眠卫生知识

（1）创造适宜的卧室环境：确保所处的环境没有让你分心的事物，如适宜的温度、光线和声音。

（2）作息规律：在相对固定的时间起床、睡觉。

（3）纠正不良生活习惯：傍晚应避免饮酒、喝咖啡、饱食，晚饭后不可大量喝水，以减少夜尿。不赖在床上做与睡眠无关的事，如看手机等。建议午睡时长30分钟左右，下午2点后尽量不再睡。

（4）减少卧室内的时间感：可把闹钟放在床下或者转移，夜间尽量不要看到它。如果在睡不着的时候反复看时间，往往会引起挫败感、烦躁感和担心紧张，这些不良情绪反过来也会干扰睡眠。

（5）调节自身生物节律：保持规律体育锻炼，白天接受太阳光的照射，增加有氧运动，如快走、慢跑、游泳、爬山等，睡前2小时内应避免剧烈运动。

2.两个方法学会睡眠放松训练

常见的睡眠放松训练的方法：

（1）腹式呼吸：舒服地躺在床上慢慢地闭上眼睛，通过鼻子缓慢地呼吸，注意力集中在自己的腹部，随着自己缓慢而有深度地呼吸，感受到腹部的起落变化大约10次，身体就会进入放松的状态。

（2）渐进式肌肉放松：将力量集中到某一个部位的肌肉，用力收缩，绷紧到顶点，7~10秒突然放松，享受肌肉瞬间变得软绵绵的感觉，此时身体就能产生最放松的感觉，减轻焦虑，更加容易达到身心愉悦状态，促进睡眠。

3.两组疗法应对具体失眠问题

（1）睡眠限制疗法：通过减少在床上的非睡眠时间来提高睡眠效率。

具体做法：养成记录睡眠日记的良好习惯，每天记录上床时间、起床时间、睡眠时间、觉醒次数、上厕所次数、影响睡眠的因素等。记录一周每晚平均的睡眠时间和睡眠效率。第二周卧床时间不少于上一周平均睡眠时长。若睡眠效率达到90%以上，第二周可提早15~30分钟上床；若睡眠效率在80%~90%，则第二周维持原来的上床时间；若睡眠效率低于80%，则第二周要推迟15~30分钟上床。通过此规则调整睡眠时间和效率，直至达到足够的睡眠时长。

注意：无论睡得多晚，每天早上都务必同一时间起床，且白天不补觉。

（2）刺激控制疗法：失眠患者进入卧室，大脑过于兴奋反而难以入睡，刺激控制疗法在于纠正床与入睡之间不良的条件反射。

具体做法：当30分钟内仍无法入睡时，不要一直躺在床上，应起身离开卧室，当有困意时再返回，重复上述步骤直至睡着。无论夜间睡眠如何，每天定时起床，白天避免睡觉。

二、需要药物治疗的办法

我们先要分清睡眠障碍的类型。一般睡眠障碍可分为入睡困难、睡眠浅易惊醒、多梦和早醒等。入睡困难者，可选起效快、半衰期短的短效安眠药；睡眠浅易惊醒者可选中效安眠药；早醒等睡程短的患者可选长效安眠药。

（1）短效安眠药：佐匹克隆、唑吡坦、扎来普隆、三唑仑。此类药物主要用于入睡困难的失眠患者，对早醒的失眠者效果不佳。

（2）中效安眠药：艾司唑仑片、阿普唑仑、劳拉西泮片可帮助患者增加睡眠深度，减少夜醒次数，同时可缓解患者的焦虑和紧张不安。

（3）长效安眠药：地西泮、氯硝西泮、氟西泮、硝西泮适合用于早醒的患者，也常用于缓解患者的焦虑和紧张不安，但不宜用于催眠，否则易产生"宿醉"现象（即服药第二天醒来出现头痛、乏力、眩晕等症状）。

三、用药注意事项

服用安眠药需要注意以下问题：

（1）服用安眠药最好别超过4周。如果症状未改善，可在医生指导下更换安眠药。

（2）尽量少用或不用苯二氮卓类的安眠药，以免引起药物依赖或成瘾。

（3）安定类药物服用后可能会出现头晕、反应迟钝、走路不稳等副作用。不过不用太过担心，一般停药后两三天就会恢复正常，不会对大脑产生持久影响。

（4）安眠药必须按照医嘱服用。换药、停药、增减药量等应在医生的指导下进行。

（5）服药后不可驾驶车辆或进行高空作业，避免因药物副作用带来安全隐患。

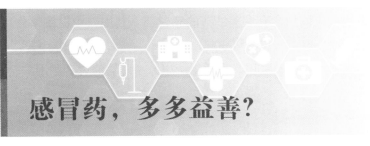

感冒药，多多益善？

感冒了，吃点药，没问题；感冒了，乱吃药，有问题。

一、吃药不能"拼多多"

少数人有种错觉，认为药吃得越多，感冒好得越快，所以出现了好几种药物同时服用的现象。这种观点是错误的。药物进入体内后，大多需要经肝脏或肾脏代谢，服用药物越多，肝肾的负担越重。感冒不见得好得快，肝肾损伤可能来得更快。

以常见感冒药为例。市面上常见的感冒药 80% 均含有对乙酰氨基酚。对乙酰氨基酚为解热镇痛药，能抑制前列腺素的合成，用于普通感冒或流行性感冒引起的发热，也用于缓解轻至中度疼痛，如头痛、关节痛、偏头痛、牙痛、肌肉痛、神经痛、痛经等。服用对乙酰氨基酚时，6~12 岁的儿童 1 次 0.25 g，12 岁以上的儿童和成人 1 次 0.5 g，若持续发热或疼痛可间隔 4~6 小时重复用药 1 次，但 24 小时内不得超过 4 次。对乙酰氨基酚为对症治疗药，用于解热连续使用不超过 3 天，用于止痛不超过 5 天。

如果多种含有对乙酰氨基酚的药物同时服用，极有可能超量用药，严重者可导致肝功受损。

二、抗菌药物别乱吃

感冒初期多为病毒感染，盲目服用抗菌药物反而可能影响健康。应用抗菌药物要有明确的细菌感染指征，如果是病毒感染，则不能用抗菌药物。只有确定感染的类型，明确感染的病原菌，了解患者的病理、生理状况和药物特点，才能制订合理的用药方案。滥用抗菌药物可能导致菌群失调，甚至导致细菌耐药性。

三、药物选择要注意

高血压患者应避免服用含有伪麻黄碱的药物。伪麻黄碱会引起血管的收缩，导致血压、血糖、眼压增高，因此高血压、糖尿病和眼压高的患者应慎用。

扑尔敏（氯苯那敏）服用后可能会引起嗜睡、困倦等症状，所以服药期间不得驾驶机、车、船，不得从事高空作业、机械作业及操作精密仪器。

慢性支气管炎、肺炎患者应慎用含有右美沙芬的感冒药。其中，中枢镇咳作用可能影响痰液的排出，堵塞呼吸道，严重时可引起窒息。

清热类药物适合患风热感冒的患者服用，不适用于患风寒感冒的患者服用。

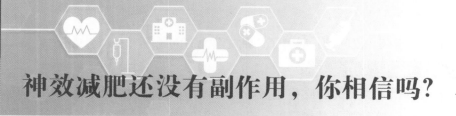

神效减肥还没有副作用，你相信吗？

有一种降糖药受到了一些减肥人士的追捧。这究竟是降糖药的跨界，还是减肥方式的扭曲？本是用于降糖的司美格鲁肽，为何频频用来减肥？

2021年4月，司美格鲁肽在国内上市。目前，在我国获批仅用于成人2型糖尿病患者及降低2型糖尿病合并心血管疾病患者的心血管不良事件风险，并未批准用于肥胖症的治疗。

为什么很多人选择使用司美格鲁肽来减肥？

司美格鲁肽是一种胰高血糖素样肽-1受体激动剂，通过激活胰高血糖素样肽-1受体，以葡萄糖浓度依赖的方式增强胰岛素分泌，抑制胰高血糖素分泌。与此同时，司美格鲁肽有抑制食欲的作用，可以延缓胃排空，通过减少胃泌素的分泌来增加饱腹感，减少食物的摄入，从而达到减重的目的。

这样说来，可以将司美格鲁肽拿来减肥了？这可真不行，副作用需要深入了解一下：司美格鲁肽胃肠道刺激作用明显（如恶心、呕吐、腹胀、腹泻、便秘）；可能会有头痛、低血糖等表现；食欲减退还可能加重或导致抑郁的发作；可增加急性胰腺炎、急性肾损伤或急性胆囊等疾病的风险。

单纯想要依靠药物达到减肥效果是不实际的，且存在天花板效应，后期很难持续减重。此外，停药后可能出现反弹，造成复胖。

因此，不论是想要降糖还是减肥，都不能盲目使用司美格鲁肽。用药前一定要咨询相关医务人员，以免造成严重的不良后果。

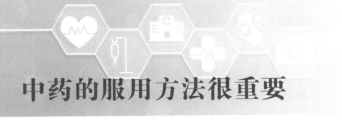

中药的服用方法很重要

药效发挥得好不好，中药的煎煮是关键。我们平时使用的中药一般分为汤剂、颗粒两种形式，下面介绍一下具体的煎煮和服用方法。

一、中药汤剂正确的煎煮方法

1.煎药用具

以砂锅、瓦罐为好，搪瓷罐次之，忌用铁锅，以免发生化学变化，影响疗效。

2.煎药用水

多用自来水、井水、蒸馏水等，以水质洁净新鲜为好。

3.煎药火候

有文火、武火之分。文火，是指使温度上升和水液蒸发缓慢的火候；武火，又称急火，是指使温度上升和水液蒸发迅速的火候。

4.煎药方法

第一步：将药材浸泡 30~60 分钟，用水量高出药面 2~3 厘米。

第二步：加热煎煮。一般中药煎煮两次，第二煎加水量为第一煎的 1/3~1/2。两次煎液去渣、滤净混合后分 2 次服用，也可煎一次服用一次。

第三步：根据药物性能掌握好煎煮的火候和时间，一般先武火后文火，解表药、清热药宜武火煎煮，时间宜短，煮沸后用文火煎 15~20 分钟即可；补养药需用文火慢煎，时间宜长，煮沸后再续煎 30~60 分钟。中间可用筷子搅拌 1~2 次，不可频频打开盖子，以防挥发。

第四步：过滤（沉淀物不喝），取汁服用，每天分 2 次服用，每次 200 mL 左右（约一碗）。

5.特殊煎法

某些药物因其质地不同，煎法比较特殊，处方上会具体标注，包括先煎、后下等不同煎煮法。如果有先煎药物，先煎 30 分钟再放入其他药；如果有后下药物，将其在关火前 5 分钟放入；如有注明姜、枣（在底方或病历上），生姜若干片（一块钱硬币大小厚薄）、红枣若干枚（中等大小，和田枣减半量），则姜、枣与药同煎，枣撕开，不用去核。

二、中药配方的颗粒冲服方法

1.冲服方法

将一剂（副）药中的小格（盒/袋）配方颗粒剪开，倒入杯中，加入少量沸水湿润，搅拌，再加入 100~150 mL 沸水，搅拌，使颗粒溶解，待药凉温后服用。一次一格（盒），一天两次或遵医嘱。

2.注意事项

冲服时需注意：必须用充足的沸水冲服；若颗粒量较大，可适当增加水量，加水后充分搅拌，直至溶解；如遇特别难溶的方剂，建议冲水溶解后放到微波炉加热或者直接煎煮 2~3 分钟；请遵照医嘱要求服用，并注意服药期间的饮食禁忌；汤剂一般宜温服。

"忌口"是指治病服药时的饮食禁忌，由于食物各有偏性，对疾病的发生、发展和药物的治疗作用可能会产生一定的影响，像湿热病应忌食辛辣、油腻、煎炸食品，寒凉病症就应忌食生冷、寒凉的东西。另外，服中药时不要喝浓茶，因为浓茶里含鞣酸很多，与中药同服会降低疗效，应以喝白开水为主。

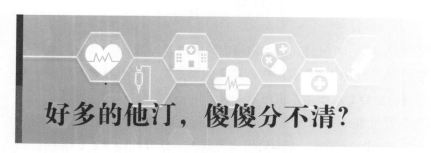

好多的他汀，傻傻分不清？

"大夫说我血脂高，怎么还让我补个什么钙？""我和隔壁老林都是血脂高，怎么吃的药不一样？""为什么他的药什么时候吃都行，我就非得晚上吃？"

"他汀"药物有很多的小秘密。

一、看起来可以"补钙"的药

阿托伐他汀钙片、瑞舒伐他汀钙片，名称里有"钙"字，它们是补钙的药吗？它俩都不是补钙药，是他汀类的调脂药，都不具有补钙的功能。

二、都是他汀，它们都一样吗？

要说"他汀"，先得说说血脂异常。血脂异常是指血清中总胆固醇（TC）或低密度脂蛋白胆固醇（LDL-ch）、三酰甘油（TG）升高，或者同时存在高密度脂蛋白胆固醇（HDL-ch）的降低。

他汀类药物口服后，在体内被水解成 β-羟基酸代谢物而发挥作用，抑制羟甲基戊二酰辅酶还原酶。该还原酶可催化羟甲基戊二酰辅酶转化为甲基戊酸（胆固醇的前体物），从而使内源性胆固醇合成减少。胆固醇合成的减少可触发肝脏代偿性地增加 LDL 的摄取，使血脂下降，降低血浆 TC、LDL 的水平，同时也能降低 TG 的水平，增加 HDL。

1.半衰期、溶解性不同

药品		半衰期/h	溶解性
洛伐他汀		3	亲脂性
辛伐他汀		2~3	亲脂性
普伐他汀		1.5~2.8	亲水性
氟伐他汀	普通制剂	1.2	水脂双溶性
	缓释制剂	9	
阿托伐他汀		15~30	亲脂性
瑞舒伐他汀		20.8	亲水性
匹伐他汀		11	亲脂性

2.适应证不同

（1）洛伐他汀和辛伐他汀用于原发性高胆固醇血症，也用于合并有高胆固醇血症和高甘油三酯血症，以高胆固醇血症为主的患者。

（2）普伐他汀降低胆固醇的作用较明显，但对甘油三酯基本没有降低作用。

（3）氟伐他汀具有直接抑制动脉平滑肌细胞增殖、延缓内膜增厚的功能，用于饮食控制无效的高胆固醇血症。

（4）阿托伐他汀用于原发性高胆固醇血症、混合型血脂异常或饮食控制无效杂合子家族性高胆固醇血症患者。

（5）瑞舒伐他汀用于血脂异常和高胆固醇血症。

（6）匹伐他汀用于高胆固醇血症、家族性高胆固醇血症。

3.服用时间不同

药物	服用时间
洛伐他汀	与食物同服可有助于吸收，晚餐时服用，每天一次
辛伐他汀	与食物同服可有助于吸收，晚餐时服用，每天一次
普伐他汀	与食物同服生物利用度下降，睡前服用，每天一次
氟伐他汀	食物对吸收无影响，晚餐时或睡前服用，每天一次（氟伐他汀钠缓释片可在一天内的任何时间服用，不论进食与否）
阿托伐他汀	食物对吸收无影响，可在一天内的任何时间服用，每天一次
瑞舒伐他汀	与食物同服吸收速率降低，但在人体中被吸收利用的程度不受影响。可在进食或空腹时服用，可在一天内的任何时间服用，每天一次
匹伐他汀	餐后给药与空腹给药相比，血药浓度达峰时间延迟、药物的峰值浓度下降，但在人体中被吸收利用的程度不受影响。睡前服用，每天一次，也有建议可在一天内的任何时间服用

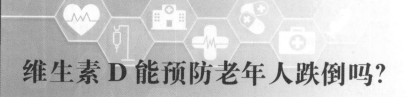

维生素 D 能预防老年人跌倒吗？

随着老龄化社会的到来，各种老年病的发病率越来越高。其中，骨质疏松的发病率一直居高不下。因骨质疏松而跌倒，是老年人受伤的主要原因，也是老年人因伤害而死亡的首要原因。据世界卫生组织统计，全球每 3 秒就发生一次骨质疏松性骨折，28%~35%的老年人（≥65 岁）每年至少发生 1 次跌倒。有关预防指南强调，运动和补充维生素 D（VD）是预防老年人跌倒的最佳措施。维生素 D 的作用真的这么神奇吗？我们来了解一下维生素 D 的前世今生。

一、认识维生素 D 是什么？

维生素 D 是维持生命所必需的一种脂溶性维生素，属类固醇衍生物，又称"抗佝偻病维生素""阳光维生素"。可以说，维生素 D 的发现是人们与佝偻病抗争的结果。早在 1824 年，就有人发现鱼肝油可在治疗佝偻病中起重要作用。他们误认为佝偻病的营养缺乏是由维生素 A 所导致的。1921 年，美国科学家埃尔默·麦科勒姆通过实验发现鱼肝油中抗佝偻病的物质并非维生素 A，而是另一种物质，就是我们现在熟悉的维生素 D。

与其他常见维生素不同，维生素 D 不是一种化学物质，而是许多化学结构类似的化学物质的总称。常见的维生素 D 主要包括两种类型——维生素 D2 和维生素 D3。大多数高级动物（包括人类）的表皮和真皮内含有的 7-脱氢胆固醇经紫外线照射转变而自身合成维生素 D3。皮肤中维生素 D3 的合成是维生素 D3 最重要的来源，并且取决于紫外线照射的强度、季节和纬度。维生素 D3 本身无活性，需经过肝脏、肾脏转化成活性维生素 D3，即"D 激素"后才能发挥生物学作用，还有人称维生素 D3 为"骨骼健康的首席保镖"，因为它能让钙去该去的地方，不去不该去的地方。维生素 D3 在骨头里能强化骨骼的钙，假如从骨头中转移到其他部位，比如血管、心脏瓣膜等，就会引起冠状动脉钙化、大血管钙化、心脏瓣膜钙化等，导致心肌缺血等心血管损害，对人体就是有害的。

二、维生素 D 的作用

1.调节钙、磷的代谢

维生素 D 可以调节人体内钙、磷的代谢，促进人体对钙、磷的吸收，维持其平衡。维生素 D 作用于小肠黏膜细胞中的细胞核，促进运钙蛋白的生物合成，从而促进钙的吸收。当人体内有足够的维生素 D 时，人体对饮食摄入的钙能吸收 30%~40%；如果维生素 D 缺乏，只能吸收 10%~15%。儿童缺乏维生素 D 会导致佝偻病，成年人缺乏维生素 D 会引起骨软化症和骨质疏松症。

2.调节人体免疫功能

维生素 D 能够选择性地调节人体免疫系统。当人体的免疫功能受到抑制的时候，维生素 D 可以起到增强的作用；当人体免疫功能出现异常增强的时候，它又会维持免疫的平衡。

3.可增强肌肉力量

维生素 D 缺乏的一个重要标志是肌肉无力，在补充维生素 D 后肌肉无力现象可得到纠正。肌肉组织中存在维生素 D 受体，刺激该受体可引起肌肉纤维的面积增加。研究显示，给虚弱的老年人每日补充维生素 D3 800 IU 两个月后，平衡指数——身体摇摆度（一种摔倒危险的指标）增加 9%。虚弱的老年妇女每日补充维生素 D3 800 IU，摔倒的危险性降低 49%。总之，补充维生素 D 在维持老年人下肢肌肉功能上具有重要意义。

4.维生素 D 对摔倒的影响

约 90% 的老年人发生骨折与摔倒有关。研究表明，60 岁以上老年男性和女性，每日摄入维生素 D3 400 IU 以上可预防摔倒。虽然跌倒的原因很多，但是足量维生素 D 的摄入是预防跌倒的方法之一。一些临床研究也强调维生素 D 和下肢活动能力的关系，60 岁以上的男性和女性血清中 25-羟基维生素 D3 水平较高的人步行速度较快，坐位起立的时间较短。

三、维生素 D 应该怎么吃？

维生素 D 对跌倒和骨质疏松症的预防有明显效果。当今社会，人们生活、工作的节奏加快，去户外晒太阳的机会减少，而食物中的维生素 D3 含量又较少，因此我们往往需要外源性补充维生素 D3。

建议：成人推荐维生素 D3 每天摄入量为 400 IU；65 岁及以上老年人推荐每天摄入量为 600 IU；用于骨质疏松症防治时，剂量可增加至每天 800~1 200 IU；若维生素 D3 缺乏严重，则建议在专科医师指导下增加维生素 D3 补充剂量。补充维生素 D3 后还应注意定期复查 25-羟基维生素 D3，维持其含量大于 30 ng/mL，以降低跌倒和骨折风险。

四、为什么需要同时补充两种维生素 D3？

普通维生素 D3 在体内需要经过肝脏 25-羟化酶和肾脏 1α-羟化酶两步羟化，才能转化为具有高活性的维生素 D3。因此，普通维生素 D3 其实是原料，只是一种营养素，用于维生素 D3 缺乏及防治骨质疏松症的基本健康补充剂，而不是骨质疏松症的治疗药物。

骨质疏松症患者多为老年患者，随着年龄的增长，肾脏的 1α-羟化能力下降，肝脏的 25-羟化能力也会下降，体内活性维生素 D3 的产生减少，维生素 D3 受体的敏感性也下降。患者虽常规补充足够的维生素 D3，但补充的维生素 D3 不能发挥最大的效应。活性维生素 D3（骨化三醇）无须经过肾脏和肝脏的转化，可以直接弥补体内活性维生素 D 的不足。对于大部分骨质疏松的患者，特别是下列人群，需要同时服用两种维生素 D3：中老年人；长期服用糖皮质激素的患者；佝偻病、慢性肾病、慢性肝病、低磷骨软化、甲状旁腺功能异常（甲旁亢、甲旁减）等人群。

因此，治疗骨质疏松，最好同时补充两种维生素 D3，才能达到最佳疗效。对于骨质疏松症的治疗，还有很多细节，需要有经验的专家给予详细指导。因此，想得到良好的治疗效果，需要去专业的医院找专家出谋划策。

补充维生素 D 的信号

很多人都说"在补维生素 D",维生素 D 量适当了,才能维持较佳的骨骼状态。那么,究竟谁需要补充,什么情况下可以补充呢?

一、哪些人需要补充维生素 D?

1.儿童、少年

孩子生长速度非常快,但胃肠道的发育远跟不上骨骼的发育,所以这段时期钙和维生素 D 都要补。

2.孕妇和哺乳期妇女

这部分人群需求量大,如果想保证孩子的营养供应,一定要补充足够的钙和维生素 D。

3.更年期女性

这个年龄段的女性因为钙流失增快,需要足够的维生素 D 来保证钙的吸收和转化。

4.老年人

老年人胃肠道吸收功能弱、活动少、缺乏日晒,往往是缺乏维生素 D 的高发人群。同时,随着年龄的增长,皮肤产生维生素 D 的能力就越弱,老年人晒太阳的时间相对较少,也就更可能出现维生素 D 的缺乏症。

5.足不出户的"宅男宅女"

维生素 D 在食物中的含量非常少,如果没有日晒,足不出户的"宅男宅女"往往是维生素 D 缺乏的"重灾区"。

6.肤色较深的人群

研究表明,皮肤黝黑的人晒太阳的时间需要增加 10 倍才可能产生同量的维生素 D,获得与白色皮肤的人群相同的效果。因此,肤色较深的人群如果想弥补,自然要补充维生素 D。

7.肝病、肾病患者

这部分患者因为无法完成经过肝脏 25-羟化酶和肾脏 1α-羟化酶两步羟化,因此需要补充维生素 D,而且是活性维生素 D。

8. 25-羟基维生素 D 低于 30 mmol/L

如果想知道自己是否缺乏维生素 D，可以到医院查一下 25-羟基维生素 D，如果低于 30 mmol/L，就需要补充维生素 D。

二、补充维生素 D 的信号

1.骨骼疼痛

老年人如果缺乏钙和维生素 D，容易发生骨骼和肌肉的疼痛以及抽筋，特别是周围温度较低时。

2.心情抑郁

研究发现，维生素 D 可改善神经递质 5-羟色胺水平，进而改善心情，补充维生素 D 可大大降低抑郁症的发病率。

3.头部出汗多

头部出汗多是维生素 D 缺乏的典型症状。

4.出现肠道疾病

克罗恩病[①]以及其他肠炎会影响脂肪的吸收，因而更易导致维生素 D 缺乏。

关于胰岛素，你需要了解的那些事儿

据统计，我国糖尿病患病率正呈快速上升的趋势，成为继心脑血管疾病、肿瘤之后另一种严重危害人民健康的重要慢性非传染性疾病，胰岛素在糖尿病治疗中有着重要地位，认识胰岛素、了解胰岛素是糖尿病人控制血糖的重要一步。

一、常用的胰岛素注射装置

常用的胰岛素注射装置有胰岛素注射器、胰岛素注射笔、胰岛素泵等。

---

①克罗恩病是一种消化道的慢性、反复发作和非特异性的透壁性炎症，病变呈节段性分布，可累及消化道任何部位。其中，以末端回肠最为常见，结肠和肛门病变也较多。

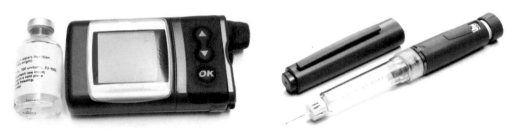

胰岛素注射笔和胰岛素泵

二、胰岛素注射前应注意什么?

注射胰岛素前注意的问题:

（1）胰岛素注射笔安装前应检查笔芯是否完整，笔芯中药液的颜色、性状有无异常，有无絮状物或结晶沉淀，笔芯是否在有效期内。

（2）中效人胰岛素、预混人胰岛素以及预混胰岛素类似物的药液呈云雾状的混悬液，在注射前须将其水平滚动和上下翻动各 10 次，使瓶内药液充分混匀，直至药液成均匀的云雾状白色液体。若摇晃后瓶底、瓶壁或液体中有悬浮或沉淀，则不能使用。

（3）注射胰岛素前先洗手，并消毒皮肤。

（4）安装胰岛素注射笔用针头时注意排气。

（5）核对胰岛素类型和注射剂量。

三、胰岛素注射时应注意什么?

注射胰岛素时注意的问题:

（1）胰岛素仅供皮下注射，应避免肌内注射。注射部位应选取皮下脂肪丰富的部位，包括腹部、双侧大腿前外侧上 1/3、上臂外侧的中 1/3 和双侧臀部外上侧。

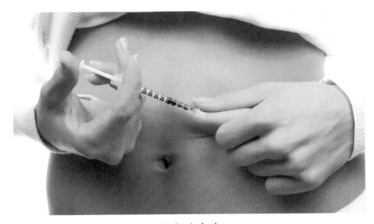

注射胰岛素

（2）注射胰岛素前，为避免注射到肌肉，应根据自身的胖瘦确定注射部位皮肤厚度、使用针头的长度，以及是否需要采用捏皮注射或45°进针。

四、胰岛素的存储

未开封的胰岛素（包括瓶装胰岛素、胰岛素笔芯和胰岛素特充注射笔）应储藏在2~8 ℃的环境中，避免冷冻和阳光直射。胰岛素注射笔不可放置于冰箱内，以免影响注射笔的寿命和准确性。已开封的胰岛素药品可室温保存，在28天内使用通常没有问题，但是随着存放时间的延长，其效价①呈下降趋势，因此应减少药液开启后的存放时间。

外出旅游时携带胰岛素应避免过冷、过热及反复振荡，尤其夏日天气炎热（>30 ℃）时，胰岛素应置于保温箱（瓶）或保温袋中随身携带。若乘飞机，因托运舱温度过低，易使胰岛素变性，应提前备好糖尿病诊断证明书，随身携带胰岛素，不可随行李托运。

五、更换胰岛素产品的注意事项

1.同类别胰岛素替换注意事项

为了提高生物医药产品的可追溯性，应清楚地记录所使用产品的名称和批号；注意核对胰岛素注射液、胰岛素注射液笔芯、胰岛素注射液预填充的浓度，若不同，更换时应注意换算；患者换用同类别不同品牌的胰岛素应当在医生的指导下进行，因更换品牌后胰岛素效价可能改变，更换时应注意剂量的调整；患者换用同类别不同品牌的胰岛素时应与对应厂家的胰岛素注射系统和针头配合使用。

2.不同类别胰岛素替换注意事项

（1）患者换用另一种类型的胰岛素应当遵从医嘱。胰岛素效价、品牌（生产商）、类型（常规、中效、长效胰岛素等）、来源（动物、人、人胰岛素类似物）、生产方法（重组DNA来源、动物来源胰岛素）中任何一项的改变都会导致剂量的改变，应注意监测用药后的疗效和其他反应。

（2）更换不同类别胰岛素后应与对应厂家的胰岛素注射系统和针头配合使用。

（3）与餐时胰岛素②类似物相比，餐时胰岛素（人胰岛素）起效时间、峰值时间、作用维持时间更长，存在延后的低血糖风险，更换时应注意。

---

①效价指某一物质引起生物反应的功效单位。

②餐时胰岛素一般指伴随进餐分泌的胰岛素，目前临床上常用的胰岛素包括人胰岛素、门冬胰岛素、赖脯胰岛素、谷赖胰岛素等。

头孢就酒，说走就走？

警察叔叔说："喝酒不开车，开车不喝酒。"医生哥哥说："喝酒不吃药，吃药不喝酒。"听他们的没错！

在急诊部，有许多患者前来就诊就是因为吃药后饮酒。在此需提醒：药不能乱吃，酒更不能乱喝。

一、哪些药是喝酒后不能服用的？

临床上常见的双硫仑样反应，多由口服具有甲硫四氮唑侧链的头孢菌素引起，包括头孢美唑、头孢孟多、头孢哌酮、头孢甲肟、头孢替安、拉氧头孢等。除此之外，双硫仑、甲硝唑、呋喃唑酮、甲苯磺丁脲、氯磺丙脲等药物也不能和酒一起服用。

二、正常服用药物后几个小时可以喝酒？

有些药物的半衰期较长，临床上有口服上述药物一周后出现双硫仑样反应的案例，建议口服以上药物的人群一周内不要饮酒。

三、服药后不小心喝了酒怎么办？

服药以后不小心喝了酒，若饮酒量较小，自身也无明显不适，可在家自行观察。如果出现头痛、恶心、呕吐、眼花、嗜睡、幻觉、恍惚或者胸闷、气短、心悸、呼吸困难等症状，请及时就医。

四、服药期间还需要注意哪些问题？

服用或注射上述药物期间应禁止饮酒和使用含乙醇的药剂，还应注意各种药物的副作用和不良反应，特别是头孢类药物的过敏反应，严重的过敏反应会导致死亡，一旦出现以上情况，应立即就医。

五、各种药物遇酒的人体反应

头孢类+酒：会引起心律失常；抗癫痫药+酒：会引起药物失效；抗过敏药+酒：会引起嗜睡昏迷；降压药+酒：会引起低血压、休克；抗心绞痛药+酒：会引起头痛、休克；解热镇痛药+酒：会引起消化道出血；降糖药+酒：会引起低血糖。

参加临床试验是当小白鼠吗?

所有的新药和器械在上市前必须进行一系列严格的临床试验,证明安全有效后才能被应用于临床,这些参加临床试验的人就是所谓的"小白鼠"吗?下面我们就来聊聊到底能不能参加临床试验。

一、临床试验靠谱吗?

新药或者医疗器械在第一次用于人体前都会进行一系列临床前研究。例如,药物有药理、毒理、药代动力学、药效学等一系列研究。在动物模型中初步摸索出疗效和安全性后,经充分论证认为有临床开发的价值,经参与该项目的所有研究者讨论、制订研究方案,国家药品监督管理局药品审评中心批准后,才能进行临床试验。

在医院开展临床试验还需经医院伦理委员会批准后才能进行,伦理委员会独立于研究机构或研究团队之外,其主要职责就是保护受试者的权益和安全,遵循的是自愿参与的原则、受试者最小风险原则、受试者获益不小于风险的原则。如果是肿瘤患者参加临床试验,特别是在无药可医的情况下,可能有机会接受免费全新治疗机制的抗肿瘤药物的治疗,等于给了自己一次延长生命或提高生存质量的机会。

试验方案中会设计严格的入选标准,有的多达几十条,只有符合所有的入选标准、不符合任何一条排除标准才能入组。如果研究者认为患者可能符合条件,在签署知情同意书后,按标准进行一系列检查并参与筛选,这部分费用也由申办方负担。

二、万一发生很严重的不良反应怎么办?

临床试验使用的治疗药物或治疗方案均存在发生不良反应或不良事件的风险,不论老药、新药或上市前新药均不能例外。出现不良反应都会得到治疗,不同的是新药临床研究的不良反应会有更多的不可预知性,相应的观察会更仔细,治疗也会更及时,而且产生的诊疗费都由申办方或其购买的保险承担。

三、现在同意参加了,但万一中途后悔了怎么办?

参与临床试验的受试者,有权在试验任何阶段随时退出,其医疗待遇与权益不会受到影响。

识"五味"，知药性

我国自古以来就有神农尝百草的中药传说。古代劳动人民在劳作、狩猎和日常生活中发现动植物、矿物可以对人体健康产生影响，进而总结记录，历经千年的传承、实践、发展，形成了比较完善的中药药性理论。中医药有"药食同源"的学说。运用"五味"的中药药性理论，利用食物防病治病，可以指导大家日常生活中的养生保健与疾病的预防治疗。

所谓"五味"，即辛、甘、酸、苦、咸。《黄帝内经》中阐述了每种味的作用，即辛散、甘缓、酸收、苦坚、咸软。

一、辛散

辛味，包括辣味及一切芳香刺激性的气味，如辣椒、生姜、薄荷、萝卜、陈皮、烟、酒等。辛味具有外散、走窜的特性，能够发散体表外邪（通过发汗），行气通窍，可用来治疗外邪郁表①、气机郁滞②的病症。

例如：生姜、葱等能治疗感冒引起的恶寒发热、无汗或有汗不多、头痛、周身肌肉疼痛、咳嗽等症状；麝香保心丸（含麝香、冰片等辛味通窍药）可以治疗冠心病心前区憋闷疼痛。人们在情绪抑郁时多有胸闷、叹息等症状，若是平时吸烟的人，这时吸烟量会增加，因烟的辛味可以起到一定的理气解郁作用。

小贴士：

由于辛味药的发汗作用会消耗体内的阳气与津液，所以过量的辛味之品会出现心慌、气短等耗气伤阴的副作用，如长期大量饮酒（味辛）的人会出现易疲劳、食欲下降、女子闭经、脂肪肝等病症。

二、甘缓

甘即甜味，缓即缓和急迫。中药里的甘草、龙眼肉、黄芪、枸杞子等均为甘

---

①由于寒邪、热邪、风邪郁于肌表，闭阻经络，脂凝邪聚而成痤。

②气机郁滞以便秘为主要症状，便次减少，或排便不畅、困难，粪便干结且量少，伴有胸胁痞满，纳食减少，腹中胀痛等。

味。中医认为因气虚、血虚等虚弱所引起的昏厥、肠燥、便秘等急迫之症可以用甘味之品来缓急。甘味同时还有补益、润燥等作用。对于突然虚脱（因饥饿或剧烈疼痛等）的病人，一碗糖水可能缓解症状。

小贴士：

由于甘味药品（食品）有滋润、补益作用，过量使用会增加体内水液，导致中焦脾胃运化功能失调、气机不畅。若吃甜食后出现口中黏腻、胃部及整个上腹部饱胀不舒、身体变得臃肿肥胖、舌苔厚腻时，最好暂时控制甜食。

三、酸收

酸味物质的主要作用是"收敛固涩"，可用于久咳、多汗、久泻、脱肛、遗尿等气血津液滑脱不固的病症，如治疗腹泻日久不止，可用焦山楂，水煎服。

小贴士：

由于酸味药在固涩正气的同时也会固涩邪气，所以不能单独使用酸味药，否则有敛邪之弊，会使原有疾病的症状加重，病程延长。

四、苦坚

苦味的药品与食品有黄连、苦参、苦丁茶、苦瓜、茶叶、菊花，等等。苦味的物质犹如日常生活中所使用的干燥剂一样，可以除去身体中的水湿，中医称"燥湿"。苦味物质可以祛除湿邪，使机体组织由松软变得坚实，故称"苦坚"。苦味还有"泄降"作用，具体包括降火与降气。例如，肝火上炎①、目赤多眵②时，我们可以用适量的菊花等泡茶饮。

小贴士：

由于苦味物质有燥湿作用，所以过多食用或使用不当会耗伤体内津液，影响食欲，即"伤津败胃"，出现口干舌燥、食欲不振等副作用。

五、咸软

在生活中，用盐腌制的食品极易吸潮变软。取类比象③，古人认为咸的药（食）品可以软化体内坚硬的块状物，称其作用为"软坚、润下"。

咸味的物品主要有盐、芒硝等矿物，以及海带、紫菜等海产品，鳖甲、龟板等动物制品。

---

①肝火上炎是由于肝气郁结，郁而化火，肝经气火上过所致的病症。

②目赤多眵是指由于各种原因导致眼部出现红肿、疼痛、异物感等不适症状。

③取类比象指运用带有感性、形象、直观的概念、符号表达对象世界的抽象意义。

中医自古就有用海藻、昆布等咸味药治疗"大脖子病"（单纯性甲状腺肿）。古人虽不知道此病是由于缺碘引起的，但却受"咸能软坚"的自然现象的启发，达到了治疗目的。

小贴士：

长期过咸饮食，特别是老年人，会出现脸色晦暗，没有光泽，浮肿，口唇、指甲、舌质紫暗，中医认为是"咸能涩血"，使血液变稠。血行不畅带来的后果是高血压、动脉硬化、脑血栓、脑出血、冠心病等心脑血管疾病，所以老年人忌过咸饮食。

天然药（食）物的味往往不止一种，如萝卜既辛又苦，橄榄既酸又甘，几种食品混在一起的大杂烩或中药的复方常常是五味俱全。通常，味越少，作用越单一；味越多，作用越复杂。另外，药（食）味有浓淡，相对来说，味越浓，药的偏性越大，作用就越强，反之，则较弱。

关于硝苯地平，你想知道的都在这里

硝苯地平具有扩张血管、解除动脉痉挛的作用。就好比一根有弹性的水管，水管变粗了，水对管子的压力就变小了，对于血压也是同样的道理，所以常被用于治疗高血压和心绞痛。

一、一件"衣服"

硝苯地平半衰期很短，起效快、代谢快、作用时间短，需要每天多次服药。但是随着药剂学的发展，人们发明了缓控释制剂，完美解决了多次服药的问题。

人们给硝苯地平"穿"上一层特殊的物质，使进化后的硝苯地平缓释片和硝苯地平控释片进入人体后可以缓慢地释放药物。这样不仅减少了药物的服用次数，也保证了血药浓度稳定、血压控制平稳。需要注意的是：硝苯地平控释片的这件"衣服"在胃肠中不会崩解，药物释放后会随粪便一起排出体外，但里面的药物已经释放完成，被人体吸收了。

硝苯地平最常见的不良反应是下肢水肿，特点是晨轻午重，多见于踝关节、下肢、足部或小腿。水肿的原因是硝苯地平扩张小动脉，对小静脉和毛细血管作用较小，导致体液在静脉淤积。可通过减少剂量或者联合应用卡托普利来减轻症状。

三、注意事项

服用了硝苯地平的注意事项：

（1）服用硝苯地平药物有一个特殊的忌口，那就是不能吃柚子，更不能用西柚汁送服，葡萄汁、橙汁等饮料也应尽量避免。

（2）硝苯地平缓释片和硝苯地平控释片不能掰开吃，缓控释结构一旦被破坏，可导致药物快速释放、血药浓度短时间过高，产生不良后果。

（3）硝苯地平控释片含有光敏性的活性成分，应避光保存。

（4）该类药物不可随意停药，也不可擅自更改用药剂量，应听从医生用药指导。

蒙脱石散，你用对了吗？

每年的 9 月至次年的 2 月是秋冬季腹泻的高发期，以腹泻伴有发热为主要症状。蒙脱石散是止泻的常用药。

蒙脱石散为微粒粉剂，能附着在肠壁上对消化道形成一层保护膜，起到增强肠黏膜屏障的保护作用，并且能通过吸附作用对具有致病力的肠道内病毒、细菌及其产生的有毒物质进行吸附，通过排便排出体外。蒙脱石散不被身体吸收，副作用小，偶可见便秘，因此是家中常用的止泻药。

蒙脱石散治疗感染性腹泻虽有良效，但如何正确服药是关键，错误的用药方式或服药时间可导致疗效降低甚至完全失效。

一、服药时间有讲究

1.蒙脱石散与食物

服用蒙脱石散的时间应该与进食时间分开，在饭前或饭后半小时内服用蒙脱石散治疗感染性腹泻是无效的，因食物的影响，蒙脱石散无法均匀覆盖在肠黏膜上，无法发挥作用。一般建议在两餐中间及睡前服用，如分别在早上 10 点、下午 4 点、晚上 10 点服用，切记服药后至少 2 小时内不要进食，否则疗效会大打折扣。

2.蒙脱石散与益生菌

除了蒙脱石散，感染性腹泻常常还需要服用益生菌，如双歧杆菌三联活菌胶囊、枯草杆菌二联活菌颗粒等。此时应注意先服用蒙脱石散，再服用益生菌，且两者用药间隔至少 1 小时，因使用蒙脱石散会将胃肠道内的细菌吸附掉，之后服用益生菌时才能发挥其应有的作用。

3.蒙脱石散与抗菌药物

严重的感染性腹泻可能还需要用抗菌药物，如诺氟沙星（18 岁以下禁用）、阿奇霉素等，为避免影响抗生素的吸收，应注意先服用抗生素，再服用蒙脱石散，两者用药间隔至少 1 小时。

二、服药方法要注意

1.水量合适

服用蒙脱石散时，要注意稀释时的用水量，成人一次 1 袋药（3 g）应加 50 mL 温开水服用，儿童注意调整用量。不能将药物直接倒入口内用水冲服，这样会使药物在消化道黏膜表面分布不均，也不能只加少量的水把药物调成糊状服用，加水量太少不但治疗效果不佳，还容易发生便秘。

2.搅拌均匀

服用时要注意边搅拌边服用，这样才能保证药物的浓度一致，均匀分布到胃肠道，达到最佳止泻效果。最好选用能便于搅拌的宽口杯子，给儿童用药时，尽量避免用奶瓶喂服，因奶瓶口径小，难以搅拌均匀，同时药粉易聚集于奶嘴，使药物浓度不均匀。蒙脱石混悬液服用前也应该摇匀。

3.急性腹泻的用药

治疗急性腹泻时，首次剂量应该加倍。剂量加倍的同时，稀释所用的水量也应该加倍，同时还要注意补液，纠正脱水状态。

4.服药后就医的情况

若服用蒙脱石散后仍出现如下情况，必须及时到医院就诊：急性腹泻服用该药 1 天后、慢性腹泻服用该药 2~3 天后症状未改善；有脱水现象；腹泻伴腹部剧烈疼痛；体温高于 38 ℃，大便带血或是发黑的焦油状大便。

让你一次看懂抗生素、抗菌药、消炎药

感冒了，有人说："吃阿莫西林呀。"发烧了，有人说："吃阿莫西林呀。"头痛了，还是说："吃阿莫西林呀。"阿莫西林仿佛成了万能药。

在生活当中，大家常认为，只要是头疼脑热有炎症，抗菌药、抗生素和消炎药，不管什么药，只要能消炎就万事大吉了。但是消炎也要讲究对症下药。事实上，抗生素、抗菌药和消炎药并不一样。

一、抗生素

一般是指细菌、真菌或其他微生物在生命活动过程中产生的具有杀灭或抑制病原体作用的一类物质。例如：药名含有"XX霉素"的药物，常见的有青霉素、阿奇霉素、克林霉素等。药名含有"XX西林"，这些属于青霉素大类，如阿莫西林、氨苄西林、哌拉西林等。药名含有"头孢XX"，如头孢唑林、头孢氨苄、头孢拉定等。药名含有"XX沙星"，如诺氟沙星、环丙沙星、左氧氟沙星等。

抗生素只能对抗一部分细菌，对病毒、真菌、过敏、外伤等引发的炎症无能为力，对于其他因素引起的炎症就更没有用了。

二、抗菌药

一般是指一类对细菌、真菌等微生物具有抑制或杀灭作用的药物，主要包括以下几大类：抗生素、人工合成抗菌药物（如喹诺酮类、磺胺类等）、抗结核病药、抗麻风病药和抗真菌药等。抗菌药药物的种类稍广于抗生素，抗生素主要是微生物的代谢产物，而抗菌药还包括化学合成药。

三、消炎药

消炎药，准确地说，应该称为抗炎药，是既具有影响机体炎症反应机制，又具有抗炎作用的药物。消炎药包括非甾体抗炎药和甾体抗炎药。非甾体抗炎药如布洛芬、双氯芬酸等，甾体抗炎药如泼尼松、甲强龙、地塞米松等。

生病以后，如果只是小感冒，买一些感冒药就可以了，不必要使用抗生素。如果觉得会是细菌或者其他感染，应到医院进行检查，并咨询医生如何使用药物。

阿奇霉素的致命"混搭"

阿奇霉素是一种临床应用比较广泛的抗生素药物，具有抗菌谱广、口服吸收快等特点，成人和儿童都在使用，说是"明星药"也不为过。

但是，即使这样靠谱的药，在服用中也有很多应用禁忌，不规范的混搭用药可能引发严重的后果，甚至会导致死亡。

一、阿奇霉素与某些药物联用

阿奇霉素与其他药物联用时的注意事项：

（1）当阿奇霉素与复方甘草片联用时，应注意观察心电图 QT 间期[①]的变化，适当补充钾剂，防止出现不良反应而引发致命心律失常。

（2）当阿奇霉素与辛伐他汀联用时，易引起急性重型肝炎，必须控制辛伐他汀的日剂量在 20 mg 以内。

（3）阿奇霉素可加重重症肌无力患者病情或诱发新的症状。

（4）当地高辛与阿奇霉素联用时，需要注意观察心律，防止引起地高辛中毒，有条件时应监测地高辛血药浓度。

二、阿奇霉素不宜联用的药物

麦角类衍生物、匹莫齐特、环孢素、华法林、地高辛、利福平、地衣芽孢杆菌活菌制剂、多潘立酮、茶碱类药物、药用炭等不宜与阿奇霉素联用。

热毒宁注射制剂、更昔洛韦注射制剂、氨茶碱注射制剂、炎琥宁注射制剂、呋塞米注射制剂、奥美拉唑注射制剂、泮托拉唑钠注射制剂、痰热清注射制剂、头孢匹胺钠注射制剂、利福平注射制剂、氨溴索注射制剂、利福霉素注射制剂等不宜与阿奇霉素注射制剂同一容器内混合使用。

三、阿奇霉素的半衰期

药物的半衰期，指体内药物消除一半所需要的时间。阿奇霉素具有独特的药物

---

①QT 间期指心脏每一心动周期中心电图表现从 Q 波的起点到 T 波终点的时间间隔。

动力学特征，全身分布广泛，组织中的药物浓度约为同一时间血浆浓度的 50 倍，阿奇霉素的半衰期长达 1.5~2 天。消除较快的患者，停药 4 天后，体内尚存在 12.5%的阿奇霉素；消除较慢的患者，停药 4 天后，体内尚存在约 25%的阿奇霉素。

四、特别提醒

食物会影响阿奇霉素的吸收，饭前 1 小时或饭后 2 小时服用为宜。阿奇霉素可引起 QT 间期延长，甚至尖端扭转型室性心动过速[1]，不应随意加大剂量和延长服药时间。各种细菌对阿奇霉素的敏感性不同，用药方案有差异，因此需要谨遵医嘱用药。

---

[1]尖端扭转型室性心动过速是一种介于室性心动过速与心室颤动之间的恶性室性心律失常，其 QRS 主波方向围绕基线扭转，伴有 QRS 波幅和频率的改变，是多形性室性心动过速中一种特殊类型，且伴有 Q–T 间期延长。

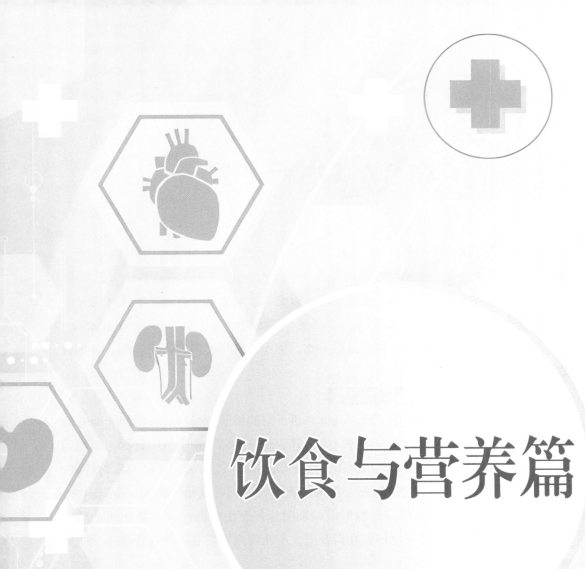

饮食与营养篇

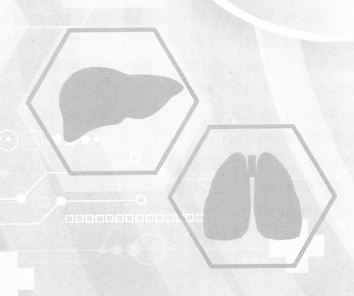

吃它，你知道有哪些禁忌吗？

进入秋季，新鲜美味的柿子大量上市，其甜美的口感受到许多市民的青睐。一位70多岁的老大爷接连3天一共吃了10多个柿子，渐渐感觉不对劲了，肚子又胀又痛，到医院检查，被确诊为肠梗阻，在医院的急诊重症监护室接受救治。医生对老大爷采取了禁食、补充液体、胃肠减压等治疗措施，经过几天的治疗，张大爷好转出院。

老大爷的经历提醒我们，柿子虽然好吃，但不能食用过多或不当食用，否则会给身体带来意想不到的麻烦。

一、柿子不能食用过多的原因

柿子中有一种叫作鞣酸的成分，具体来讲，有的柿子咬一口满口清甜，而有的柿子却让人舌头发麻，导致出现这种口感差异的成分是柿子中含有的鞣酸。鞣酸到了胃腔之后，与胃酸接触，会形成不溶于水的沉淀物，还会吸附胃里的食物残渣，像滚雪球一样越滚越大，形成柿石。如果柿石比较小，可以通过肠腔被排泄出来，如果是中等大小，就可能堵住肠腔形成肠梗阻，甚至出现肠穿孔、肠坏死、感染等。如果柿石很大，则有可能停留在胃腔里，不断刺激胃黏膜，造成胃溃疡，严重的还会出现胃出血和胃穿孔。

二、如何正确食用柿子？

食用柿子时需注意：

（1）切忌空腹吃柿子。空腹吃柿子会产生大量的胃酸，更容易形成结石，因此应尽量餐后食用。

（2）老年人由于消化功能减退，胃肠蠕动慢，大量食用柿子更加难以消化。

（3）吃柿子前后不要吃酸性水果，如橘子、猕猴桃等。

（4）吃柿子后一小时内不宜吃含高蛋白的鸡蛋、牛奶、海鲜等食物。例如，含高蛋白的蟹和柿子都是寒性食物，在鞣酸的环境中容易形成硬块，引起肠梗阻。

（5）有些患病人士不宜吃柿子：①脾胃功能不佳者。例如，慢性胃炎、排空延缓、消化不良等患者，胃部功能紊乱可能是引起胃柿石形成的原因之一。②糖尿病患者。柿子富含糖类，食用后易使血糖升高。③贫血患者。柿子所含的鞣酸与食物中的铁结合后，会影响人体对铁质的吸收，甚至会引起肠胃不适甚至肠胃绞痛。

让营养变得更营养

在医院一切都挺好的，能吃能喝也没有很消瘦，为什么要做营养风险筛查？住院患者常常会有这样的疑问，还以为自己是营养不良了，不要着急，我们现在来聊一聊如何让营养变得更营养。

一、什么才是真正的营养不良？

我们人体所需要的七大营养素，分别是碳水化合物、蛋白质、脂肪、水、维生素、无机盐和膳食纤维。这些营养素摄入不足、消耗过多会造成营养缺乏，摄入过多会导致营养过剩。营养不良就是指因能量、蛋白质及其他营养素缺乏或过度，影响机体功能乃至对临床结局发生不良影响，而不单单是人变得消瘦。

老百姓所说的营养不良多是营养素缺乏，是狭义的营养不良，一般是因为吃得少、消化吸收不好、身体疾病或创伤消耗太多导致的。营养不良会导致生命器官受损，包括肌肉、肺脏、心脏、大脑、胃肠道、免疫功能等。

二、什么是营养风险？

营养风险的定义：现存的或潜在的与营养因素相关的导致患者出现不利临床结局的风险。

应该特别强调的是：所谓的"营养风险"并不是指"发生营养不良的风险"。营养风险概念的一个重要特征是营养风险与临床结局密切相关，也就是说，我们在生病的过程中司空见惯的吃饭少、消耗多等问题，最终可能导致并发症发生率增加、手术创口愈合慢、住院时间延长、住院花费增加，甚至死亡率增加等不良临床结局。

三、营养风险筛查

如何在住院期间让营养变得更营养，这就要靠营养风险筛查。已经存在营养不良（营养不足）或有营养风险的患者接受营养支持有可能改善临床结局，包括减少并发症的发生率、缩短住院时间等。如果不存在营养不良（营养不足）或营养风险，营养支持则有可能增加并发症或增加费用。因此，有必要对入院患者进行营养风险筛查，评估其是否存在营养风险，并根据筛查结果采取相应措施，如制订肠外、肠内营养支持计划。

都是山楂惹的祸

一位患者因上腹部胀痛到医院普外科（胃肠外科）就诊，考虑到患者腹痛前曾进食过山楂，有胃石形成的可能性，建议进行胃镜检查。胃镜检查显示，十二指肠球部有一胃石，压迫球部导致溃疡，胃收缩时堵住幽门口导致幽门梗阻，引起腹痛和腹胀。

每年的 10 月是山楂成熟的季节，也是胃石多发的季节。山楂酸甜可口，富含碳水化合物、蛋白质和纤维素等营养物质，还含有维生素 C、胡萝卜素和牡荆素化合物等有益成分，不仅美味，还有很高的营养和保健价值。但是山楂虽好，并不是任何人在任何情况下都可以食用的，也不是食用越多越好。

食用山楂的注意事项

1.孕妇不宜食用

山楂有活血化瘀的功效，会促进子宫收缩，孕妇吃多了有可能导致流产。

2.胃酸过多者不宜食用

山楂味道很酸且有刺激胃酸分泌的作用，胃酸过多者食用山楂后会进一步增加胃酸浓度，引起反胃、吐酸和胃溃疡等症状。

3.消化不良者不宜食用

山楂中含有丰富的果酸，能收敛和刺激胃黏膜，消化不良者本来脾胃功能就弱，食用山楂后会进一步降低消化功能，加重消化不良的症状。

4.有牙病者不宜食用

山楂含有发酸糖类，它们都是强腐蚀剂，对牙齿有较大的腐蚀破坏性。有牙病的人食用山楂会加重牙病病情。

5.儿童不宜食用山楂

山楂味道酸甜可口，儿童容易多食，一旦食用过多的山楂，体内血糖就会保持在较高水平，从而引起食欲不振，时间长了会出现营养不良和贫血等症状。

6.不宜空腹食用山楂

山楂富含有机酸、果酸、山楂酸和枸橼酸等物质，空腹食用山楂会使胃酸迅速增多，对胃黏膜造成强烈刺激，从而引发胃胀和胃酸等症状，并进一步加重饥饿感。

7.不食用生山楂

生山楂中含有大量的单宁酸、果胶和鞣酸，进食之后容易与人体内胃酸结合成很难被消化的胃结石，时间久了可能会导致胃溃疡、胃出血或胃穿孔等症状。山楂煮熟后再吃能有效减少单宁酸的摄入，煮熟的山楂可增强消化功能，还可以减少胃石的形成。

不吃晚饭真的能减肥吗?

越来越多的年轻人唱着"燃烧我的卡路里"，试图通过不吃晚饭来减肥，你以为不吃晚饭就真的能减肥吗？别傻了！不吃晚饭的好处可能只有一个——省钱！

随着生活节奏的加快，现代人对早餐往往应付了事，午餐一般也是通过外卖解决，而晚餐，似乎渐渐地被人们"遗忘"。晚餐吃还是不吃？这是一个问题。

一、晚餐究竟有多重要?

1.晚餐为人体提供能量

晚餐和早餐、午餐一样，都可以为人体提供能量。不吃晚餐，胃酸也会照常分泌，但是因为没有食物提供分解，长此以往，胃酸会伤害胃黏膜，久而久之，很容易导致胃黏膜糜烂、溃疡，抵抗力减弱。因此，晚餐一定要吃，对于胃不好的人来说，三餐更要按时吃。

2.晚餐有助于增强人体抵抗力

不吃晚餐容易诱发低血糖，导致器官营养供给不够，人体的抵抗力也会随之下降。特别是中老年人，营养不容易吸收，所以晚餐一定要吃。想要通过不吃晚餐养生的人，可以把重点放在晚餐吃什么上。

二、晚餐要怎么吃才健康?

1.种类多，能量少

晚餐是一天当中查漏补缺的好机会，如果你的早餐和午餐都是糊弄了事的话，那么晚餐一定要重视起来。晚餐的原则：尽量增加种类，但是要摄入较低的能量。主食、蔬菜、豆制品、肉类最好都包含。

2.宁吃早，不吃晚

晚餐最佳的进食时间是 18:00~19:00 点。如果吃得太早，睡前容易饿，影响睡眠。但也不宜吃得太晚，最晚也要与睡觉时间相隔 3 小时，给肠胃留有足够的消化、吸收时间。

3.吃得越晚，吃得越少

正常时间吃晚餐，吃七八分饱为宜。想减肥的可以只吃五分饱。有人因为工作的原因，到家都晚上十点了，那么要不要吃晚餐呢？当然要吃。如果不吃晚餐，那头一顿饭和下一顿饭间隔的时间将近 18 个小时，肠胃中虽然没有食物，但是消化液却是会分泌的。虽然不多，但是长此以往也足以伤害肠胃健康。需要注意的是：因为临近睡眠时间，所以晚餐可以少吃一点儿，有饱腹感即可。比如清淡的小米粥、燕麦粥、蔬菜汤面或者吃一盘酸奶蔬果沙拉，都是非常好的选择。

4.细嚼慢咽，口味清淡

因为工作或者学习的原因，为了赶时间，很多人吃饭都是狼吞虎咽。到了晚餐，时间充裕，不妨把速度慢下来，细嚼慢咽。这样不仅可以让食物更加容易消化吸收，减轻肠胃的工作负担，而且更容易吃饱，减少食物的过量摄入。晚上活动量小，消化能力弱，因此在口味上，也是以清淡为主。晚餐少吃重口味的食物也有助于减肥。

三、什么人可以不吃晚餐？

对于绝大多数人来说，晚餐并不是可有可无，好好吃饭，身体才能健康。但也有这么一些人，是可以不吃晚餐的。对于他们来说，不吃晚餐反而更健康。

1.体重严重超标的人

许多人不吃晚餐目的是为了减肥。那么，这样做有没有效果呢？当然有，不吃晚餐，相当于减少了三分之一的食物摄入量。吃得少，自然会瘦。

但是，这仅仅针对大体重的人来讲。所谓大体重，是指 BMI>28，体脂率>30%的人。减肥初期最重要的就是控制饮食，限制能量摄入，可以考虑不吃晚餐。至于本来就很瘦的人，不吃晚餐可能会引起低血糖、胃痛等症状，不要轻易尝试。

2.午餐或下午茶吃多了的人

比如说午饭吃了自助餐，撑到扶着墙出来，下午又没有很大的运动量，到晚餐时间一点儿都不饿。对于这种情况，可以考虑不吃晚餐。还有下午加餐的朋友，点心、水果、酸奶、坚果、薯片、饼干……样样都不少，吃得饱饱的，也可以考虑省去晚餐。

3.晚上睡得特别早的人

我们前面说过，晚饭和睡觉时间最好间隔 3 小时左右，防止因为吃得太饱而影响睡眠。如果晚上八九点钟就睡觉，那么可以考虑一天吃两顿饭，把午饭的时间延后一点儿。只要保证全天能量和营养充足，晚餐不吃也没问题。

总之，晚餐是现代家庭中很重要的一顿饭，大家可以根据自身实际情况来决定吃不吃晚餐，晚餐吃多少，如果胃部出现警示信号，请及时到胃肠外科就诊。

要想生活过得去，食物不能总吃"绿"

随着经济发展和生活水平的提高，"大鱼大肉"不再是人们对饮食生活的美好追求。近年来，吃素的人越来越多，甚至在全球演变为一种生活风潮。然而，营养科学的理论和实践告诉我们，长期完全素食并不能让身体更健康，吃素更需要科学搭配，均衡膳食营养，食物也应该尽可能多样化。很多素食者认为，素食就是吃大量蔬菜水果，其他什么都不吃。这种错误的膳食结构很容易导致营养素铁和锌的缺乏，出现大量脱发、皮肤松弛、身体怕冷、精神不振、内分泌紊乱等现象。

一、长期吃素有哪些危害？

1.血脂高

不健康的素食习惯同样会引发高脂血症，通常表现为血浆中胆固醇、甘油三酯升高。如果素食者还存在其他不良饮食习惯，如吃饭过饱、喜吃面食、爱吃消夜、吃晚餐太晚、吃饭速度太快等，更会造成机体能量代谢紊乱，引发高脂血症。

2.微量元素和维生素缺乏

人体必需的微量元素如锌、钙、铁等主要来自肉食。锌主要来源于动物性食物，80%的钙来自奶类，80%的铁来自肉类和蛋类，红肉含铁尤其丰富。长期食素者容易产生因缺乏维生素而引起的疾病，如缺乏维生素 A 易患夜盲症和呼吸道感染病；缺乏维生素 D 易患骨质疏松症；缺乏维生素 E 会引起溶血性贫血、脂溢性皮炎和氨基酸代谢障碍、免疫力下降；缺乏维生素 K 则易引起各种自发性出血。由于维生素 B12 几乎只存在于动物性食品中，所以素食者很容易缺乏，从而可能引起食欲下降、记忆力减退、恶性贫血等多种病症。

3.低蛋白血症和肌肉衰减

长期素食者动物性食物摄入减少，而动物蛋白是优质蛋白，氨基酸含量高，是合成机体蛋白质及肌肉组织的良好原料。活动量少、胃肠道消化吸收功能弱的人群往往出现不同程度的肌肉衰减，而长期素食会进一步加重此种情况。此外，长期缺乏蛋白质不但会导致免疫力低下，影响机体的抗病能力，还会使人体碳水化合物、蛋白质、脂肪比例失衡，因而造成贫血、消瘦、消化不良、记忆力下降等。

二、素食到底应该怎么吃？

1.主食多样化，精细搭配

精米白面中所含的营养素种类有限，除了淀粉外其他营养素含量非常少，几乎不含膳食纤维。素食者如果长期把单一的精米白面作为主食，很容易造成碳水化合物摄入过多、其他营养素摄入不足的情况，严重者甚至会诱发脂肪肝。

粗粮更多地保留了谷物中的膳食纤维、B 族维生素和矿物质，对预防便秘、肠癌、糖尿病、高脂血症、心脏病等有辅助作用。因此，建议主食粗细搭配，把部分主食换成粗粮，如薯类、玉米、高粱、燕麦、荞麦等。

2.蛋白质要充足，增加大豆摄入

奶类和蛋类是良好的优质蛋白质来源，建议每天摄入 250~300 mL 的液体奶和 50 g（相当于 1 个鸡蛋）蛋类。此外，大豆及其制品也富含优质蛋白质、不饱和脂肪酸、B 族维生素、大豆异黄酮等，大豆与谷类搭配食用还可以发挥蛋白质的互补作用，提高蛋白质的营养价值。因此，素食主义者应适当多吃豆类及其制品，如豆腐、豆浆、豆腐皮、腐竹、豆芽、豆奶等，建议每天摄入 50~80 g 大豆，以避免蛋白质营养不良。

此外，发酵豆制品含有一定量的维生素 B12，可弥补素食饮食的缺陷，但这些食物中维生素 B12 的利用率较低，不足以满足人体所需，建议适当额外补充维生素 B12 补充剂。

3.常吃坚果及菌菇类

坚果富含蛋白质、不饱和脂肪酸、维生素 E、B 族维生素、钙、铁等，常吃有益心脏健康。菌菇含有丰富的矿物质和真菌多糖类，可作为素食人群维生素和矿物质的重要来源。全素者每天应吃坚果 20~30 g，藻类或菌菇 5~10 g。蛋奶素人群应每天摄入坚果 15~25 g。

4.果蔬摄入应充足

素食者每天应摄入充足的蔬菜和水果，即保证餐餐有蔬菜，天天吃水果。每天摄入 300~500 g 蔬菜，深色蔬菜最好占一半；摄入 200~300 g 水果，尽量选用低糖水果，如西红柿、黄瓜、柚子、猕猴桃、青苹果等，以防加重胰腺负担，引起血糖波动。

5.合理选择烹调油

素食人群如果吃油不当，容易导致必需脂肪酸缺乏和脂代谢紊乱。素食者需要摄取均衡比例的饱和脂肪酸、多不饱和脂肪酸和单不饱和脂肪酸。日常饮食除了选择大豆油、菜籽油、花生油等，也要适当食用橄榄油、亚麻籽油和紫苏油。与食物多样化原则一样，在总量控制、比例均衡的基础上，吃油也应多样化。建议素食者用菜籽油或大豆油炒菜，用亚麻籽油或紫苏油凉拌。

此外，素食也要讲究清淡，做到"少油、少盐、少糖"，避免煎、炸、烧、烤等高温烹饪方法，从而做到"健康体重、健康骨骼、健康口腔"，达到健康长寿的目的。

素食健康还是肉食健康？

每年的 11 月 25 日是国际素食日，来自世界各地的人们会自发响应节日，食素一天。很多人是素食主义者，也有很多人无肉不欢。到底什么样的食物更有利于健康？我们应该怎么吃？

一、什么是素食？

随着心脏病、肥胖症等慢性疾病的发病率升高，更多的人开始选择一些特殊的饮食方式，这其中就包括素食。根据美国营养和饮食协会的定义，素食者分为三种：

（1）完全素食者：避免一切动物类食品（肉、禽、鱼、蛋、奶、芝士等），一些纯素食者连蜂蜜都不喝。

（2）奶素：避免肉、禽、鱼、蛋，但允许食用奶制品。

（3）蛋奶素：避免肉、禽、鱼，但允许食用奶制品和蛋类。

二、素食的优点和缺点

1.优点

素食者摄入的维生素、矿物质和膳食纤维较多，而动物脂肪和胆固醇则较少，可有效地预防高血压、脑卒中、心脏病等慢性病；素食者癌症发病率低，尤其是直肠癌、结肠癌的发病率远低于肉食较多者；素食者摄入的植物化学物质较多，具有抗氧化功效，提高免疫力，延缓衰老。

2.缺点

因为优质蛋白主要来源于动物性食物，素食者摄入不足，导致免疫、生殖等生理功能低下；动物性食物的钙和铁更易于吸收，素食者易缺乏。维生素 A、D 等主要来源于动物性食物，缺乏易导致夜盲症、骨质疏松症等。

也就是说，从某些角度而言，素食确实要好于肉食，但是也不可以只吃素。单纯吃素，会得一些疾病，缺失一些必要的营养。

三、食素常见的一些疑惑

1."吃素可以治疗癌症?"

世界卫生组织把加工肉类叫作 1 级致癌物，红肉是 2A 级致癌物，至少加工肉类和红肉与癌症的关系已经被世界卫生组织确认了，说明肉类吃多了会导致癌症发病率增加。从这个角度来讲，素食至少对预防癌症是有好处的，但是素食治疗癌症是没有根据的。

2."我们总说素食更健康，但我吃肉这么多年，抽烟喝酒，也很健康啊！这个怎么说?"

可以确认的是：抽烟、喝酒、吃肉是健康的减分项，但是也不能单从一方面来衡量和解释。从发病率而言，吃肉的人患病概率要高于素食人群，但不是每个大鱼大肉的人都会患癌症，就像闯红灯，不是每个人都会被车撞，但一定是闯红灯的人被车撞的概率高。

无肉不欢和抽烟喝酒确实是给身体健康减分，但是到底何时才会"不及格"（生病），每个人的底子不同，运气也不同。因此，你可以庆幸，但不能侥幸。

3."素食是否分体质，因人而异?"

多吃素是不必强调体质的，但是吃全素还是应该考虑体质。因为肉食过多是造成我们现在心脑血管疾病、糖尿病、癌症的重要原因，因此吃素对我们现代社会最普遍的健康问题来说肯定是适合、健康的饮食方式，不管是哪种体质。

但是纯素饮食也不可取，因为多数素食偏于寒凉，对于老人、女性等偏阳虚体质①的人群而言，可以在素食中添加生姜、胡椒、花椒等温性佐料。同时，对某类蔬菜、水果有过敏体质的，也应特别注意长期纯素食的适应性。

4."素食的烹调有没有要求?"

由于素食较为清淡，有些人会添加大量的油、糖、盐和其他调味品来烹调。殊不知，这些做法也存在健康风险，精制糖和动物脂肪一样容易升高血脂，导致脂肪肝，钠盐摄入过多会升高血压，植物油食用过多一样可引起肥胖。

5."水果多吃才健康?"

很多素食爱好者每天三餐之外还要吃大量的水果，但是依然没有给他们带来好身材。这是因为水果中含有8%左右的糖分，吃大量水果的同时，应当适当减少主食的摄入量，以达到一天的能量平衡。

6."蔬菜生吃才有健康价值?"

一些素食者热衷于以凉拌或沙拉的形式生吃蔬菜，认为这样才能充分发挥其营养价值。实际上，蔬菜中的很多营养成分需要添加油脂才能好吸收，如胡萝卜素、番茄红素等。同时还要注意，沙拉酱的脂肪含量高达60%以上，用它进行凉拌，并不比用油脂烹调热量更低。

四、到底应该怎么吃?

1.食物多样，谷类为主

关键推荐：每天的膳食应包括谷薯类、蔬菜水果类、畜禽鱼蛋奶类、大豆坚果类等食物。食物多样、谷类为主是平衡膳食模式的重要特征。

2.吃动平衡，健康体重

关键推荐：各年龄段人群都应天天运动，保持健康体重；食不过量，控制总能量摄入，保持能量平衡；减少久坐时间，每隔一小时起来动一动。

3.多吃蔬果、奶类、大豆

关键推荐：蔬菜水果是平衡膳食的重要组成部分，奶类富含钙，大豆富含优质蛋白质；餐餐有蔬菜，保证每天摄入 300~500 g 蔬菜，深色蔬菜应占 1/2；天天吃水果，保证每天摄入 200~350 g 新鲜水果，果汁不能代替鲜果；吃各种各样的奶制品，相当于每天液态奶 300 g；经常吃豆制品，适量吃坚果。

---

①阳虚体质是当人体脏腑功能失调时易出现体内阳气不足、阳虚生里寒的表现，常表现为面色苍白，气息微弱，体倦嗜卧，畏寒肢冷，全身无力或有肢体浮肿，舌有齿痕，苔淡白，脉沉微无力等。

4.适量吃鱼、禽、蛋、瘦肉

关键推荐：优先选择鱼和禽；吃鸡蛋不要丢蛋黄；少吃肥肉、烟熏和腌制肉制品。

5.少盐少油，控糖限酒

关键推荐：培养清淡饮食习惯，少吃高盐和油炸食品；控制添加糖的摄入量，每天摄入不超过 50 g，最好控制在 25 g 以下；足量饮水，成年人每天 7~8 杯（1 500~1 700 mL），提倡饮用白开水和茶水，不喝或少喝含糖饮料；儿童、少年、孕妇、哺乳期妇女不应饮酒。成人如饮酒，男性一天饮用酒的酒精量不超过 25 g，女性不超过 15 g。

6.杜绝浪费，兴"新食尚"

关键推荐：珍惜食物，按需备餐，提倡分餐不浪费；选择新鲜卫生的食物和适宜的烹调方式；食物制备生熟分开，熟食二次加热要热透；学会阅读食品标签，合理选择食品；多回家吃饭，享受食物和亲情；传承优良文化，兴饮食文明新风。

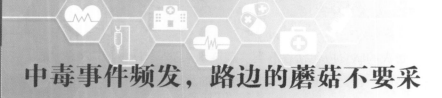

中毒事件频发，路边的蘑菇不要采

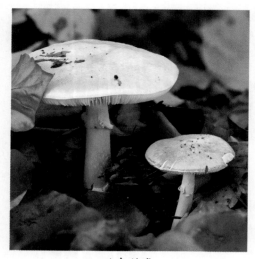

致命鹅膏

雨水增多的时候，山林野蘑菇生长迅速，很多地方采摘蘑菇现象普遍，毒蘑菇中毒的事件频发。再次郑重提醒：路边的蘑菇不要采。

一、毒蘑菇究竟有多毒？

我国毒蘑菇约有 100 种，蘑菇中毒的机理十分复杂，各种毒蕈所含的毒素不同，引起中毒的临床表现也不同。毒蘑菇中毒没有特效解毒药，毒素会损害肝肾等器官，死亡率极高。约 50 g 的白毒伞（致命鹅膏）即可使体重 50 kg

的成年人致命。

二、中毒有什么表现？

1.胃肠炎型

潜伏期 0.5~6 小时，病人出现反复恶心、呕吐、腹痛、腹泻，严重呕吐腹泻者可导致脱水、血压下降甚至休克等临床表现。

2.神经精神型

潜伏期 1~6 小时。临床表现为副交感神经兴奋症状，如多汗、流涎、流泪、瞳孔缩小、呕吐、腹痛、腹泻、脉搏缓慢等。少数病情严重者可出现谵妄、幻觉、惊厥、抽搐、昏迷、呼吸抑制等表现，个别病例因此而死亡。部分中毒者可有周围神经炎表现。

3.溶血型

潜伏期 6~12 小时。除腹痛、腹泻、恶心、呕吐等胃肠道症状外，主要有畏寒、发热、急性贫血貌[1]、腰腹痛、黄疸、解酱油色尿[2]等严重症状，可有肝脾肿大，红细胞、血色素下降，总胆红素和脂溶性胆红素升高等症状，严重者导致急性肾衰竭。

4.中毒肝病型

潜伏期：6~72 小时，多在 24 小时内发病；胃肠炎期：症状持续 1~2 日缓解；假愈期：继肠胃炎症状缓解后，给人以病愈感觉；肝损害期：中毒后 1~5 日（平均 2~3 日）出现进行性肝功能障碍，以中毒性肝损害为突出临床表现，肝大、黄疸、转氨酶升高，严重者伴全身出血倾向、肝性脑病[3]。

三、中毒后怎样急救处理？

建议不要随意采食野蘑菇。当不小心误食毒蘑菇后，应及早治疗，否则会引起严重的后果。自我急救可采用催吐方法，压迫舌根或饮用大量淡盐水来催吐，但是如果患者已经昏迷，则不能再进行人为催吐。

---

①贫血貌就是贫血在人体的表现，主要指肉眼能观察到的，如眼睑苍白、口唇及指甲苍白等，重度贫血还表现为皮肤蜡黄。

②红细胞大量破坏，游离的血红蛋白通过肾小球排出而形成血红蛋白尿，使尿液呈浓茶色或酱油色。

③肝性脑病是严重急慢性肝功能障碍或各种门静脉—体循环分流异常引起的神经精神障碍综合征，以行为异常、意识障碍为基本特征。

无论哪一类型的毒蘑菇中毒，都应尽快与医院和卫生防疫部门取得联系，以便在医护人员的指导下进行进一步的治疗。如有可能，最好能保留或重新采集毒菌的样本，送有关部门鉴定，这有助于确定毒素的种类、制订合适的治疗方案。

送至医院的病人会根据中毒类型采取催吐、洗胃、导泻、灌肠、输液和护肝、利尿、解毒、输血等治疗措施。

四、如何预防蘑菇中毒？

目前没有简单易行的鉴别方法，民间流传的一些识别方法并不靠谱。最好就是不要随意采摘、买卖和食用不熟悉的菌类。

五、常见误区

1.鲜艳的蘑菇有毒，颜色普通的蘑菇没毒

这是有关蘑菇的谣言中流传最广的一句。事实上颜色与形状不能简单区别蘑菇是否有毒。

2.长在潮湿处或粪便处的蘑菇有毒，长在松树下等清洁地方的蘑菇无毒

所有蘑菇都只能寄生、腐生或与高等植物共生，同时要求比较高的环境湿度，因此都倾向于生长在阴暗潮湿的地方。环境的"清洁""肮脏"与蘑菇的毒性无关。

3.蘑菇跟银器、大蒜一起煮，液体变黑有毒，颜色不变则无毒

"银针验毒"是个流传千年的古老传说，原理是银与硫或硫化物反应生成黑色的硫化银，但毒蘑菇不含硫或硫化合物，不会令银器变黑。大蒜有杀菌作用，但对毒蘑菇无能为力。

4.有分泌物或受伤变色的蘑菇有毒

有的毒蘑菇的确会有分泌物或受伤变色，奶浆菌等多汁蘑菇也会有此类变化，但是它们不仅没毒，还是美味的食用菌。

5.生蛆、生虫的蘑菇没有毒

人与昆虫差别很大，同一种毒蘑菇对人与动物来说，很可能是"彼之砒霜，我之蜜糖"。

为了您和您家人的生命安全和身体健康，预防野蘑菇中毒最好的方法就是不采摘、不食用。

"发物"是个啥？能吃吗？

"感冒怎么还吃这些发物啊？""都长湿疹了，还吃什么发物？"生活中，很多人对食物进行了分类，将一些食物归到了"发物"一类。

一、"发物"是什么？

从中医角度，所谓"发"，包含有"诱发、引发、激发、复发、发散"等含义。一般来说，"发物"包括两大类食物：一类是容易诱发疾病或使旧病复发的食物；另一类是指患病过程中，能使疾病加重或影响疾病康复、延长疾病痊愈过程的食物。

二、常见发物有哪些？

常见发物有以下几类：①水果类：桃子、杏子、桂圆、荔枝、樱桃等。②食用菌类：蘑菇、香菇、金针菇等。③海鲜类：鱼、虾、蟹等。④禽畜类：公鸡、鹅肉、狗肉、羊肉、驴肉、鹅蛋、鸭蛋等。⑤发酵类：酒、腐乳、奶酪等。

三、发物分型

1.发热之物

发热之物指在食用后人体易生热的食物，如生姜、葱、蒜、辣椒、花椒、羊肉及煎炒油炸之物。中医认为，火热易耗气伤津、生风动血。这类发物热性体质、阴虚火旺者不适合吃，但是对于寒性体质者来说，热性食物可温阳驱寒，适量食用有助于驱除体内的寒气。

2.发风之物

发风之物指在食用后人体易生风的食物，比如海鲜、公鸡、鹅肉、香椿、春笋、蘑菇、木耳等。中医认为，风邪为百病之长，其性易使腠理疏泄而开张、善动。患有荨麻疹、丹毒、湿疹、疮疖等皮肤病、过敏性疾病及中风、头晕者不宜食用发风之物。其中，海鲜对于痛风患者来说是发物，容易诱发疾病，但因其富含优质蛋白质，对于适宜人群来说，又是好的营养品。

3.发湿热之物

发湿热之物指在食用后人体易生湿热的食物，比如甜食、饴糖、糯米、肥肉、芒果、奶酪等。中医认为，湿为有形之邪，易困阻脾胃，影响其消化吸收。这类发物痰湿体质的人不宜食用，但是其中的发物如糯米等，对中气不足的虚弱人群具有一定补益作用。

4.发冷积之物

发冷积之物指在食用后人体易伤阳生寒的食物，如冬瓜、苦瓜、西瓜、柿子、梨、雪糕等。中医认为，寒为阴邪，易伤阳气。这类发物平素阳虚、脾胃虚寒、易泄泻的人群不宜食用，但对于实热体质的人群，冷积发物适度食用是降火良方。

5.发燥之物

发燥之物指在食用后人体易产生干燥、津液不足的食物，如炒瓜子、炒花生、炒板栗等。这类食物阴虚火旺、口腔溃疡者不宜过多食用。

6.发动血之物

发动血之物指在食用后人体易灼伤血络或行气动血的食物，比如胡椒、辣椒、羊肉、酒等，往往具有温热或有挥发性和行气活血之功效。患有各种出血性疾病，如流鼻血、痔疮出血、便血、尿血、月经量多者不宜食用，但是这些食物可通经活络、活血化瘀，对部分风湿性疾病可起到一定的防治作用。

7.光敏性食物

光敏性食物是指容易引起日光性皮炎的食物，如莴苣、茴香、荠菜、香菜等。

发物都是"两面派"，可能致病，可能利病，应因人、因病、因时而异。因此，我们要合理利用发物，趋利避害，养生防病。

假期还在大鱼大肉？燕麦了解一下

2022年《中国居民膳食指南》建议，成年人每天应摄入50~150 g全谷物，而燕麦被美国《时代》杂志认定为全球"十大健康食物"中唯一的谷类食物。

一、燕麦到底好在哪里？

燕麦的优点：

（1）燕麦的营养素含量高。燕麦中的蛋白质含量高达15%~20%，约为精白米面的 1.6~2.3 倍，并且含有其他谷物所缺乏的赖氨酸。燕麦还富含 B 族维生素和微量元素。其中，钙元素含量是精白米面的 3~4 倍。

（2）"糖友们"以燕麦为主食有助于控制血糖，提高胰岛素的敏感性。燕麦是一种血脂友好型食物，有利于降低坏胆固醇（总胆固醇、甘油三酯、低密度脂蛋白胆固醇）水平。

（3）燕麦中含有丰富的膳食纤维，不仅可以增加饱腹感，还可以延缓胃肠排空时间，预防便秘，堪称 "肠道清道夫"，是肥胖、糖尿病、高血脂等慢性病人群的不二选择。

（4）燕麦具有一定的预防肿瘤和免疫调节作用。

二、如何挑选燕麦？

不同的加工方式会对燕麦的营养成分和功能特性产生影响，常见的燕麦共有四大类：

（1）整粒燕麦：外表一般是黄褐色的，是燕麦的天然状态，几乎保留了种子的全部营养。熬煮前需先用水浸泡，或者直接用压力锅做杂粮粥。整粒燕麦控制血糖和血脂的效果最好。

（2）生燕麦片：不经过预先熟制，直接把燕麦粒压成片，保留了燕麦的营养。口感比燕麦粒软，但不能直接用热水冲食，需蒸煮之后食用。

（3）即食燕麦片：将燕麦蒸煮、烘干、压片、干燥后制成，有小部分营养流失。不需要蒸煮，直接用热水或热牛奶冲一下即可食用。

（4）混合烤燕麦片：燕麦片经过烤制，再加入水果干碎、坚果、酸奶块等，可直接食用，口感较好，但热量和脂肪含量相对较高。

从营养学角度来讲，整燕麦粒和生燕麦片的热量、脂肪含量较低，维生素、微量元素、膳食纤维、必需氨基酸等营养素损失较少。因此，纯燕麦产品，配料表越简单越好；混合燕麦要尽量选择没有添加糖和油的。正在进行身材管理的朋友也要关注一下营养成分表中的热量和脂肪，以及是否含反式脂肪酸。

三、如何烹饪燕麦杂粮粥？

1.食材选取

燕麦粒 20 g、大米 10 g、红豆 10 g、绿豆 10 g、红枣 2 颗、板栗 2 个、枸杞 6 粒。（此量为一人份）

2.烹饪方式

将食材全部洗净，放入电压力锅中，加入适量清水，盖好锅盖，选择稀饭模式。待压力锅盖可开启时便可食用。用此方式做出来的杂粮粥一般不会黏稠，所以吃饭前可以先喝一碗清汤，然后吃绿叶蔬菜和蛋白质类食物，最后将这些杂粮当作主食吃掉。

燕麦虽好，但也不是适合所有人，尤其是那些刚经历大手术的病人、有严重胃肠道疾病的患者等，最好在专业的临床医生和临床营养师的指导下食用。

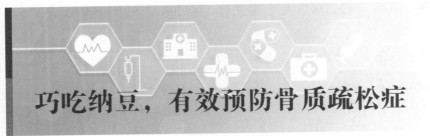

巧吃纳豆，有效预防骨质疏松症

老人常说年纪大了，骨头"糠"了，什么是骨头"糠"了呢？这其实是指医学上的骨质疏松症。骨质疏松症被称为"静悄悄的疾病"，它的到来很容易让人忽视，腰酸背痛、身高缩短、驼背等，都可能是骨质疏松症来临的信号。随着年龄的增长，骨质疏松症的发病率会越来越高。因为钙在人体内的储蓄过程有它的生理曲线，一般在 20~30 岁达到峰值，过了这个年龄段，体内钙的含量会随着年龄的增长而逐渐降低。得了骨质疏松症的老年人，日常生活中小心翼翼、战战兢兢，唯恐一不小心摔骨折，就只能卧床兴叹"老了，不中用了……"，至于散步、买菜、广场舞什么的就更是无缘了。

虽然骨质疏松症对日常生活的影响比较大，但是也没必要灰心，因为它是可防可控的。通过适量运动、饮食补钙、充足日晒等方式，可以有效地避免缺钙和钙质流失，从而预防骨质疏松症。当然，最让人喜欢的就是饮食补钙了，毕竟"民以食为天""药补不如食补"。说到补钙的食物，可以考虑一下纳豆。

一、为什么要吃纳豆？

纳豆是由黄豆通过纳豆菌发酵制成的具有营养保健效果的豆制品。纳豆不仅保有黄豆的营养价值，含钙量丰富，并且通过发酵产生了多种黄豆本身不具有的有益营养物质，同时将黄豆中的不溶蛋白质降解为容易被人体吸收的肽类和氨基酸，提高了蛋白质的消化吸收率。

纳豆能够预防骨质疏松的原因在于它的维生素 K2 含量很高，在维生素 K2 介导的羧化酶作用下，成骨细胞合成的骨钙素转化成具有与钙结合活性的羧基化骨钙素，使矿盐沉积其中。同时纳豆中的大豆异黄酮能防止骨中钙的溶解，和维生素 K2 的组合能相互协力，起到强骨的作用。此外，纳豆中有丰富的多聚谷氨酸，可以增加肠道中钙的溶解性，促进人体对钙质的吸收。

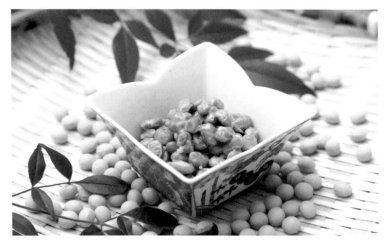

纳豆

二、如何挑选纳豆？

纳豆的种类比较多，按口味分为咸纳豆和淡纳豆，按加工原料分为黄纳豆、青纳豆和黑纳豆，我们可以按照自己的喜好选择。

（1）黑纳豆的异黄酮、蛋白质、钾、维生素的含量远远高于黄纳豆。其中，独有的花青素和黑色素具有抗氧化、抗衰老的作用，且口感更加醇厚。

（2）青纳豆脂肪含量少、糖含量多，口感甘爽。

（3）黄纳豆膳食纤维更多些，更有利于缓解便秘、调节肠道菌群等。

我们要学会看配料表和营养成分表。按照"用料量递减"原则，配料表按配料用量高低依序列出食品原料、辅料、食品添加剂等。营养成分表说明每 100g 食品提供的能量以及蛋白质、脂肪、饱和脂肪、碳水化合物、糖、钠等营养成分的含量值及其营养素参考值。一份优秀的纳豆往往配料简单，没有香料、色素等食品添加剂，营养成分中蛋白质的含量高，且脂肪、钠的含量相对较低。

三、如何吃纳豆

吃纳豆也是讲究顺序的，可以分为三步：

（1）吃纳豆的第一步：食材准备起来（选一个你感兴趣的组合）。

纳豆 50 g，酱油 5 g，香葱 10~20 g，香油 1~2 g；纳豆 50 g，蜂蜜 10 g；纳豆 50 g，榴莲 50 g……

（2）吃纳豆的第二步：沿一个方向搅拌纳豆。搅拌是纳豆的灵魂，随着搅动，纳豆丝越来越多，可以得到棉花糖般的口感。

（3）吃纳豆的第三步：放调料。拌纳豆最常见的调料就是酱油，将酱油和纳豆搅匀，这时纳豆和纳豆丝就会分离，豆子变得滑溜溜的。如果不太能接受纳豆的味道，可以搭配葱碎、芝麻油食用。此外，还可以撒些砂糖中和纳豆的氨臭味，或者用蜂蜜、榴莲进行调味。

纳豆虽好，但也不是人人都适合吃。纳豆含有较高的蛋白质和嘌呤等物质，患有痛风、高尿酸或慢性肾功能不全的人不宜食用，手术后及伤口未愈合的人不宜食用，心血管疾病病人在服用华法林时不宜食用。

营养！营养！肿瘤病人的康复大招

肿瘤病人该如何加强营养呢？有人认为：喝汤有营养，如小米汤、甲鱼汤、牛尾汤和鸽子汤等，还有人盲目依赖补品，如灵芝孢子粉、冬虫夏草、海参、鲍鱼等。更有甚者，打算饿死肿瘤细胞，不吃饭或少吃。这些都不是科学的营养补充方式。我们应首先保障病人基本能量和营养需求，再去考虑添加补品、保健品等，不然无异于是杯水车薪，还有可能延误营养治疗的时机。

当肿瘤病人因手术、放化疗等原因出现吃饭不足，不能满足日常营养需求，导致体重下降时，应考虑是否该给予营养治疗，并充分认识口服营养补充的重要性。口服营养补充，是肠内营养治疗的一种方式，指以增加口服营养摄入为目的，将能够提供多种宏量营养素和微量营养素的营养液体、半固体或粉剂的制剂，加入饮品或食物中经口服用。口服营养补充属于营养均衡的配方，它含有人体所需要的三大营养素、各种矿物质和维生素等。每日补充 400~600 kcal 能更好发挥营养干预效果，可通过加餐或代餐等方式进行补充，具体补充方法需遵循临床营养医师的指导。

那么，如何将口服营养补充融入早餐中，做一份高营养密度的早餐，给肿瘤患者提供更好的营养呢？

一、食材选取

（1）燕麦片：富含蛋白质、维生素、矿物质、膳食纤维等，具有多种健康功效，如抗癌、调节血糖、通便等，中医有补益脾胃、润肠止汗、止血功效。

（2）牛奶：可提供优质蛋白、钙、维生素 A 和 D 等，营养丰富，好吸收。选择纯牛奶时，选择配料表尽可能简单、仅有生牛乳一项。

（3）肿瘤型肠内营养制剂：特点是高能量密度、高脂肪、低糖、高蛋白，非常适合肿瘤患者服用，脂肪供能比高达 39%，碳水化合物供能仅占 31%，而蛋白来源多是浓缩乳清蛋白粉。另外，还添加了鱼油，具有一定的抗炎功效。

二、高营养密度早餐制作

（1）软化燕麦片：取 30 g 燕麦片放入早餐杯中，用 250 mL 热牛奶（80 ℃左右）冲泡，搅拌均匀待其充分软化。对于消化吸收差的患者，可以提高燕麦片冲调温度，同牛奶一起煮沸，或者将燕麦片进行研磨细化，减轻消化负担，提高吸收率和患者胃肠道耐受度。

（2）冲调肠内营养制剂：将 65 g 肿瘤型肠内营养制剂逐步加入 40~50 ℃牛奶燕麦片中，一边搅拌一边放入粉剂，至完全溶解。这杯 300 mL 的半流食便制作完成，热量高达 600 kcal，蛋白质 33 g、脂肪 26 g，还提供 6 g 膳食纤维。若不喜欢浓稠食物或不耐受高营养密度半流食，可适当减少燕麦、营养制剂用量或添加温水稀释。

搭配蔬果，营养则更均衡，可根据自己口味添加香蕉、蓝莓、西红柿、西兰花、生菜等。

不能吃的"豆荚"

儿科急诊作为一个面向小朋友的窗口，经常会遇到各种各样的"熊孩子"，其中以"吃错东西"最为稀奇古怪。

一所医院的儿内科收治了一位小患者。据孩子的妈妈说，当天下午孩子在外面和小朋友玩耍，回家后说自己肚子痛，同时伴有恶心、呕吐。起初家长并未在意，觉得可能是又偷喝饮料或者吃零食了，只是带孩子去当地诊所打了个"止疼针"而已，然而孩子的病情未见好转，反而更加严重了。

这下妈妈坐不住了，赶紧带孩子来到医院。医生经过一番详细问诊后，孩子说在外面玩耍的时候捡了几个大豆荚，还吃了里面两个黑色的"豆子"。正好兜里还有一个留着玩耍，值班医师立即警惕起来，经过仔细辨认，确认是紫藤花的种子。医生随即给予患儿洗胃、硫代硫酸钠解毒及补液、促代谢等处理，经过一系列的抢救后，患儿终于转危为安。

为什么吃个"豆子"却中毒了?

紫藤花的种子里面含有剧毒"氰化物"，一旦误食，轻者会头晕、恶心、腹痛，重者可引起呼吸困难，甚至出现休克等危及生命的情况。

植物中有很多的花草都有毒，美丽的花儿通常都带"刺"，姣好的外表之下，通常隐藏着不知名的危险，如我们日常生活中常见到的曼陀罗、水仙花、夹竹桃、风信子等都含有毒性成分。同时，很多植物的种子也是有毒的，不能随意食用。

春暖花开的季节或者果实成熟的日子，很多人喜欢外出踏青、旅游，家里有宝宝的家长们要注意了，一定要看好孩子，发现问题及时到医院就诊。

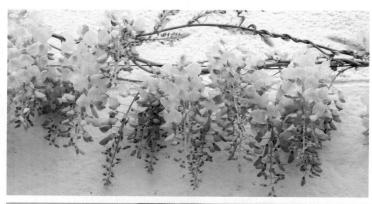

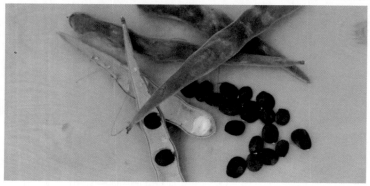

紫藤花及其种子

水饺要吃烫的？

日常生活中，有人说："觉得刚出锅的饺子、面条烫烫的时候吃起来格外香，'出溜''出溜'地吃，格外过瘾。"其实，这种饮食习惯很容易对身体造成伤害。那么，如果长期进食过烫、过热的食物，会带来哪些危害呢？

进食过烫、过热食物的危害

1.口腔黏膜受损，甚至癌变

食物最先接触的是口腔，人体口腔内的黏膜非常娇嫩，能够接受的最高温度为60 ℃，若温度过高，很容易被烫伤。虽然口腔黏膜有自我恢复功能，但若被频繁烫伤，则很容易出现溃疡，反反复复，还会有恶变的可能性。

2.伤害味蕾

舌头上有许多能感觉苦、辣、酸、甜、咸的感受器，它们叫作"味蕾"。太烫的食物会伤害味蕾并导致味觉减退，从而降低人的食欲。

3.影响酶的消化作用

消化食物需要酶，而酶只有在人体温度（37 ℃左右）时才能很好地发挥作用。温度太高，就会把它破坏掉，或者使它不能有效工作，而吃过烫食物就会影响酶的消化作用。

4.诱发食道肿瘤

研究表明，食管癌发病率的确跟饮食过烫有关。 我们的食管壁是由十分柔嫩的黏膜组成的，只能耐受50~60 ℃的温度，超过这个温度，食道黏膜就会被烫伤。如果习惯性饮食过烫，那么食管黏膜就会反复受到损伤，往往旧伤未修复又遭遇新创，从而造成浅表溃疡，继而灼伤食管黏膜，并可能使之坏死，长此以往，可能会使该部位发生癌变。

5.胃黏膜受损

胃部黏膜非常薄，食物过热、过辣、过于粗糙都会伤害胃部黏膜。黏膜破损后，常见溃烂、出血等症状。

刚出锅的食物是100 ℃左右，可口美食固然诱惑，但"心急吃不了热豆腐"。因此，要有耐心，千万不要吃得太烫，要注意养成健康的饮食习惯。

"盐"多必失，谨"盐"慎行

"三高"不控制，早晚出大事，应对"三高"有"三招"——低脂、低盐、低糖。下面就来说说其中一招——低盐。

烹饪调味，离不了盐。食盐是我们日常生活中必不可少的调味品。《中国居民膳食指南》推荐健康成年人每日食盐摄入量不超过 6 g（约含钠 2 400 mg），高血压患者每日食盐摄入量不宜超过 3 g。我国居民日常饮食习惯中，食盐摄入量往往偏高，而高盐摄入会增加高血压、胃癌、脑卒中等多种疾病的患病风险。那么，我们到底该如何控制食盐摄入量呢？

一、减少烹饪用盐量

这是减少食盐摄入量最重要的手段。每人每天摄入盐不超过 6 g，相当于普通啤酒瓶盖去胶垫后一瓶盖，平均到三餐则是每人每餐不超过 2 g。

为了更准确地了解到每天食盐的实际用量，放盐时最好使用定量盐勺。

二、少吃高盐调味品和加工食品

除了烹饪用盐以外，食盐还广泛存在于酱油、味精、辣椒酱、咖喱酱、火锅底料、烧烤腌料等调味品中，往往因为其诱人的风味而使我们忽视了盐的存在。另外，腊肉、火腿、咸鸭蛋、泡菜、咸菜等腌制品，开袋即食的卤肉、扒鸡、盐水鸭等，这些熟食品的口感和品质都离不开盐的作用。蛋糕、饼干、面包等甜点以及辣条、薯片、蜜饯这些让人爱不释手的零食也是"低调"的含盐大户。在享受美味的同时要警惕这些"隐形盐"的存在，要适可而止。

三、选取天然食材调味

尽量自己下厨，烹饪时应尽量保留食材的天然味道。口味较重的蔬菜（青椒、洋葱、番茄等）可以和味道清淡的食物一起烹煮，起到相互协调的作用；可以通过放少量醋、柠檬汁等酸味调味品来提高菜肴的鲜香度；可以使用葱、姜、蒜、花椒、八角等天然调味料来调味，从而减少盐的使用。

四、巧用烹调方法

一些含钠高的食物（芹菜、豆腐干等）可用水煮或浸泡去汤的方法减少其含钠量；菜肴出锅前再放盐或者菜出锅后直接把盐撒在菜上；凉拌菜食用前再放盐；

炖、煮菜肴时虽然汤水较多，但也要控制好食盐用量，同时尽量避免饮用此类汤水。

五、一味地追求"低盐"正确吗？

食盐的主要成分是氯化钠，低盐饮食主要是为了限制钠的摄入量。但是钠在人体中发挥调节水和电解质平衡、酸碱平衡等重要作用，对于老年人尤其是合并肠梗阻、严重腹泻等患者，限钠应慎重，最好是在临床医生的指导下，根据血压、血钠和尿钠排出量等临床指标来确定是否限钠以及限制程度，不可一味地追求"低盐"。

减肥人，这样吃才掉秤

肥胖是一种慢性疾病状态，可能导致心脑血管、内分泌、生殖等多个系统的并发症，严重威胁生命健康。尽管目前市面上的减重手段多种多样，但科学合理的营养治疗联合运动干预仍是目前最有效、最安全的基础治疗。那么，肥胖患者究竟如何吃，才能既健康又能达到减脂增肌的效果呢？

坚持一个总原则：以平衡膳食为主导，做到食物多样，每天至少摄入 12 种食材，每周不少于 25 种。食物比例恰当，以粗杂粮为主，多吃绿叶蔬菜，适量摄入动物性食物。每种食物要限量，在减重的同时保证各种营养素的需求。

一、正确选择食物

（1）主食：要控制总量，粗细搭配，增加粗杂粮的摄入，尤其是红小豆、绿豆、豇豆、豌豆、燕麦等。

（2）蔬果类：多吃新鲜蔬菜，以叶类蔬菜为主，注意不同颜色蔬菜搭配食用。若食用土豆、山药等高淀粉蔬菜，请适当减少主食量。水果要适量，可在加餐时首选西红柿、黄瓜、萝卜、苹果、柚子、猕猴桃等。

（3）动物性食物：要保证动物性食物的摄入量，鸡蛋、牛奶每天都要摄入，鱼类每周食用 3~4 次，畜禽肉要尽量选择瘦肉类食物，弃掉皮和脂肪，如鸡胸肉、牛肉、羊肉等。动物肝脏每周进食 1 次。

（4）豆类及坚果：豆类及其制品每天都要摄入，首选豆腐、纳豆、豆皮等。适量食用坚果，建议选择原味或低盐款，每天最多食用一小把，不要过量。

（5）烹调油和食盐：油、盐要限量。烹调用油首选特级初榨橄榄油、花生油等，避免油炸、熏、煎食品。控制食盐用量，正常成年人每天不超过 6 g（大约一啤酒瓶盖）。另外，要注意酱油、蚝油、熟食等食物中"隐形盐"的存在。

二、少食或忌食食物

精制糖类：白砂糖、绵白糖、红糖、冰糖、蜂蜜等；零食类：奶茶、饮料、冰激凌、薯片、巧克力、蛋糕、甜饼干、甜面包等。

三、合理安排餐次和进餐顺序

少量多餐，将需要摄入的食物分摊到一日三餐及加餐中。

合理的进餐顺序为汤—蔬菜—肉、蛋、豆制品—主食，细嚼慢咽，每餐进食时间为 15~30 分钟，切忌狼吞虎咽、暴饮暴食。

晚饭后加餐不宜过迟，可安排在睡前 1 小时进食。

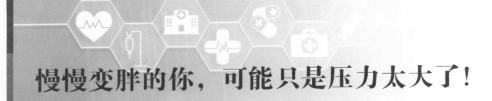

慢慢变胖的你，可能只是压力太大了！

肥胖是体内脂肪积聚过多而呈现的一种状态，按病因可分为原发性肥胖和继发性肥胖，前者又称单纯性肥胖。许多人常把肥胖归结为"好吃懒做"的结果，但是现代社会还有一种新型肥胖在悄然而生，这就是压力型肥胖。压力型肥胖是指人体因工作、学习或精神方面受到强大压力，导致饮食作息不规律、人体内分泌紊乱，久而久之造成脂肪堆积导致的肥胖。

感到压力时，为了与其"对抗"，交感神经开始变得活跃，并会分泌出一种叫作"儿茶酚胺"的肾上腺皮质荷尔蒙。这种物质虽会增进食欲，但是因为压力的产生，令胃酸的分泌受阻，通常会觉得没有胃口，再加上代谢也同时增强，初期间断的压力并不会让人明显变胖，如果采取措施，还是能管住身材的。

在压力慢性化的第二个阶段，对于压力的抵抗力上升，副交感神经处于优势，身体转换为累积模式。受过度分泌的肾上腺皮质激素的影响，如果不小心吃太多了，身体脂肪渐渐地被储存起来。到了压力过度的第三阶段，多会给身体带来损伤。

一、压力型肥胖的症状

上半身虎背熊腰，肩颈僵硬酸痛。由于上班或上学经常需要久坐，容易造成背部脂肪堆积，肌肉长时间紧张、紧绷，故会有肩颈酸痛的情况出现。

高血压、偏头痛、眼睛充血。压力型肥胖一般都是由于过度的压力、紧张造成的，长期的紧张会导致血管收缩，从而引起血管的肥厚，进而导致血压的升高、偏头痛等。

呼吸不畅、两肋胀痛、失眠多梦、焦虑易怒。压力过大、持续时间较长时，还会影响大脑，并引发焦虑情绪。持续的焦虑情绪会让人失眠。在睡眠不足的状态下，口中常有苦味，甚至出现肠胃问题等。

二、应对压力型肥胖有妙招

1.多喝水

当人生气或受到恐吓时，就会分泌大量肾上腺素，多喝水能帮助身体排出激素，让情绪稳定下来。饮水还能润肠通便，排清体内堆积毒素，让你没有"小肚子"的烦恼。

2.补充维生素

维生素能够维护神经系统稳定，促成体内各种代谢作用，调节内分泌。当觉得工作压力太大时，可以及时补充维生素 B 和维生素 C。可供选择的食物有全麦面包、菠菜、瘦肉、橙子、猕猴桃、草莓等。

3.补充膳食纤维

当压力过大时，交感神经会过分活跃而抑制胃肠道蠕动，很容易产生便秘的情况。应该多吃富含纤维的蔬果以及高纤谷物，及时排清宿便。

4.保证充足睡眠

睡眠能消除疲劳、恢复体力，在睡眠状态下，人体全身放松，能够更好地释放压力。保证充足的睡眠时间、优质的睡眠质量才能为第二天的工作提供满满的能量和开朗的好心情。除此之外，睡眠充足的身体新陈代谢会更好，脂肪的燃烧速度更快。

5.适量运动

运动在肥胖治疗中起着非常重要的作用。应根据个人的健康状况选择适合的运动项目，持之以恒，每周至少运动 3 次以上，才能有显著的减肥效果。例如：慢跑能够缓解压力，增加氧气和营养物的供给量，增强体能，消耗卡路里，从而减轻体重；瑜伽可以让心情平和，情绪稳定。运动后应按摩让肌肉放松，避免肌肉集结，让身体线条更柔美。

如果还是不能缓解压力，就趁小长假来一场说走就走的旅行，或者约上朋友一起看一场电影，做一些手工，寻找正确释放压力的方式，让自己满血复活。

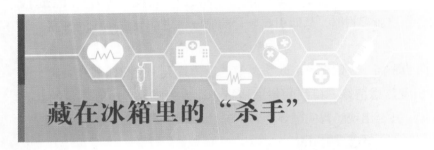

藏在冰箱里的"杀手"

炎热的夏天，冰箱绝对是储存食物的好地方，各种果蔬、冷饮、冰激凌，甚至还有隔夜的饭菜……瞬间的"透心凉"解暑、过瘾，可是你知道这里还藏着一个"隐形杀手"吗？

一、"隐形杀手"——李斯特菌

李斯特菌，它生存能力强大，在 0~45 ℃都能生存，在冰箱冷藏室可以长期生存，甚至在零下 20 ℃的冷冻室也能存活 1 年，拥有"冰箱杀手"的外号。

既然拥有"杀手"的外号，那就证明它的威力足够大。但是它欺软怕硬，一般身体素质好、免疫力高的人感染后也不会有什么症状，或者仅有轻微的感冒症状，但对于孕妇这个免疫力较低的人群就不一样了。

数据显示，孕妇感染李斯特菌的概率比普通人高 20 倍，且一旦感染，后果很严重。孕妇感染了李斯特菌后，有 3~70 天的潜伏期，之后会表现出发烧、头痛、腹痛、腹泻等症状，如果宫内感染李斯特菌，还会伴有阴道流血、胎动减少甚至胎动消失的症状。如果处理不及时，可能会导致流产、早产、胎死宫内，严重的时候可能危及孕妇的生命，新生儿也会出现脑膜炎、败血症等症状，从而导致新生儿的死亡。

由于李斯特菌感染的症状与感冒发烧类似，往往也容易被忽视，容易当成普通感冒发烧来医治。

二、如何避免李斯特菌的感染呢？

避免李斯特菌感染的措施：

（1）养成良好的卫生习惯，生熟食物分开存放，且避免食用过期的食品。

（2）冰箱一定要定期消毒，让李斯特菌无藏身之地。使用冰箱消毒剂或用沾了苏打水的海绵清洗冰箱内外表面和冰箱配件，也可用软布蘸取一定的酒精或者醋酸溶液对冰箱进行擦拭，之后关闭冰箱门15~30分钟，最后使用清水把冰箱内部擦洗干净即可。

（3）从冰箱里拿出的食物一定要充分加热后才能进食，这样感染李斯特菌的概率就会大大降低。

最后要提醒准妈妈，孕期要定期产检，一旦有不适的症状，一定要及时就医，千万不可自作主张不遵医嘱随便用药。

身体里的 A、B、C、D

维生素是维持人体健康的一种微量有机物质，在人体生长、代谢、发育过程中发挥着重要的作用，主要分为脂溶性维生素和水溶性维生素。维生素在人体内的含量很少，但不可或缺，这类物质由于体内不能合成或合成量不足，经常由食物供给。

你的体内缺了哪种维生素？该怎么补？

一、脂溶性维生素

1.维生素 A

主要功能：保护眼睛，调节皮肤状态，维持和促进免疫功能，促进血红蛋白生成等。

缺乏症：夜盲症、眼球干燥、皮肤干燥、容易感染等。

主要食物来源：胡萝卜、红薯、柿子、动物肝脏、奶、鱼类、蛋类等。

2.维生素 D

主要功能：促进儿童牙齿和骨骼发育，防止成人骨质疏松，调节免疫功能等。

缺乏症：儿童佝偻病、中老年人骨质软化症、骨质疏松等。

主要食物来源：动物肝脏、奶、鱼类、蛋类等。日光照射可自身合成。

3.维生素 E

主要功能：保持皮肤弹性、抗氧化，调节血小板黏附、聚集，防癌，维持生育功能、预防流产等。

缺乏症：溶血性贫血、子宫机能衰退甚至不育等。

主要食物来源：植物油、深绿色蔬菜、奶、蛋类、坚果等。

4.维生素 K

主要功能：止血、抗骨质疏松。

缺乏症：体内不正常出血。

主要食物来源：绿叶蔬菜、稞麦、肉、动物肝脏、奶、蛋类等。

二、水溶性维生素

1.维生素 B1

主要功能：防治脂溢性皮炎、湿疹，维持神经、肌肉的正常功能。

缺乏症：情绪低落、脚气病。

主要食物来源：粮谷、豆类、奶、家禽等。

2.维生素 B2

主要功能：促进发育和细胞的再生，促使皮肤、指甲、毛发的正常生长，维持口腔及消化道黏膜的健康，防止白内障等。

缺乏症：嘴角开裂、溃疡，口腔内黏膜发炎，眼睛易疲劳。

主要食物来源：动物肝脏、豆类、绿叶蔬菜、瘦肉等。

3.维生素 B6

主要功能：保持皮肤弹性、抗氧化，调节血小板黏附、聚集，防癌，维持生育功能、预防流产等。

缺乏症：溶血性贫血、子宫机能衰退甚至不育等。

主要食物来源：植物油、深绿色蔬菜、奶、蛋类、坚果等。

4.维生素 C

主要功能：抗氧化作用，提高机体免疫力，促进钙、铁、叶酸的吸收，参与胶原蛋白、神经递质的合成。

缺乏症：坏血症、紫癜、关节肿痛、牙龈出血、免疫力下降等。

主要食物来源：广泛存在于新鲜蔬菜水果中。

因此，维生素的获取应坚持食物多样、膳食合理的原则。若过量应用脂溶性维生素，可发生蓄积性中毒，引起视力受损、恶心呕吐、食欲减退等不良反应。若有缺乏、特殊需要，或者食补达不到治疗效果时，应听从医师或药师建议。

"无糖食品"的"雷"不要踩

为了让糖尿病患者也能够吃上"甜食"，各式各样的无糖饼干、无糖点心、无糖饮料应运而生。很多人认为这些食品既有甜味，又不含糖，糖友们可以随便吃，可事实真的如此吗？

一、"无糖食品"真的"无糖"吗？

从广义上来说，哪怕没有甜味，食物只要能够被人体消化吸收转化为葡萄糖，都可以称为"糖类物质"。

市面上的"无糖食品"是指不含蔗糖、葡萄糖、麦芽糖、果糖等，但是用木糖醇等甜味剂替代的食品，所以也称为"代糖"。这类食品本质上也是由粮食做的，都含有淀粉，这些淀粉在我们体内经过一系列的化学反应后也会变成大量的葡萄糖，从而引起血糖的上升。

二、"无糖饮品"可以随意喝吗？

近年来，市面上出现了大量的"零度"饮品和"0蔗糖"饮品，成为广大糖友的新选择。

在饮品中，常用的甜味剂有两种——天然甜味剂和人工合成甜味剂，木糖醇类为天然甜味剂，阿斯巴甜等是人工合成甜味剂。人工合成甜味剂成本低，因而常被使用，无糖饮料中的人工甜味剂在大脑中会产生兴奋作用，引导人体摄入更多的高热量食物，因此此类饮料也要适量饮用。

对糖尿病患者来说，市面上的"无糖食品"也是会影响血糖的。糖友们千万不能被"无糖"二字所误导，需要把这些无糖食品计算到每天的主食量里，浅尝辄止、总量控制，这才是享受美食而又不担心血糖升高的不二法门。

"管住嘴，迈开腿"，养成持续的健康生活习惯才是控制血糖的最好方法。

请记住，癌症是可以预防的

对于癌症，及早预防比治疗更重要，积极科学治疗比消极应对更重要。为了更好地预防癌症，美国癌症研究所和中国抗癌协会先后结合自身国情，参照世界癌症研究基金会的标准提供了一些预防癌症的建议。

一、美国防癌 10 条

美国癌症研究所与世界癌症研究基金会出具了一份极具权威性的专家报告《食物、营养、身体活动与癌症预防》，提出了预防癌症的 10 条建议：

1.只要没到体重不足，减肥就是你的头等大事儿

研究发现：超重或肥胖可增加 11 种癌症风险。其中，成年女性体重每增加 5 kg，绝经后发生乳腺癌的风险增加 11%，子宫内膜癌风险增加 39%，卵巢癌风险增加 13%；成年男性体重每增加 5 kg，其结肠癌风险增加 9%，肾癌风险为正常体重成年男性的 1.42 倍。

一项纳入 64 000 名女性的研究发现，BMI<25 的女性乳腺癌发病风险降低 20%，25≤BMI<29.9 的女性乳腺癌发病风险降低 30%。因此，推荐在正常的 BMI 范围内（18.5~23.9），尽可能保持更低的体重指数。

2.每天至少运动 30 分钟，千万别久坐

研究发现，体育锻炼帮助我们保持健康的激素水平、新陈代谢能力，并增强免疫力，不仅能降低乳腺癌、结肠癌和子宫内膜癌的发病风险，而且相比缺乏锻炼的人，达到最低运动推荐水平（每周代谢当量 7.5~15）者癌症死亡风险可降低 20%。

因此，任何形式的体育锻炼都有助于降低癌症风险，建议每天至少 60 分钟的身体活动或 30 分钟以上的有氧运动。

3.拒绝含糖饮料，限制高能量食物摄入

选择健康的食物和饮料，而不是那些添加了过多糖分和脂肪的高能量食物，这可以帮你避免超重或肥胖导致的癌症风险。

美国心脏协会发表的一项研究声明，2009~2012 年，美国儿童和年轻人每日食用的添加糖含量平均达到 80 g，摄入量的增高与儿童/年轻人的肥胖和疾病风险增加相关。

因此，建议 2~18 岁的儿童/年轻人每日糖摄入量应不超过 25 g；2 岁以下儿童饮食中不应包含添加糖；不论成人或儿童，都推荐以喝白开水为主，不喝或少喝含糖饮料。

4.每顿饭 2/3 的植物性食物

WHO 声明：癌症发病因素中 60% 取决于个人的生活方式，而这 60% 的因素中，饮食习惯居于首位。

研究发现，蔬菜和水果摄入太少可导致口咽癌症、食道癌、肺癌和胃癌。每天进食水果 100 g 以下的人比每天进食超过 100 g 的人胃癌发病率至少高 2 倍；纤维摄入量低则容易导致结直肠癌，如果每日摄入纤维量低于 6 g，结直肠癌发病率比摄入高于 6 g 者至少高 85%。因此，建议每顿饮食至少有 2/3 的植物性食物（蔬菜、水果、全谷类和豆类）。其中，水果摄入量每天 300 g 以上；高纤维食物中，芹菜、苹果、胡萝卜、白菜、笋等都是日常易取得的果蔬。这些食物富含维生素和矿物质，也是很好的钙质来源，可帮助保护体内的正常细胞不受损伤，从而减少癌症风险。

5.限制红肉摄入，避免加工肉制品

猪肉、牛肉、羊肉等哺乳动物肉类为红肉。WHO 将红肉列为 IIA 类致癌物，将加工肉类列为 I 类致癌物，它们主要导致结直肠癌的发生。

此外，研究发现，每天多吃 50 g 加工肉制品，癌症的发病风险会升高 11%。专家建议，每周红肉及加工肉制品的摄入不超过 500 g。

6. 严格限制酒精摄入量

强有力的证据表明，酒精可增加乳腺癌、肠癌、肝癌、口咽癌、食管癌和胃癌这 6 种癌症的风险。

7. 保持低盐饮食

美国癌症研究所建议每日食盐摄入量小于 6 g。在食物的保存上，应选择不需要使用盐的制冷、干燥、灌装和发酵等其他技术。

8.不依赖营养补充剂预防癌症

健康人群服用营养补充剂可以降低癌症风险？大错特错！一项随机性临床试验研究结果表明，叶酸可增加癌症的发病风险，特别是前列腺癌和结直肠癌；β–胡萝卜素可增加肺癌和胃癌的发病风险；硒可增加非黑色素瘤皮肤癌的发病风险；维生素 E 可增加前列腺癌的发病风险。

因此，我们应当尽量从饮食中获取必要的营养素，只有在临床表现或生化指标提示营养素缺乏时，才需要考虑服用营养素补充剂。

9.母乳喂养，让妈妈和孩子更健康

研究发现，母乳喂养对母亲和孩子都有好处。不仅能降低母亲罹患乳腺癌的风险，还能帮助保持婴儿的健康体重。建议在条件允许的情况下，至少坚持母乳喂养6个月。

10.癌症幸存者的健康生活指导

健康的生活方式可帮助癌症患者更好地康复并预防癌症复发，癌症患者应遵循专业的癌症预防建议，形成健康的膳食习惯、良好的体育锻炼习惯，达到和保持正常体重，以促进整体健康状态，改善预后，有质量地长期生存。

最后，一定不要吸烟！一定不要吸烟！一定不要吸烟！

二、中国防癌 14 条

中国抗癌协会与世界癌症研究基金会在《食物、营养与癌症预防》报告的中文版上，从膳食和生活方式的各个方面对预防癌症提出了 14 条建议。

1.合理安排饮食

在每天的饮食中，植物性食物（如蔬菜、水果、谷类、豆类）占据饭菜的 2/3 以上。《中国居民膳食指南（2016）》推荐：平均每天摄入 12 种以上食物，每周 25 种以上。每天摄入谷薯类食物 250~400 g。其中，全谷物和杂豆类 50~150 g，薯类 50~100 g。

2.控制体重

国人的平均体质指数〔BMI ＝ 体重（kg）/身高（m）的平方〕在整个成年阶段保持在 18.5~23.9，避免过重和过轻。

3.坚持体育锻炼

如果从事轻或中等体力活动的职业，则每天应进行约 1 小时的快步走或类似的运动，每周还要安排至少 1 小时的较剧烈的出汗运动；《中国居民膳食指南（2016）》建议：坚持日常身体活动，每周至少进行 5 天中等强度身体活动，累计 150 分钟以上；每天主动身体活动最好 6 000 步。

4.多吃蔬菜和水果

全年每日吃多种蔬菜和水果，每日达 400~800 g，绿色蔬菜、胡萝卜、土豆和柑橘类水果防癌作用最强。

每天 5 种以上果蔬，常年坚持才有防癌作用。《中国居民膳食指南（2016）》建议：餐餐有蔬菜，保证每天摄入 300~500 g 蔬菜，深色蔬菜应占 1/2。天天吃水果，保证每天摄入 200~350 g 新鲜水果，果汁不能代替鲜果。

5.淀粉摄入

每日摄入的淀粉类食物应达到 600~800 g，如各种谷物、豆类植物，加工程度越低越好。

少吃精制糖，提供的能量应限制在总能量的 10% 以内；控制添加糖的摄入量，每天摄入不超过 50 g，最好控制在 25 g 以下。

6.不提倡饮酒

如果要饮酒，成年男性应限制在 25 g 以内，约 2 杯；成年女性在 15 g 以内，约 1 杯（1 杯的定义是啤酒 250 mL、葡萄酒 100 mL、白酒 25 mL）。

7.肉类食品

红肉（指牛、羊、猪肉及其制品）的摄入量应低于总能量的 10%，每日应不超过 90 g，最好选择鱼、禽类或非家养动物的肉类；《中国居民膳食指南（2016）》建议：鱼、禽、蛋和瘦肉摄入要适量。每周吃鱼 280~525 g，畜禽肉 280~525 g，蛋类 280~350 g，平均每天摄入总量 120~200 g。

8.控制油脂摄入

少吃高脂食物，特别是动物性脂肪较多的食物。植物油也应适量，且应选择含单不饱和脂肪并且氢化程度较低的植物油；《中国居民膳食指南（2016）》建议：优先选择鱼和禽。每天烹调油 25~30 g，每日反式脂肪酸摄入量不超过 2 g。

9.限制食盐

成人每日从各种来源摄入的食盐量不应超过 6 g（约一啤酒盖），其中包括盐腌的各种食品，如腌白菜、腌萝卜；《中国居民膳食指南（2016）》建议：成人每天食盐不超过 6 g。

10.减少霉菌污染

应避免食用受霉菌毒素污染或在常温下长期储藏的食物，减少霉菌对食品的污染。

11.食品储存

易腐败的食品在购买时和在家中都应冷藏或其他适当方法储存。

12.慎用添加剂

食品中的添加剂、污染物及残留物的使用含量低于国家所规定的水平时，它们的存在是无害的，但是乱用或使用不当可能影响健康。

13.烹调方式

不要吃烧焦的食物及直接在火上烧烤的鱼、肉和腌肉，熏肉只能偶尔食用；；《中国居民膳食指南（2016）》建议选择新鲜卫生的食物和适宜的烹调方式。

14.营养补充剂

大多数人在遵循以上饮食建议的前提下，可不用营养补充剂，补充剂对于减少癌症的危险性或许没有多少帮助。

除了上述 14 条建议以外，中国抗癌协会还建议：不吸烟和不嚼烟草，不鼓励以任何形式生产、促销和使用烟草。

请记住，癌症是可以预防的。爱自己，从预防开始。

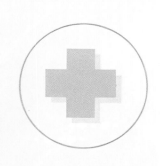
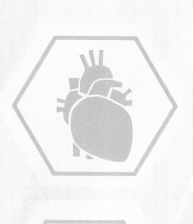

皮肤与性健康篇

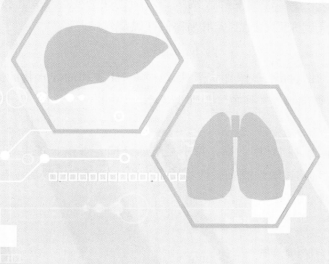

小心"舌尖上"的皮肤病

《舌尖上的中国》推出后，引发了很多人对美食的向往，垂涎欲滴地刷着剧集，承受着只能看却吃不到的乐与痛。说到"吃"，很多疾病是由"吃"导致的，包括一些皮肤病在内。

要说皮肤病与吃有关，相信大家都会觉得不可思议。其实，日常生活中，人体由于体质不同，摄取食物会引发各类疾病，很多皮肤病就是在"舌尖上"产生的。皮肤病的发病是多方面的因素综合作用的结果，既有环境因素，也与自身体质和生活习惯有关。饮食不注意，皮肤病就会乘虚而入。饮食习惯、饮食结构都与皮肤健康息息相关。

一、过敏体质患者饮食不注意

急性荨麻疹，俗称"风疹块"，原因众多，很多发病者是由于食用了鱼、虾、蟹、牛奶、蛋类、肉类等食物引起的。严重的食物过敏能引起喉头水肿而造成窒息、过敏性休克，对于因食物过敏引起的荨麻疹患者，必须严禁食用这类食物。

部分湿疹是由食物过敏引起的。不少患者吃了蛋白质类食物或鱼、虾及其他刺激性食物后病情加重，这部分患者也要避免上述诱发因素。

二、挑食偏食

饮食不均衡，挑食和偏食时，易引起维生素缺乏性皮肤病，如喜欢吃精白面或过度淘洗的米饭，均可以导致维生素 B2 缺乏，容易引起口角炎、舌炎和阴囊炎等。不吃动物肝脏、蛋黄和胡萝卜等富含维生素 A 的人，可能皮肤会变得很差。爱吃肉，蔬菜、水果吃得少，会导致肥胖，肥胖人群易得假性黑棘皮病。

三、喜欢在外面吃

现在很多人一日三餐都在外面吃，像喜欢辛辣、饮酒、甜食和油炸食物的人，如果进食太多，易在面部、臀部等处长痤疮、毛囊炎或疖。

四、吃水果不讲究

吃某些水果时，要尽量让食物直接入嘴，特别是吃西红柿、香蕉、芒果等时，由于其果汁或果皮内含有大量的过敏性或刺激性物质，如果接触面部皮肤后没有及时清洗，就会引起局部的接触性皮炎。

五、吃太多油腻食物

不合理的饮食会使机体代谢发生障碍。经常吃油腻食物，时间长了会引起体内脂肪代谢障碍，诱发高脂血症，在皮肤上表现为发疹性黄瘤病或睑黄瘤等。此外，油脂分泌过度，还会引发头面部的皮脂增多，头皮屑增多，患上脂溢性皮炎等皮肤病。

六、吃太多光敏性食物

有些人大量食用某些含光敏性物质的蔬菜，如灰菜、芹菜、油菜、菠菜等，日照后，暴露部位皮肤出现红肿、瘙痒及灼痛感，严重时可发生瘀斑、水疱、血疱，甚至坏死，称为蔬菜日光性皮炎。因此，食用上述蔬菜后应特别注意防晒。

七、吃太多含胡萝卜素的食物

橘子、橙子等含有大量的胡萝卜素，如果食用过多，肝脏不能完全分解，血液中胡萝卜素浓度过高，沉积于皮肤角质层，引起皮肤黄染，导致"胡萝卜素血症"。

要从根本上防止皮肤病"病从口入"，一定要了解自己的身体情况，还要有良好的饮食习惯，才能吃嘛嘛香、笑口常开。

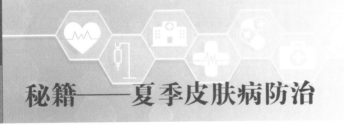

秘籍——夏季皮肤病防治

炎热的夏季，紫外线、高温、潮湿、昆虫、霉菌、细菌……张牙舞爪，防不胜防，导致皮肤症状频发，万一不幸中招怎么办？接下来了解一下"夏季皮肤病防治秘籍"。

夏季皮肤的护理

1.日晒伤

日晒伤表现为暴露部位界限清楚的暗红斑或者紫红斑，严重者出现水泡、大泡，刺痛或者刺痒。

预防：防晒。

治疗：口服西替利嗪等抗组胺药、吲哚美辛抗炎止痛，必要时口服糖皮质激素

（如泼尼松），外涂炉甘石洗剂，破溃处需要涂碘伏等防止感染。

2.多形性日光疹

多形性日光疹表现为胸前、双前臂伸侧、后颈部等处日晒数小时到 5 天后出现各种形态的皮疹，最常见的是小米粒大小的丘疹，其次是丘疹、水泡、结节、水肿性红斑等。

预防：防晒。

治疗：急性发作时可以口服羟氯喹、抗组胺药、糖皮质激素，外涂硼酸氧化锌制剂和防晒霜，日常可以试用多次紫外线照射"脱敏"治疗（隔日一次，小剂量开始，逐渐增加剂量，共 20 次左右）。

3.痱子

痱子表现为大小一致、分布均匀的米粒大红色丘疹（红痱），有时为白色小水泡（白痱、水晶疹），少见的是脓疱和较深的厚壁水泡。

预防：通风干燥、温度适宜，出汗后及时清洗，干毛巾擦净。

治疗：外涂痱子粉，必要时涂糖皮质激素乳膏，如艾洛松。

4.股癣、脚癣（脚气）、花斑癣（汗斑）

这些都是真菌感染人体皮肤角质层导致的，夏季潮湿温暖的环境是真菌生长繁殖的理想季节，所以这些疾病都有夏重冬轻的特点。

预防：个人物品专人专用，防止传染，保持环境凉爽，及时清洗（可以经常烫脚，真菌一般在超过 45 ℃的环境极难生存）。

治疗：外涂抗真菌药物，如达克宁、克霉唑、必亮、特比萘芬，必要时口服抗真菌药物，如伊曲康唑、特比萘芬。

5.毛囊炎、疖肿

毛囊炎可以由细菌或者马拉色菌等引起，是毛囊和毛囊周围的感染；疖肿初起为小的毛囊炎，特殊体质的人容易迅速发展成疖肿。

预防：加强清洗，提高体质。

治疗：口服抗生素（马拉色菌感染可以口服抗真菌药），外涂百多邦乳膏，疖肿必要时切开引流脓液。

6.丘疹性荨麻疹（虫咬皮炎）

这种皮肤病一般发生在 7 岁之前的儿童，是各种昆虫叮咬导致的一种迟发型过敏反应，表现为暴露部位多见纺锤形斑块或者丘疹，中央有时有水泡或者皮肤剥脱等。

预防：注意环境卫生，杀灭臭虫、跳蚤、螨虫等昆虫。

治疗：口服抗过敏药（如息斯敏），外涂激素软膏（如艾洛松乳膏），破溃者外涂消毒药水防止感染。

7.海蜇皮炎

海蜇皮炎也叫"水母皮炎",是海蜇刺丝附着在人体的皮肤上,引起皮肤红肿、鞭笞样红斑、刺痛、瘙痒等症状,严重的会出现呼吸困难、肺水肿、过敏性休克甚至死亡。

预防:尽量选择洁净的海水区下海,而且雨后尽量避免下海。

治疗:用海水冲洗蜇伤处(切勿用淡水,这样会导致没有释放毒素的刺胞释放毒素),把其余的刺丝清洗掉;有条件可以用5%~10%碳酸氢钠溶液湿敷,外涂激素类药膏,如艾洛松乳膏;口服抗过敏药,如氯雷他定、西替利嗪等。

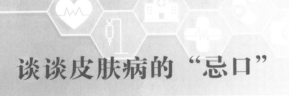

谈谈皮肤病的"忌口"

忌口一事历史悠久,影响深远。皮肤科的忌口更加为患者所关注,恐怕80%的门诊病人都会问大夫关于"发物""忌口"的问题。

一、怎么"忌口"?

所谓传统意义上的"忌口",应该是从中医角度,基于中医理论提出来的,而西医理论支撑的忌口如下:

(1)鱼、虾、蟹、肉、蛋、蘑菇、草莓、茄子、竹笋、菠菜、苹果、李子,以及酵母、酒、水杨酸和柠檬酸等食品添加剂。以上可以直接导致机体内的肥大细胞脱颗粒释放组胺,从而导致荨麻疹的发作或者湿疹、皮炎的加重,因此瘙痒性皮肤病患者尽量少食用上述食品。但是切勿一概而论、完全都忌,以自身的体验为主。

(2)香菜、芹菜、茴香;柑橘、柠檬、酸橙;无花果;野生油菜、芥菜;灰菜、甜菜;木耳、香菇;胡萝卜、小白菜、萝卜叶、苋菜、菠菜。上述蔬菜含有呋喃香豆素,能导致光感性皮炎和日光性皮炎的发作和加重,因此光感性皮炎和日光性皮炎患者需要忌口。此外,泥螺也会有上述功能,也需要忌口。

(3)甜食、动物脂肪类、油炸食品、辛辣食物、烈性酒。以上会引起皮脂腺分泌旺盛，导致痤疮和毛囊炎、脂溢性皮炎加重，所以痤疮和毛囊炎、脂溢性皮炎患者得忌口。

（4）酒渣鼻患者需要忌食辛辣食物，因为此类食物会引起毛细血管扩张，导致病情加重。

二、各类皮肤病的忌口

1.过敏性皮肤病

此类疾病包括急慢性荨麻疹、湿疹、各种皮炎等。这些疾病都属于变态反应性疾病，而异体蛋白往往是导致过敏的原因，建议不吃或少吃鱼、虾、蟹等海鲜。此外，还要根据患者的中医证候①确定需要忌食的食物，如果属于热性证候，辛辣之类的酒、辣椒、油炸食品、牛羊肉、海鲜等建议不吃；如果属于体内蕴湿者，肥腻、红薯、芋头之类的食物最好忌食。

2.色素性皮肤病

此类疾病包括白癜风、黄褐斑、雀斑、黑变病等。黄褐斑之类的色素增加性疾病，建议多吃醋、番茄、苹果、猕猴桃等富含酸和维生素 C 的水果、蔬菜，有一定的祛斑效果。另外，黄褐斑患者应当忌食无花果等具有光敏性的食物，否则会加重色斑。

3.红斑鳞屑类皮肤病

此类疾病包括银屑病、玫瑰糠疹、扁平苔藓等。按照中医理论，此类疾病多属于体内蕴热导致的，建议忌食辣椒、白酒、牛羊肉、海鲜等。银屑病的中医证候比较复杂，若中医辨证属于虚寒者，可以适当吃一些牛羊肉。请听从医生的建议。

4.脱发类疾病

此类疾病包括斑秃、脂溢性脱发等。通常发病早期多属于实证、热证，应当忌食辛辣食物，到了后期，若中医辨证属于气血不足或肝肾不足，则建议适当多吃核桃、大枣、羊肉等，有的还需要适当饮酒，最好是黄酒，具有温经活血、启窍生发的功效。

5.毛囊炎类疾病

此类疾病包括痤疮、单纯性毛囊炎、脓疱疮、疖肿等。此类疾病多属于实证、热证，应当忌食鹅肉、白酒、辣椒、牛羊肉、大蒜等。

---

①中医证候是指疾病发生和演变过程中某阶段以及患者个体当时所处特定内外环境本质的反映，它以相应的症、舌、脉、形、色、神表现出来，能够不同程度地揭示病因、病位、病性、邪正盛衰、病势等病机内容。

如何避免"病从口入"？讲究一个度，再好的东西也不能暴饮暴食；讲究细心总结，如果吃了某一种食物病情加重了，要是连续多次都出现这种情况，那就得忌口。如果是偶然巧合，则不需要忌口。如果怀疑某种食物是发物，可以先忌口 2~4 周，如果忌口后症状改善，再食用复发或者症状加重，就说明该食物对你而言是发物，如果忌口后没有明显改善，再食用也没有反应，则可以排除。

当然最重要的是因人而异，区别对待，不能人云亦云。

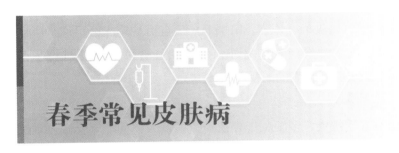

春季常见皮肤病

冬日过去，伴随着气温回升，万物开始复苏，百花盛开，柳絮漫天，过敏性和日光性皮肤病也逐渐增多，那么，春季常见的皮肤病有哪些呢？

一、青少年春季疹

在春夏季，很多青少年耳部、手背出现一些丘疹或水疱，伴瘙痒感，很多人以为是长了湿疹，实际上这是一种与紫外线密切相关的疾病，称为青少年春季疹。

青少年春季疹又称为耳部春季疹，多见于 5~12 岁肤色浅的男孩，被日光照射后，在耳郭部位迅速出现症状，起初为痛痒感，然后迅速出现红斑、丘疹，部分变为水疱，之后结痂，手背可见少数多形红斑样损害。

症状轻者无须处理，也可外用糖皮质激素霜剂或炉甘石洗剂。这部分患者对紫外线高度敏感，因此在日常生活中防晒也很重要。

二、丘疹性荨麻疹

春夏天气比较好，家长会经常带孩子们在户外或郊区玩，很容易被一些昆虫叮咬，然后起了疹子，很多家长可能会误以为孩子得了水痘，其实是丘疹性荨麻疹，也叫虫咬皮炎。丘疹性荨麻疹是一种过敏性疾病，常与小昆虫叮咬有关，皮疹好发于躯干、四肢伸侧①，表现为梭形风团样丘疹或水疱，伴有明显瘙痒，常因搔抓而继

---

①四肢伸出，比如身体直立，手掌向前，脚尖冲前；手掌面的手臂和胳膊是屈侧，手背面是伸侧；脚尖前面和大腿前面是伸侧。

发脓疱疮等感染性皮肤病，但通常无全身症状。丘疹性荨麻疹预防很关键，要搞好环境、居室和个人卫生，被褥常洗晒，以杜绝引起本病的昆虫滋生。高发季节尽量避免野外活动。

三、多形性日光疹

多形性日光疹是常见的光敏性皮肤病，好发于曝光部位，如面颈部、前胸、手背及上肢伸侧等暴露部位，表现为这些部位的皮肤出现丘疹、水疱、斑块、脱屑等，自觉瘙痒。试验证明这类患者常常对日光中的波长较长的紫外线（UVA）较为敏感。

如何防治呢？外出时应先做好防护工作，涂抹防晒霜，加戴太阳帽，打遮阳伞等；该类患者食用某些食物（如灰菜、芹菜、田螺等）后也可加重光敏反应，应加以注意。严重者可外用糖皮质激素药膏。另外，病情反复者可于皮肤科行窄谱UVB照射治疗①，从而增加皮肤对日光的耐受。

四、颜面再发性皮炎

颜面再发性皮炎俗称春季皮炎，多发生于春秋季，好发人群为中年女性。本病发生的原因可能与花粉、尘螨、温热、光线刺激等因素有关。初期表现为起于眼睑周围的红斑，可逐渐扩大至面颊部、耳前甚至整个面部，有时可轻度肿胀，但绝不出现丘疹、水疱，可蔓延到颈部和颈前三角区。常发病突然，自觉瘙痒。

治疗该病应先加强面部保湿以修复皮肤屏障，日常注意防晒，尽量不用碱性强的肥皂，在医师指导下可外用弱效的糖皮质激素促进皮疹消退。必要时为明确病因，可到皮肤科进行过敏原检测。

五、裂纹性湿疹

春天气候变化多端，且春风比较干燥，是裂纹性湿疹常发生的季节。裂纹性湿疹多发生于年老者，生于四肢，表现为皮肤干燥，表皮多处细裂纹，裂纹处呈红色。年老者皮肤皮脂分泌减少，加之热水烫洗过勤而激发。

日常预防：不要用热水烫和碱性洗涤剂等刺激物清洗。应避免搔抓以防引起细菌感染加重病情。

治疗：外用皮肤保湿剂，在医生指导下可联合外用糖皮质激素促进皮损消退。瘙痒明显可口服组胺药物。

---

①通过某一波长的紫外线照射皮损，产生光化学反应或调节免疫反应等，从而达到治疗某些顽固性皮肤病的目的。

六、春季怎样才能保持皮肤健康呢?

保护皮肤健康的措施:

(1) 防晒很重要,可外用防晒霜,戴宽边遮阳帽或打伞。

(2) 选择含油性的护肤品,如有条件可每周做一次面膜。

(3) 早晚清洁面部皮肤,洗脸用水不可过热,不用碱性肥皂洗脸,不用粗糙毛巾使劲擦脸。

(4) 每天饮水量要充足;宜选择高蛋白、高维生素饮食,多食用富含维生素 A 的食物和新鲜蔬菜水果;可口服维生素 B6、B12 和维生素 C 等。

(5) 保证充足的睡眠,注意生活规律。

硬皮病的皮肤护理攻略

皮肤是硬皮病最常见、最广泛的受累器官,皮肤的损害贯穿硬皮病的始终,因此皮肤的保护在硬皮病治疗及恢复方面显得尤为重要。

硬皮病患者的皮肤护理需要注意哪些方面?

1.注意保暖

约有 90% 的硬皮病患者可出现雷诺现象①,而寒冷是雷诺现象最常见的诱因。因此,冬季出门时一定要戴手套,并可经常搓手。

2.注意外伤

硬皮病患者皮肤的自我调节及恢复能力差,即使是很小的外伤都很难愈合,有

---

①雷诺现象是指患者在受到外界低温或情绪压力刺激时诱发的肢端供血小动脉痉挛狭窄,从而导致肢体末端缺血,表现为患者身体末端部位(如手指、脚趾)相继出现变白、变紫、潮红等颜色变化,可以伴随局部疼痛、麻木、发冷、灼热感等,可持续数秒至数十分钟,该症状在温暖或情绪平复后可以恢复正常。

时甚至引起伤口感染、溃烂，因此需要注意防止外伤，皮肤瘙痒或出现疙瘩时也不要将其骚抓导致溃破。

3.避免直接接触刺激性物品

硬皮病患者皮肤的防御功能降低，任何有害的刺激都有可能对患者皮肤造成很大的损伤，尤其是酸性、碱性物质，都应尽量避免接触，洗衣物时应戴胶皮手套。

4.保持卫生

当皮肤出现溃疡时要注意，要保持局部卫生，防止感染，并注意保持创口干燥，同时密切注意创口变化，及时向医护人员汇报。

5.按摩皮肤

无论处于硬皮病的任何阶段，经常按摩皮肤可以促进血液循环，从而达到温养肌肤的效果，对硬皮病皮肤的恢复都是很有益处的。

6.减少皮肤热刺激

患者如果皮肤瘙痒，不宜用温度过高的水进行"烫澡"，"烫澡"会严重破坏皮肤表面的脂膜，使皮肤变得更加干燥，过强的热刺激也会使局部的皮肤变得肥厚、粗糙，瘙痒更严重。

7.皮肤护理

硬皮病患者皮下脂肪萎缩，皮肤的分泌功能降低，很多患者觉得皮肤干燥，甚至脱屑，冬季时尤其明显，因此，应注意保持皮肤滋润，平时可外擦润肤霜，并适当减少洗澡次数，避免洗澡时的过度擦洗。硬皮病患者平时需要对皮肤进行护理，保持皮肤的清洁度，还要预防紫外线的侵害，最好使用油性、中性的皮肤防晒霜和乳液护肤用品。

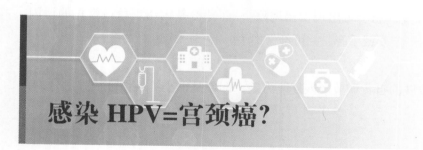

感染 HPV=宫颈癌？

"我感染 HPV 病毒了，是不是要得宫颈癌了？接种 HPV 疫苗靠不靠谱啊？"

宫颈癌是最常见的妇科恶性肿瘤之一，也是第一个被确定有单一明确病因的癌症，即人乳头状瘤病毒（HPV）感染，那么 HPV 与宫颈癌到底是怎么回事儿？

一、HPV 是什么?

HPV 是一种非常常见的通过性传播的病原体。HPV 家族非常庞大,现在已知的就有 200 多种分型,临床上根据 HPV 的致癌性将其分为低危型和高危型两种。低危型的 HPV 主要与生殖器疣的发生有关,而高危型 HPV 则和癌症的发生有关。其中,HPV16/18/31/33 等一共 13 种高危型 HPV 持续感染是宫颈癌发生的主要病因。

二、感染 HPV=宫颈癌吗?

开始性生活后,感染 HPV 就会如感冒一样常见。调查显示,美国 80% 的成年人在一生中都感染过 HPV,不过一般在 1~2 年内,大部分 HPV 会被人体免疫系统自动清除。HPV 持续感染才是宫颈病变甚至宫颈癌的必要条件,单纯 HPV 感染不一定会导致宫颈癌。

三、HPV 感染的症状是什么?

通常情况下,HPV 感染不会引起任何症状,即使在宫颈癌前病变和早期宫颈癌阶段,大部分女性也是没有症状的。低危型 HPV 病毒能引起可注意到的变化,最常见的是生殖器尖锐湿疣——多数发生于包皮、龟头、女性阴部或肛门附近等部位。尖锐湿疣的典型症状就是淡红色丘疹、乳头状、菜花状或鸡冠状肉质赘生物。

从 HPV 感染到宫颈癌历经"四重奏":HPV 感染 → 持续性病毒感染引起宫颈上皮细胞病变 → 持续性病毒感染引起宫颈癌前病变 → 宫颈浸润癌。全程大概历经 25~30 年的时间,这是一个由量变到质变、渐变到突变的漫长过程。

四、如果查出 HPV 阳性,该怎么办呢?

1.大部分 HPV 感染不需要治疗

大部分的 HPV 会被人体的免疫系统铲除,而且现在也没有针对 HPV 的特效药,所以一般单纯的 HPV 阳性没有引起相关疾病(疣、宫颈病变、宫颈癌等)的情况下是不需要治疗的。这个时候最应该做的是吃好、睡好、锻炼好,增强人体免疫力,让身体可以火力全开,把身体里的 HPV 全都清理掉。千万不要相信什么祖传秘方可以帮助转阴或治愈。

2.孕前感染了 HPV 该怎么办?

孕前检查发现 HPV 阳性者,先别慌张,应结合 TCT 及阴道镜检查。对于单纯高危 HPV 阳性患者,若 TCT、阴道镜评估均无异常者,可先妊娠。确有异常的,应根据不同的情况分类处置。

总而言之,及早接种疫苗、洁身自好、正确使用避孕套,即使发生 HPV 感染,也不用焦虑,正常生活、妊娠均不受影响,调整心态(吃好、喝好、睡好),坚持定期体检,加强监测,万一出现宫颈病变,对症治疗即可。

宫颈癌是可以预防的

宫颈癌发病率在妇科恶性肿瘤中居第一位，是女性健康头号杀手，由于早期多没有症状，发现时已是中晚期，严重威胁女性生殖健康，近些年发病率呈年轻化的趋势。实际上，宫颈癌是可以预防的。

一、宫颈癌是怎么来的？

宫颈癌有明确病因，它是由生殖道内持续性高危型 HPV 感染所致。HPV 主要通过性接触及接触感染者的皮肤黏膜等传播。宫颈组织感染 HPV 病毒后，病毒就隐藏在宫颈内，当自身免疫力低下时，HPV 病毒会诱发宫颈的细胞发生突变，导致宫颈癌前病变，如果没有及时治疗，最后就演变成宫颈癌。

不是说所有的 HPV 阳性我们都选择任其自生自灭，心也不能那么大。在感染高危 HPV 的人群中，只有超过 12 个月的持续性感染才会出现癌前病变和宫颈癌风险增加。癌前病变不是癌，它只是良性疾病向恶性疾病过渡的一个阶段，出现宫颈癌前病变并不意味着一定会发展为宫颈癌，期间可能要经过数年之久的发展。这个时间足够我们检查监测，只要进行准确的筛查，并及时出手干预，就能达到预防宫颈癌的目的。一般来讲，从高危 HPV 感染开始到发生宫颈癌的时间是 10~15 年。因此，我们有足够的时间来观察和预防它是否发生病变。

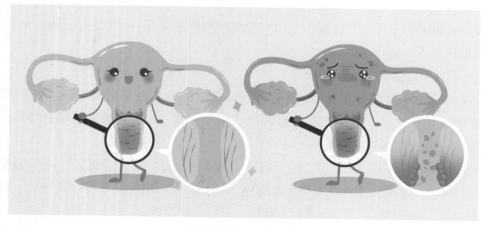

正常的宫颈及宫颈癌

所有女性都有患宫颈癌的风险,绝大多数的宫颈癌都和 HPV 感染有关。HPV 主要通过性交直接传播,也可以通过污染的内衣、浴巾、便盆等间接传播。要减少 HPV 的感染,应从杜绝不良性行为做起,注意个人经期及性卫生,避免过早开始性生活,拒绝多个性伴侣,对有多个性伴侣的男性说"NO",性生活使用避孕套。此外,我们还有更有效的措施——接种 HPV 疫苗,包括二价、四价、九价 HPV 疫苗等。宫颈癌是目前唯一能通过疫苗预防的癌症,但是即便打了 HPV 疫苗,定期筛查仍必不可少,因为目前的疫苗并没有覆盖所有 HPV 类型。此外,吸烟、感染艾滋病病毒或其他导致免疫功能低下的疾病,长期使用口服避孕药(5 年或更长时间)等因素也可增加发生宫颈癌的概率。

三、防大于治

宫颈癌是一个可以预防的癌症,定期接受宫颈癌筛查和接种 HPV 疫苗是极为有效的宫颈癌防控策略。

宫颈癌筛查三阶梯诊断:TCT(液基薄层细胞检测)、HPV 病毒分型检测、阴道镜检查与病理组织活检。

有性生活的妇女要定期进行宫颈的防癌筛查(宫颈细胞学检查及 HPV 检测):<25 岁的女性,不常规筛查;25~29 岁的女性,每 3 年进行宫颈细胞学检查;30~64 岁的女性,可进行 HPV 检测(每 3~5 年)、细胞学检查(每 3 年)、VIA(即阴道醋酸上皮试验)检查(每 2 年)、HPV+细胞学检查(每 5 年);≥65 岁的女性,若过去 10 年筛查结果阴性(连续 3 次细胞学检测阴性或 2 次 HPV 阴性),可不再进行筛查;子宫切除术后女性(因良性病变切除),不常规筛查。

关于宫颈癌和 HPV 疫苗的那些事儿

宫颈癌是最常见的妇科恶性肿瘤,发病率占妇科恶性肿瘤之首。研究表明,90%以上的宫颈癌是由高危型 HPV 持续感染引起的。有性经历的女性,一生中感染病毒的概率高达 80% 以上，发生性行为时，即使全程佩戴安全套也不能 100% 隔绝 HPV 的感染，女性的自我保护不容忽视。

一、哪些人更易患上宫颈癌？

性生活过早的人（<16 岁）；性活跃，有多个性伴侣或性伴侣有多个性伴侣的人；嗜烟者；早年分娩、多产者，经期、产褥期卫生不良等；免疫力低下者；吸毒等导致 HIV 感染者；反复生殖道炎症患者，等等。

二、宫颈癌有哪些临床表现？

宫颈癌的临床表现：

（1）早期宫颈癌常无明显症状，起病较隐匿，特别是颈管型宫颈癌，更易漏诊。

（2）典型的宫颈癌症状为异常流血，如性交后出血，年轻女性可出现月经期延长或量增多，绝经后女性出现阴道不规则流血等。

（3）症状还有阴道排液，常表现为阴道流出白色或血性液体，稀薄如水样或米泔样，可伴腥臭味，癌组织坏死的感染者可出现大量脓性恶臭白带。

（4）晚期宫颈癌除上述症状外还会出现继发症状，如累及膀胱输尿管后引起泌尿系统症状（如肾盂积水、尿毒症等），累及直肠出现大便改变，侵犯神经出现腰部、下肢肿痛，甚至恶病质[①]、贫血等。

宫颈癌前病变和早期宫颈癌预后好，5 年生存率高，而晚期宫颈癌的预后则较差，5 年生存率小于 20%，因此早发现、早诊断、早治疗变得极为重要，加之 HPV 疫苗的研究，使得宫颈癌的预防手段更为超前。

2018 年，WHO 为了消除全球范围内的宫颈癌，曾作出明确立场，到 2030 年需要实现三个目标：实现 90% 的 15 岁以下的女孩接种宫颈癌疫苗；为 30~45 岁女性扩大筛查达到 70% 覆盖率；对于筛查结果异常者，90% 得到精准治疗与随访。

我国目前获批上市的 HPV 疫苗种类及规定的适用人群：①二价疫苗（针对 16、18 型 HPV）：适合 9~45 岁女性。②四价疫苗（针对 16、18、6、11 型 HPV）：适合 20~45 岁女性。③九价疫苗（上述四型加 31、33、45、52、58 型 HPV）：适合 16~26 岁女性。

---

①恶病质是机体自身组织被消耗的一种复杂代谢临床综合征，以食欲减退、体重下降、全身衰竭及代谢异常为特征，可发生于多种疾病，如肿瘤、艾滋病、严重创伤、术后、吸收不良及败血症等，最常见的是肿瘤伴发的恶病质。

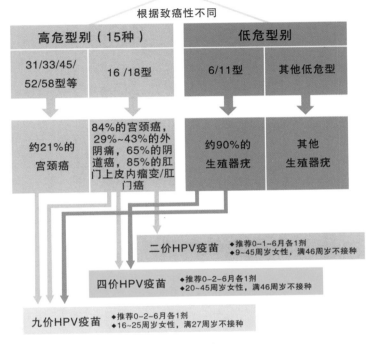

人乳头瘤病毒HPV（200多种分型）

其中约40种可感染生殖道

根据致癌性不同

高危型别（15种）		低危型别	
31/33/45/52/58型等	16 /18型	6/11型	其他低危型
约21%的宫颈癌	84%的宫颈癌，29%~43%的外阴癌，65%的阴道癌，85%的肛门上皮内瘤变/肛门癌	约90%的生殖器疣	其他生殖器疣

二价HPV疫苗　◆推荐0-1-6月各1剂　◆9~45周岁女性，满46周岁不接种

四价HPV疫苗　◆推荐0-2-6月各1剂　◆20~45周岁女性，满46周岁不接种

九价HPV疫苗　◆推荐0-2-6月各1剂　◆16~25周岁女性，满27周岁不接种

HPV 疫苗

　　需要注意的是，在符合相应年龄的范围内越早注射越好，在有性经历之前注射更佳，已经有性经历、结婚生育者，在注射宫颈癌疫苗前，应先到医院做宫颈的TCT 检测（也叫液基薄层宫颈细胞检查）和 HPV 人乳头状瘤病毒检测，看看体内是否已经有宫颈癌前病变。如果这两项检测显示没有问题，可以注射 HPV 疫苗；如果这两项检测有问题，必须积极地对症治疗，在治疗好后再注射 HPV 疫苗。